JN433693

교정체육(矯正體育)으로

몸과 마음 다스리기

- 심신관리 편 -

정 만 영 저

유한문화사

머리말

컨디션이 좋지 않다!

슬럼프에 빠져 있다!

건강하다는 사람들도 가끔 느껴보는 증상이다. 자각증상이 없는 불건강을 좀더 구체적으로 알아보면,

① 머리가 가렵고 비듬이 있으며, 단것이나 동물성 단백질을 좋아한다면 이는 산성체질이고,

② 성이 났거나 근심 걱정이 생겨 좀처럼 잊을 수가 없다면 자율신경 실조이다.

③ 늑골 아래로 손가락이 들어갈 수 없거나 아픈 곳이 좌측이면 위의 장애이고, 우측이면 간장에 장애가 있다.

④ 또한 무릎을 꿇고 정좌(正坐) 하여서 어느 쪽 무릎인가가 길다면 허리가 틀어져 있다.

일반적으로 진단에서 이상이 없다면 건강하다고 한다. 만약 자각증상이 있다면 신경탓으로 돌려지고, 또 체력이 있고 피로가 잘 오지 않으면 정력이 강하다고 한다. 그러나 점진적으로 진행되는 병이나 노화현상은 진단적 시야에 들어오지 않는다. 아픈 데가 없으면 건강하다는 생각은 위험하다. 더구나 병원에만 가면 병이 좋아질 것이라는 생각은 더 위험하다. 나의 건강을 유지하는 것은 병원과 약이 아니고 내 자신이다.

우리는 운동선수들을 건강체의 표본으로 생각하기 쉽다. 단련된

힘을 쓰는 것은 그렇다 할지라도 건강이라는 각도에서는 반드시 그렇지가 않다. 움직이기만 하면 건강해지고 능률이 오르는 것이 아니다. 인체는 어떤 운동의 경우일지라도 기계적 역할을 담당하고 있다. 이러한 관점에서 인체역학이나 인간공학이 필요하고, 학문적인 존재이유가 있다.

신체의 이상상태를 발견하고 이를 교정하여 인체 물리학적으로 조정할 필요가 있다. 이 분야를 교정체육(Correctire Physical Education)이라 하며, 이러한 것이 의료에 도입된 것이 운동치료학이다.

이 책에서는 심신을 교정하여 운동계 · 미용계 · 성격계를 조정하는 방향과 방법의 수행서이다. 신체를 통한 정신력 강화와 신체 각부의 교정을 통한 바른 건강을 유지하여 행복한 생활, 복된 생활, 쾌적한 생활을 영위하는 데 목적이 있다. 유연한 몸매와 교정된 자세는 자신의 건강증진은 물론 건강에 대한 자신감과 모든 일에 능률을 높이게 될 것이다.

고도 산업사회에서 생활하는 모든 분야의 사람들이 그날의 피로는 그날로 해소하고, 심신의 일그러짐을 그날로 교정한다면 다음 날의 능률과 기록을 유지하거나 향상시킬 수 있다고 확신한다. 독자제위의 건강과 체력향상에 보탬이 되기를 기원하면서 이 책의 내용을 이해해 주기 바란다.

저자 씀

권두언

사람의 몸은 어떤 각도로 본다면 자동차나 라디오와 같다고도 할 수 있다. 용적 내에 여러 갈래로 전선 및 관과 힘살 등이 알맞은 힘으로 배치되어 있다. 이와 같은 본래의 상태가 일상생활 중의 동작으로 그 구조의 질서가 허무러져 뒤틀리면 내부의 전선・관・힘살 등이 당기거나 끊어지거나 휘어져 그 반대쪽의 것은 늘어지거나 쳐진다.

이와 같은 상태가 불건강이며, 질병을 유발하는 동기나 원인이 되는 것이다. 기둥이 비뚤어지면 그 가옥은 바로 지탱할 수 없게 된다. 이러한 상태를 무시하고 움직이고만 있다면 그 구조물은 원래의 작용을 할 수 없게 된다. 이것을 만성병이라고 생각해 보자.

병이란 심신의 이상상태이고, 자율신경계를 통해서 작용하는 자연치유력 작용에 제동이 걸린 상태이다. 그 원인으로는 생활의 잘못됨에 있으며, 잘못된 생활을 지속하면서 병을 치료하려는 것은 문제점이 있다. 병을 낫게 하는 것은 자연치유 능력이고, 의료는 그 보조적 수단이다.

인간은 각인각색이어서 체질과 기질이 같을 수 없고, 하루에도 시시각각으로 변한다. 각자가 취할 바도 각자에게 적합한 방법이라야 하며, 특히 결정적인 것은 음식물과 역학적 왜곡의 수정이다. 자연식이 좋다든가 또는 종합비타민이나 생수가 좋다 혹은 나쁘다 등등. 정반대의 건강법 내지는 치료법이 존재하나 그것은 사람에 따라서는 잘못된 것이 되기도 한다. 바른 생활・음식물・호흡・배설 등이 건강의 중요한 요소이지만, 이 책에서는 신체의 역학적 왜곡의 조정을 주제로 그 방법과 이론을 담고 있다.

이 책에서 저자가 주장하고자 하는 모든 것을 수록할 수는 없었으나 효과를 추구하는 사람은 이 책을 읽어가면서 동작을 해도 좋을 것이다. 건강이나 정력이 우연이나 유전이 아니라는 것은 단언할 수 있다. 따라서 모든 병은 치료될 가능성이 있으며, 정력은 누구나 강해질 수 있다는 것이 나의 확신이다.

심신의 본연의 것을 본연의 상태로 회복시키고, 교정이 무엇인가를 알고 현대생활을 영위해 간다면 인생의 길은 스스로 열릴 것이며, 육체와 정신과의 관련에 이해가 가면 자신의 성격도 개혁할 수 있게 된다고 확신하는 바이다.

차 례

제 1장 서론편 / 25

제 2 장 조체편 / 35

제 3 장 생리편 / 207

제 4 장 병리편 / 273

몸통의 근육(전면)

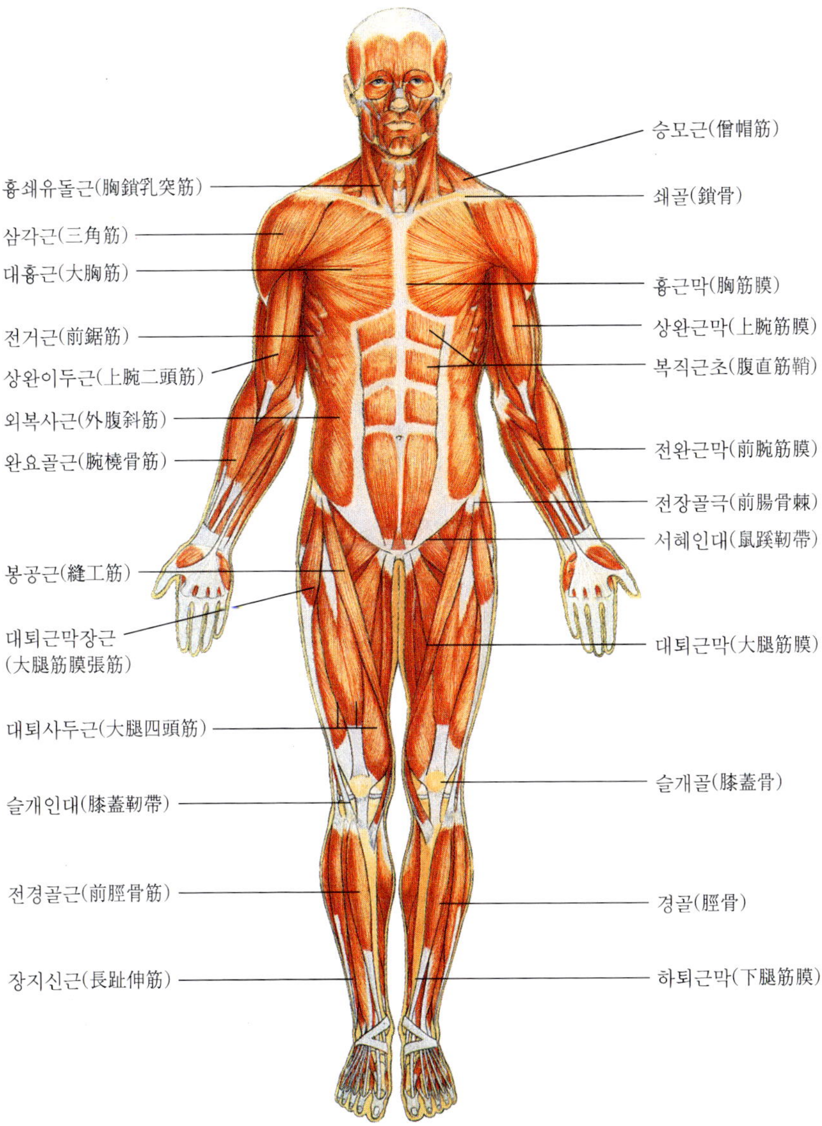
승모근(僧帽筋)
흉쇄유돌근(胸鎖乳突筋)
쇄골(鎖骨)
삼각근(三角筋)
대흉근(大胸筋)
흉근막(胸筋膜)
상완근막(上腕筋膜)
전거근(前鋸筋)
상완이두근(上腕二頭筋)
복직근초(腹直筋鞘)
외복사근(外腹斜筋)
완요골근(腕橈骨筋)
전완근막(前腕筋膜)
전장골극(前腸骨棘)
서혜인대(鼠蹊靭帶)
봉공근(縫工筋)
대퇴근막장근
(大腿筋膜張筋)
대퇴근막(大腿筋膜)
대퇴사두근(大腿四頭筋)
슬개골(膝蓋骨)
슬개인대(膝蓋靭帶)
전경골근(前脛骨筋)
경골(脛骨)
장지신근(長趾伸筋)
하퇴근막(下腿筋膜)

몸통의 근육(후면)

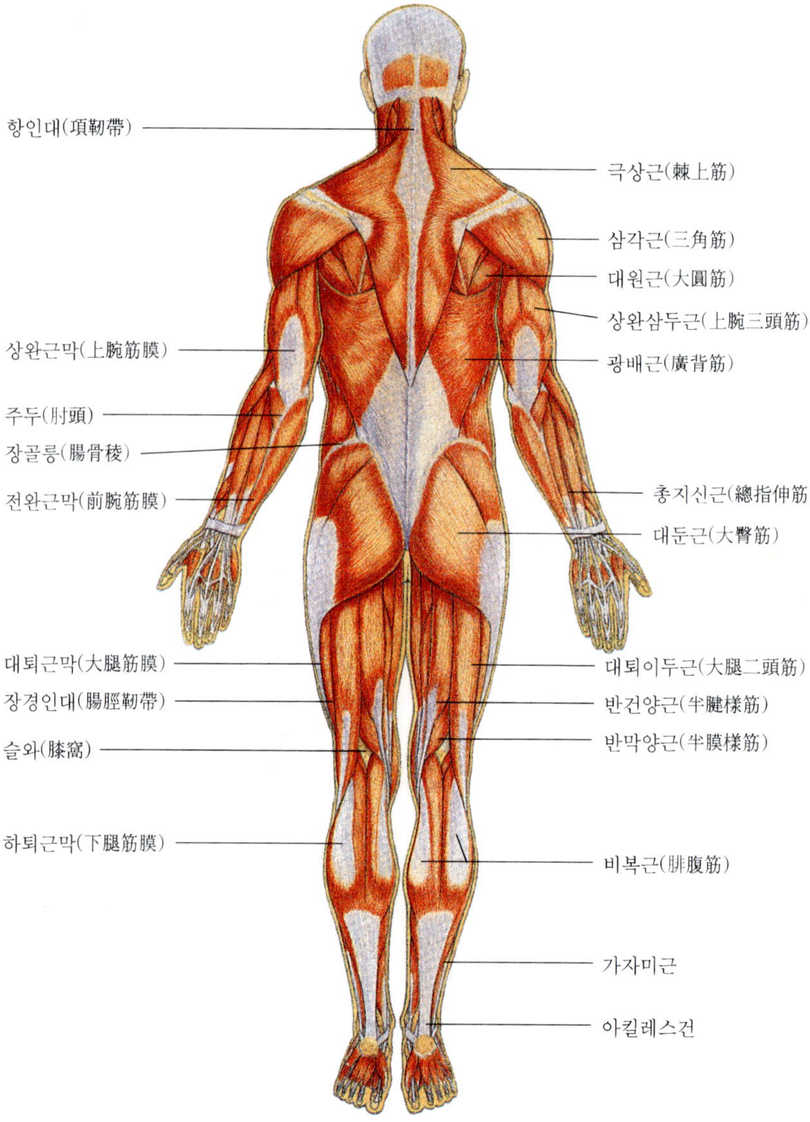
항인대(項靭帶)
극상근(棘上筋)
삼각근(三角筋)
대원근(大圓筋)
상완삼두근(上腕三頭筋)
상완근막(上腕筋膜)
광배근(廣背筋)
주두(肘頭)
장골릉(腸骨稜)
총지신근(總指伸筋)
전완근막(前腕筋膜)
대둔근(大臀筋)
대퇴근막(大腿筋膜)
대퇴이두근(大腿二頭筋)
장경인대(腸脛靭帶)
반건양근(半腱樣筋)
슬와(膝窩)
반막양근(半膜樣筋)
하퇴근막(下腿筋膜)
비복근(腓腹筋)
가자미근
아킬레스건

순 환 계

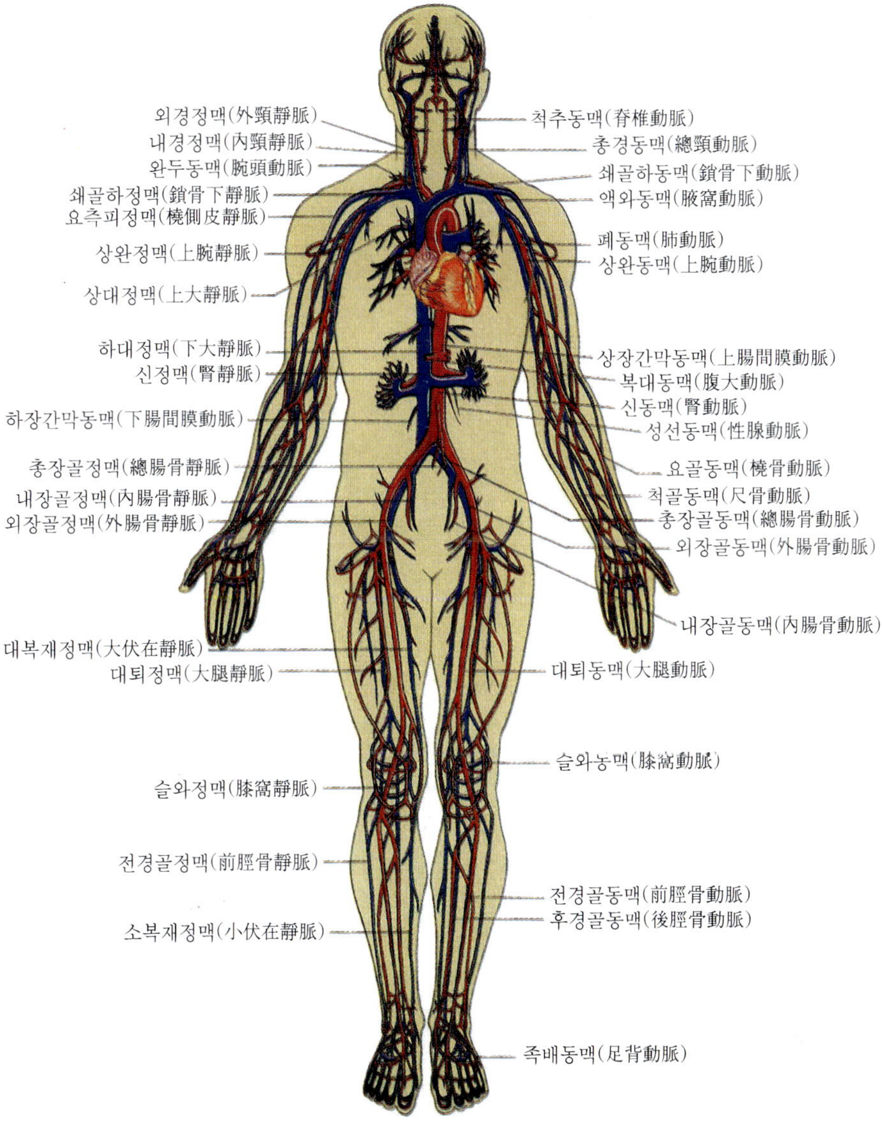
외경정맥(外頸靜脈)
내경정맥(內頸靜脈)
완두동맥(腕頭動脈)
쇄골하정맥(鎖骨下靜脈)
요측피정맥(橈側皮靜脈)
상완정맥(上腕靜脈)
상대정맥(上大靜脈)
하대정맥(下大靜脈)
신정맥(腎靜脈)
하장간막동맥(下腸間膜動脈)
총장골정맥(總腸骨靜脈)
내장골정맥(內腸骨靜脈)
외장골정맥(外腸骨靜脈)
대복재정맥(大伏在靜脈)
대퇴정맥(大腿靜脈)
슬와정맥(膝窩靜脈)
전경골정맥(前脛骨靜脈)
소복재정맥(小伏在靜脈)
척추동맥(脊椎動脈)
총경동맥(總頸動脈)
쇄골하동맥(鎖骨下動脈)
액와동맥(腋窩動脈)
폐동맥(肺動脈)
상완동맥(上腕動脈)
상장간막동맥(上腸間膜動脈)
복대동맥(腹大動脈)
신동맥(腎動脈)
성선동맥(性腺動脈)
요골동맥(橈骨動脈)
척골동맥(尺骨動脈)
총장골동맥(總腸骨動脈)
외장골동맥(外腸骨動脈)
내장골동맥(內腸骨動脈)
대퇴동맥(大腿動脈)
슬와동맥(膝窩動脈)
전경골동맥(前脛骨動脈)
후경골동맥(後脛骨動脈)
족배동맥(足背動脈)

신경계

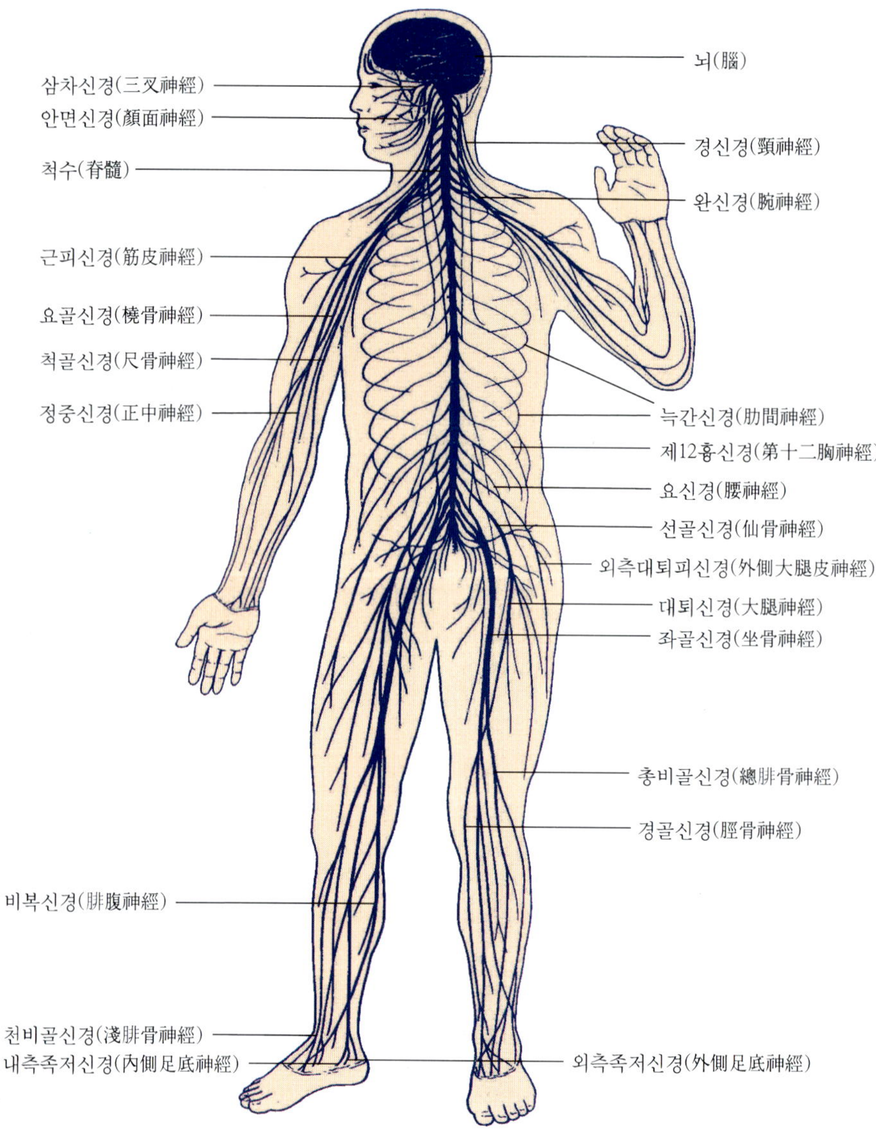
뇌(腦)
삼차신경(三叉神經)
안면신경(顔面神經)
경신경(頸神經)
척수(脊髓)
완신경(腕神經)
근피신경(筋皮神經)
요골신경(橈骨神經)
척골신경(尺骨神經)
정중신경(正中神經)
늑간신경(肋間神經)
제12흉신경(第十二胸神經)
요신경(腰神經)
선골신경(仙骨神經)
외측대퇴피신경(外側大腿皮神經)
대퇴신경(大腿神經)
좌골신경(坐骨神經)
총비골신경(總腓骨神經)
경골신경(脛骨神經)
비복신경(腓腹神經)
천비골신경(淺腓骨神經)
내측족저신경(內側足底神經)
외측족저신경(外側足底神經)

자율신경 분포

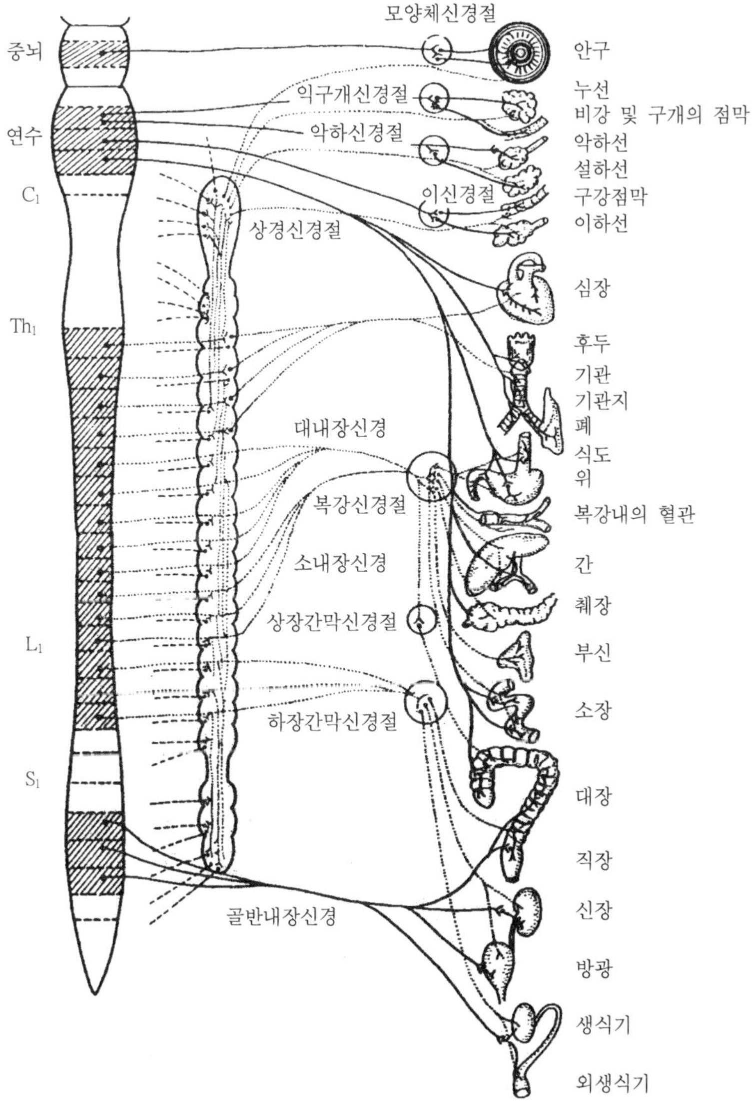

중뇌
연수
C1
Th1
L1
S1
모양체신경절
익구개신경절
악하신경절
이신경절
상경신경절
대내장신경
복강신경절
소내장신경
상장간막신경절
하장간막신경절
골반내장신경
안구
누선
비강 및 구개의 점막
악하선
설하선
구강점막
이하선
심장
후두
기관
기관지
폐
식도
위
복강내의 혈관
간
췌장
부신
소장
대장
직장
신장
방광
생식기
외생식기

제1장

서론편

1. 의 의

최근 수명 연장을 위한 건강의 뜻으로든 능률적인 활동을 위한 정력 보충의 뜻으로든 혹은 미를 추구하는 뜻으로든 건강이나 건강해질 수 있는 시점에서 보다 넓게 생각되고 있다.

그 건강의 바탕은 신체와 정신이고, 신체와 정신의 바탕은 움직임에 있다. 이깃을 이학적(埋學的)으로 표현하면 인간의 운동은 역학적(力學的)이라 할 수 있다. 과거와 같은 우둔함이 아니라 현대의 운동에는 동력석 관점, 역학적 관점, 예술적 관점에서 평가되고, 그것이 또한 일상생활 면에서 적용되는 추세에 있다.

운동도 그 경기 종목에 따라서 어느 관점인가에 중점을 둔다. 어느 경우일지라도 인체는 신이 창조한 신비이며, 기계적 구조물로 해명하려는 소위 과학적 방법이 진보하여 인간공학 · 운동역학 · 인체역학 등의 학문 연구가 전개되고 있다.

최근 신체운동학으로 불려지고 있는 학문은 인체가 달리고, 뛰고, 던지고, 치고 하는 동작을 분석하고 해명하는 학문이며, 인간운동을 기계공학적 방법으로 연구하고, 이것을 의학적으로 규명하는 것이 운동생리학이다. 또한 운동 자체를 분석하고 관찰하는 것이 역학(力學)이다. 이와 같은 것들은 가장 기본적이고도 귀중한 것으로, 이 분야가 상당히 진보 발전되고 있으며, 과학적으로 연구되고 있다.

그러나 우리나라의 경우 인체에 대한 이학적인 조정연구가 어떤 수준에 있는가를 비추어 보면 정형외과의 정복(整復)이나 재활의학의 물리요법, 그리고 일부 체육학계 이외는 거의 관심이 없다.

인간의 일상생활에서의 활동 중 달리고, 뛰고 하여 맥박・호흡・폐활량・피로 등을 알아보는 것은 '운동생리학'이며, 달리는 방법이나 뛰는 방법 자체의 역학적인 것을 해명하는 것이 '신체운동학'이다. 그러나 인간의 신체적 조건은 운동을 함에 있어서 기계론적으로 움직이는 것이다. 이러한 인체구조의 역학은 중요 인자가 된다.

그러므로 골반이나 척추골에 염전(捻轉)・변위(變位)의 유무, 관절에 과신전 골격의 비정렬 조직에 구수축(枸收縮) 또는 확장・피로・잔유(殘遺)의 유무 등을 조사하고 교정하는 것이 '인체교정'인 것이다. 이 학문의 대상은 체형・자세・체상(體相) 등으로 표현된다. 이러한 관념은 운동 이전의 문제이며, 모든 동작의 기초적인 동작이다. 그리고 이는 건강과 직결되어 있다.

인간의 질환은 체형에 따라 특정적으로 발생하기 쉽다. 체상이 고르지 못함은 이환(罹患)의 취약성이나 질환에서 오는 수도 있으나 그 밖에도 여러 가지 장애나 부조(不調) 상태에서 오기도 한다. 여러 가지 직업에 종사하는 사람 중에 특수한 체질의 사람은 자기 인체를 조사 발견하여 교정할 필요가 있다. 이상과 같은 과정은 기우러진 개성을 수정하고 허약자나 만성병자의 치유와 건강증진, 경기인의 기록갱신 등에 절대적으로 필요한 것이다.

이것을 회복하려면 화학적인 약물투여나 수술로서는 불가능하며,

이같은 방법을 시도해서도 안 된다. 그러나 단지 자동적인 교정체조나 타동적인 수기에 의한 신체 교정만이 가능한 것이다.

체조에는 대별해서 2종이 있다. 하나는 근육・골격과 같은 운동계를 발달시키는 것이고, 또 하나는 신체조정을 목적으로 하는 교정조체이다. 광의의 치료체조는 이 두 가지에 모두 포함될 수도 있다.

이 책에서는 교정에 관한 이론과 구체적 방법을 설명하고 있다. 근육계의 체조는 운동계의 발달에 이바지하고 있으나 신체 이상에는 효과가 없고 체질을 바꿀 수가 없다. 교정법은 신체 복원과 체벽(體癖)・성격・체상(體相)의 개선이 목적인 것이다. 이것은 일반적인 이론이지만 필요하다면 개성도 바꿀 수 있다는 것이 나의 확신이다.

교정술은 의사나 치료인에 의하지 않고도 얼마든지 가능하다. 실질적인 방법은 필요에 따라서 할 수 있으리라고 생각된다. 이 책은 그러한 목적을 갖고 있으며, 이론적으로 전문화한 점이나 과학적 논거가 부족하다는 비판도 있겠으나 저자의 소신대로 이론저인 체계를 전개하였다.

2. 교정 이유

병의 치료를 말하는 것보다는 병에 걸리지 않는 예방관리가 더 좋다는 것은 부언할 필요가 없다. 발병하면 병원에 가서 치료를 받겠지만 이 방법은 일시적이고 대중적인 방법이다. 이것이 병을 치유하는 것의 전부가 아님을 이해해야 한다. 병이란 자기 자신의 신체와 정신을 바로 잡는 증상이다. 인간은 그렇게 창조되어 있다.

신심(身心)을 공히 무병 건강하게 생활하려면 생명력이 강해야 한다. 이 책은 생명력을 조장하는 방법의 책이다. 인간은 살아있는 한 건강하고 즐겁고 올바르고 멋있게 살아가는 것이 제일인 것이다. 우리의 몸은 스스로의 병을 고치는 힘을 갖고 있는데, 이것을 생명력 또는 자연치유력 또는 항상력이라고 한다. 약물 · 식품 · 정양(靜養) · 양생(養生) · 체조 등은 이 힘을 보조하는 한 방법이다.

3. 본태생(本態生)의 진상

인류의 역사 이래 어렴풋이나마 의술(醫術)이라는 계통이 수립되기 이전의 사람들은 병에 대하여 어떻게 대처했을까? 아마도 순응해 왔을 것이다. 계통수립의 초기단계는 비교적 근대에 속하는 일이지만, 오늘날과 같은 약품도 없고 방법도 몰랐던 시대였으므로 본능적 동작을 취하는 방법 이외에는 없었으리라 생각된다.

그 시절의 사람들은 아프면 누르고, 상처가 나면 핥는 것으로 자기의 아픔을 치료하고 타인을 치료했으리라 여겨진다. 인간은 손으로 본능적인 생명력을 구사하여 상처를 움켜잡는 것이 치료였고, 이것으로 치유될 수도 있었으리라 생각된다. 이러한 가장 원시적이고도 본능적인 의료적인 행동은 상상하고도 남음이 있다.

현재에도 왕의 손, 다시 말하면 로얄 텃치라 하면 특수한 질병에 사용되는 것으로 되어 있으나, 이것은 성자라든가 국왕이 질병을 치료한 여운으로 남아 있다. 예수나 석가가 촉수치료를 했음은 전서 중에도 나타나 있다. 지금은 종교계의 고위층이 구원의 손을 뻗친다는 수식적인 형태로만 남아 있으나, 오늘날에도 안수 등을 하는 종교계의 인사가 없지 않다. 환자가 고통을 면하려고 자기 몸에 그들의 손이 닿았으면 하는 마음으로 접근해 간다. 피부에 스치는 것이 구체적인 인간관계의 기초라는 것을 망각하고 있는 것이 현대인들이다. 그러나 세계의 일부에서는 아직도 원시적 형태의 계승이 그대로 전승되고 있는 곳도 있다.

사물의 발생적인 모습에는 그 본질적인 뜻을 알아내기가 쉽다. 본능적인 촉수법이 왕의 손으로 넘어간 무렵부터 의료의 전업적인 양상의 시초로 볼 수가 있다. 이러한 세월로 수천 년이 경과한 다음 인체의 장기를 교환하는 경이적인 의학이 있는 오늘날에도 여러 가지의 수기방법(手技方法)은 전승 보전되어 있고, 새로운 방법이 개발되고 있다. 이러한 방법들은 자동적이든 타동적이든 인체를 교정(矯正)하는 원리로서 지금도 응용되고 있다. 이것이 현대의학적으로 어떠한 타당성을 갖고 있는 것일까?

목덜미를 두드리면 코피가 멈춰지고, 발꿈치를 두드리면 지혈이 된다. 턱을 잡아올려 당기면 딸국질이 멈춰지고, 손바닥의 근육을 풀어줘도 멈춘다. 옆으로 누워 있으면 아래쪽의 간은 커지고, 그쪽의 땀이 멈춘다. 닭이나 개구리를 반듯이 눕혀 잠깐 동안 배를 누르고 있으면 잠이 들고, 닭의 눈에서 45° 각도로 선을 그으면 꼼짝하지 못한다. 이와 같은 현상은 태고 때부터 존재하는 것이었으며, 미신이라는 오명을 면하게 된 것은 이러한 압작용(壓作用)이 과학의 영역에 들어가게 된 때문이다.

수기법(手技法)이란 이러한 압반사력(壓反射力)을 이용하고 있다. 그 작용의 원천력은 내 자신의 것이고, 내 몸에 있는 것이다. 압자극을 가하는 것은 결코 기술이 아니다. 더구나 인체의 이러한 작용을 아는 사람이 많을수록 더욱더 기술이라는 개념에서 멀어질 수밖에 없다. 이것은 가압본체(加壓本體)를 표현하는 것이며, 피압체(被壓體)인 인체의 기능을 해명하는 것은 아니다.

침구방법(鍼灸方法)이 주는 인체의 효과가 압반사적 이론으로 설명될 가능성도 있을 것이다. 이와 같은 작용성을 갖고 있는 것이 인체이고, 인간의 본태적 기능인 것이다. 우리는 이 기능을 인체교정에 이용하고 있다. 이러한 집대성적으로 수립된 계통을 '수기요법'이라 하고, 소위 말하고 있는 의학과는 그 차원을 달리하고 있다.

4. 생명유지

산알칼리 평형이론과 더불어 각광을 받고 있는 것이 자율신경(自律神經)에 관한 연구이다. 우리가 의식하지 않아도 내장기관이 스스로 움직이고 있는 것은 자율신경의 작용이다. 자율신경은 체온조절・혈액순환・호흡・소화흡수・배설・생식작용・자연치료작용 등의 생명기능에 활동하고 있으나, 이 중 어느 한 가지 기능일지라도 잃게 되면 죽는다.

자율신경에는 교감(交感)과 부교감(副交感)의 두 신경으로 되어 있고, 각 기관은 이같은 체계에서 이중으로 지배되고 있다. 가령 심장은 교감신경이 긴장하면 수축이 강해져서 맥박수가 높아지고, 반대로 부교감신경이 긴장할 때는 수축력이 약해져서 맥박수도 낮아진다. 이러한 길항작용을 하고 있는데, 이것이 위(胃)에 작용할 때는 이와는 정반대적인 현상이 일어난다. 즉, 교감이 긴장하면 작용이 둔해지고 분비도 감소되지만, 부교감이 긴장하면 작용이 빨라지고 분비도 증가된다. 일반적으로 말하자면 교감신경이 기관의 활동력을 높이는 작용을 하고, 활동에 필요한 에너지를 공급한다. 이것을 영양소의 '이화작용(異化作用)'이라 한다.

압반사(壓反射)는 인간의 의지작용에 관계 없이 자율신경에 작용한다. 압을 가하면 억제적 작용이 나타나므로 부교감적이고, 전찰(轉擦)은 촉진적 작용이므로 교감신경적임을 알 수 있다.

오늘날 안마소나 이발관에서 병을 치료받는다고 생각하는 사람은 없다. 그러나 피로해 있을 때 그러한 곳에서 안마라는 시술을 받아 보면 기분이 좋고 몸이 가벼워진다. 이것은 분명히 압반사에 의한 작용이다. 복통에는 무의식적으로 손으로 배를 누르는 등도 압반사의 본능적인 이용이다. 이와 같은 현상은 압반사가 전신의 자율신경에 작용하고 있음을 알 수 있다.

횡와(橫臥, 가로 누움)하면 좌우 폐엽(肺葉)의 호흡작용에 차이가 생긴다. 하측 폐는 크게, 상측 폐는 작게 호흡하는데, 이는 자극에 의한 피부의 반사작용이다. 신체의 어느 한쪽 부위에 수술을 받은 후 그쪽 부위의 체모(體毛)가 길어진다거나, 피부색이 짙어진다거나, 유방이 커지거나, 한쪽 다리가 굵어지는 것도 유착에 의한 압반사이다.

사람은 이따금 한쪽 코가 막힌다. 등 부분(背部)을 어디에든 기대고 있으면 기댄 쪽 코가 막히는데, 이것은 배부(背部)에서 가압된 쪽 코의 점막온도는 상승하고, 다른 쪽 온도는 저하되므로 발생한다. 이것은 분명한 압반사의 작용현상이다. 성장기에 내의의 끈이나 코르셋 착용은 압반사가 발생되므로 조심해야 한다. 신체를 조이는 것은 신체의 기능을 저하시키기 때문이다.

5. 자연의학

자연의학(自然醫學)이라 함은 구미인들이 한의학을 지칭하는 말이다. 한의학은 동양의학이라고도 하며, 옛날 중국에서 발생된 의술로서 탕약・침구(鍼灸)・안마 등을 총칭한다. 서양에도 자연의학이 있으나, 여기에서는 동양의학이라는 의미에서 설명하고자 한다.

이 동양의학은 의술뿐만 아니라 철학・윤리・생활지도 원리까지도 포함하고 있는 의학원리로서 파동대계인 우주법칙으로 구성되어 있다. 이 의학이 인간신체를 판정할 때는 체액순환을 표준으로 이용한다. 서양의학에서 이용하고 있는 신경기능과 같은 표현은 거의 쓰지 않는다. 오히려 기혈의 상태라든가 근육의 동작이 진단과 치료의 대상이 되고 있다.

한의학 중에서도 일반화되어 있는 맥진(脈診)은 혈류상태로 건강의 유무를 판단한다. 탕약에 의한 투약처리는 수분대사의 요법이며, 침구(鍼灸) 등은 신체 표면에서 근육의 경결(硬結)을 완해하는 이학적 치료법이다. 도인이나 권법 등은 다른 무술과 더불어 운동치료의 시조가 된다.

현대의 생리학적 연구를 동양의학에서 말하는 인체 기능론과 비교해 보면 그 표현방법이나 대전재가 동일하지 않을 뿐이지 동・서의학은 서로 필적되는 의학체계임을 이해할 수 있다. 그 뿐만 아니라 에너지론적으로는 보다 높은 관점에 있음을 알 수가 있다.

일반적으로 물리화학계는 온도・압력・농도의 3가지 변수인자에 의하여 그 반응계 상태가 결정된다. 그러나 인체와 같은 교질체(膠質體)는 불균일하면서 여러 분산적 계(系)이므로 3가지 인자 이외에도 콜로이드 입자가 규정인자로서 존재한다. 따라서 인체의 생물학적 반응상태를 결정하는 인자는 온도・압력・속도・농도・점도 등 다섯 가지 변수가 있다. 이것을 동양의학에서는 '오행(五行)'이라고 표현하고 있다.

어떤 학자는 척수 내에 각 경로를 표현하는 계통이 조직적으로 증명되어야 하며, 피부의 변화는 뇌의 평면적·곡면적 투영이고, 체벽 근육은 뇌의 입체적 투영이라는 것이 멀지 않은 장래에 반드시 증명될 것이라고 주장하는 이도 있다.

동양의학에서 말하는 기혈(氣血)의 순환을 생리학상의 한 기반으로 삼고 있는 것은 그 순환이 우주의 순행과 동일하고, 인간은 우주의 산물이므로 그것과 같은 운동역학적 계통일 것으로 생각하고 있기 때문이다. 이와 같은 의미에서 동양의학을 인체물리학으로서 현대의 과학적 관점에서 추구할 만한 기대는 포기할 수가 없다.

현대의 생체론에서 말하는 계(系)의 관점에서 보아도 총체적 입장에서 해석하지 않으면 이것을 파악할 수가 없다. 고전적 물리학에서 현대적 물리학으로 옮겨 가는 데의 특징은 분화(分化)가 아니라 종합이라는 것을 감안한다면, 동양의학이 인간을 장기별 분화로 보지 않고 전 인체에서 파악해야 한다는 주장은 고차원적인 과학이다.

제2장

조체편(操體編)

1. 척주(脊柱)와 질환과의 상관

이 장에서는 각 척추의 조정법과 근육의 교정법이 설명되어 있으며, 각 추골(椎骨)과 질환과의 상관관계를 열거하여 보면 다음과 같다.

① 경추 1・2・3 → 추청(錐聽), 중이염, 이명(耳鳴), 사시(斜視), 근시, 노시(老視), 이중시(二重視), 축농, 안면신경통, 불면, 불안, 초조, 어지러움

② 경추 4・5・6・7 → 손무좀, 각종 손 신경통 및 강직경련, 동상, 식도염, 불면, 지각장해, 신경과민

③ 흉추 1・2 → 백일해, 천식, 감기

④ 흉추 3・4・5 → 폐염, 폐결핵, 유방염, 위통, 심장병, 간질환, 부신(副腎), 어깨결림.

⑤ 흉추 6・7・8 → 위장병, 소화불량, 간질환

⑥ 흉추 9・10・11 → 소화불량, 각종 신(腎)질환, 동맥경화, 간경화, 히스테리, 복막염, 혈뇨, 습진, 요통, 류머티즘, 중풍, 자

궁질환

⑦ 흉추 12 · 요(腰) 1 → 소장, 대장, 육장(育腸)

⑧ 요(腰) 2 → 식욕부진, 변비, 하리(下痢), 소화기질환, 유산, 요통

⑨ 요(腰) 3 · 4 → 소화기병, 생식기병, 슬염(膝炎), 요통

⑩ 요(腰) 4 · 5 → 생리통, 요독증, 단백뇨, 전립선염, 요통, 백발

⑪ 선골 → 방광염, 치질, 불임증, 성욕부진

이상과 같은 이상현상이 나타난다.

2. 자동적 이상탐지법

이 방법은 어디서나 자기 스스로(자력으로) 해볼 수 있는 특징이 있다. 어떤 처치를 하기 전에 현재 무슨 방법으로 신체 교정중 얼마나 개선되었는지를 알아 볼 때라든지 신체상태가 완전한가를 측정하는 데 가장 간편한 방법이다.

이 방법을 해봄으로써 의외로 여러 군데가 틀려 있음을 알 수 있다. 근육을 비효율적으로 쓰거나 굳고 어설픈 동작을 하는 사람과 근육이나 동작이 유연한 사람과는 약간의 차이가 있다. 평생토록 허리의 앞굽히기가 직각 이상으로 내려가지 않는 사람도 있으며, 일반적으로 이 동작을 할 때는 가능한 한 힘을 빼고 이완된 상태에서 하는 것이 좋다.

관련 변위에 관해서는 다음과 같은 것들이 있다.

간단히 나타내면, 우선 웃으면 흉(胸) 5 · 요(腰) 5, 놀라면 흉(胸) 11 · 12, 성을 내면 흉(胸) 9 · 10, 근심을 하면 흉(胸) 3 · 요(腰) 4, 겁을 내면 요(腰) 2, 선(仙) 1에 흥분성이 고조되고, 흉

(胸) 9에 변위가 있으면 칼슘흡수가 되지 않는다.

발가락 제 5지(指)의 이상은 요(腰) 1・3을 변위케 하고, 아킬레스건이 긴장하면 뇌의 활동이 둔화된다. 요(腰) 1이 경화해 있을 때 체간근(體幹筋)을 이완시키면 허리가 아프고, 영양과다이면 좌측 흉(胸) 7 신경지배 영역에 과민이 있다. 그리고 영양불량・허약체질은 좌측 흉(胸) 11 신경지배 영역에 과민이 있으며, 손발이 차가운 것은 부교감신경의 긴장이다.

제 1체형

앙와(仰臥 ; 배와 가슴을 위로 하고 반듯이 누움)하여 두 팔을 머리 위로 뻗고 무릎이 바닥에서 뜨지 않게 하고 중심선에서 좌・우측 방향으로 40°로 다리를 벌린다. 골반에 이상이 있으면 그 쪽 무릎이 뜬다(124圖).

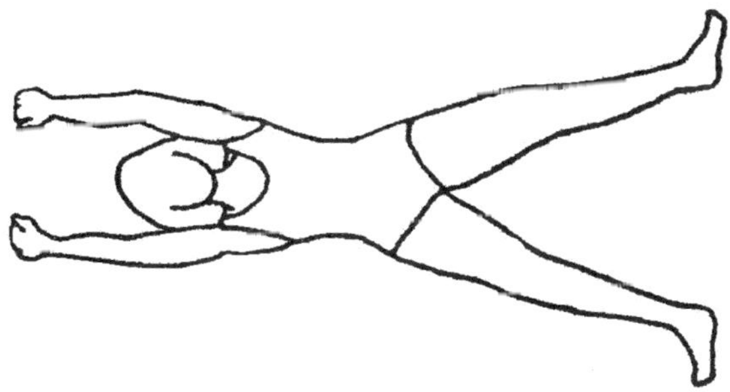

124圖

제 2체형

앙와(仰臥)하여 두 발바닥을 마주대고 굽은 무릎을 바닥에 닿게 한다. 골반 요(腰) 3・4에 이상이 있으면 무릎이 닿지 않는다(125圖).

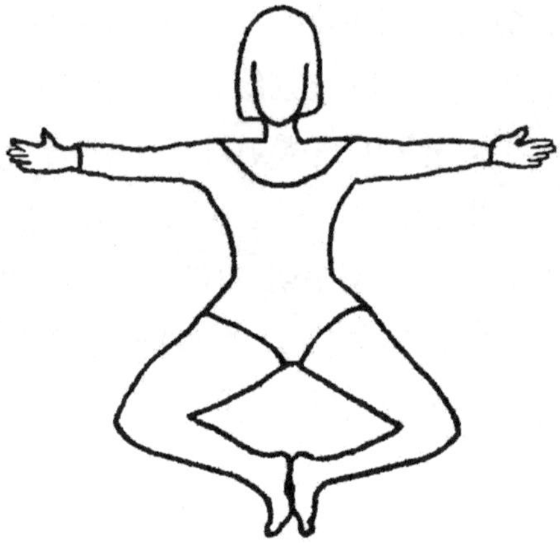

125圖

제 3체형

앙와(仰臥)하여 한 다리는 아래로 뻗고, 또 한 다리는 무릎이 굽지 않도록 올려서 뻗는다. 이 때 무릎이 굽고 신전되지 않으면 흉(胸) 12, 요(腰) 1, 선(仙) 1・2에 이상이 있다(126圖).

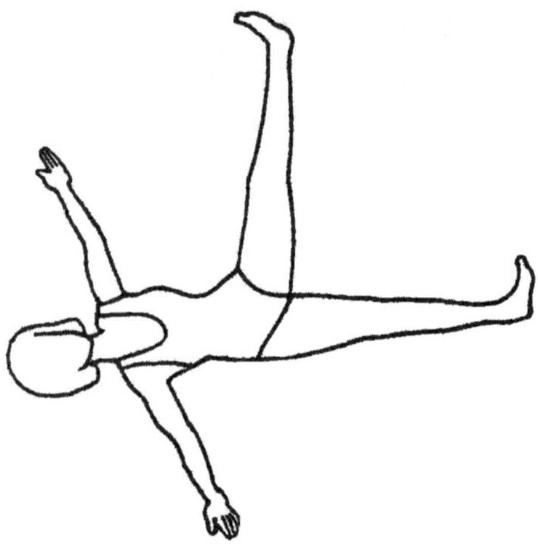

126圖

제 4체형

앙와(仰臥)하여 두 어깨가 바닥에서 뜨지 않게 하고 상체를 좌·우로 굽힌다. 어깨가 뜨면 흉(胸) 5·10, 요(腰) 1에 이상이 있다(127圖).

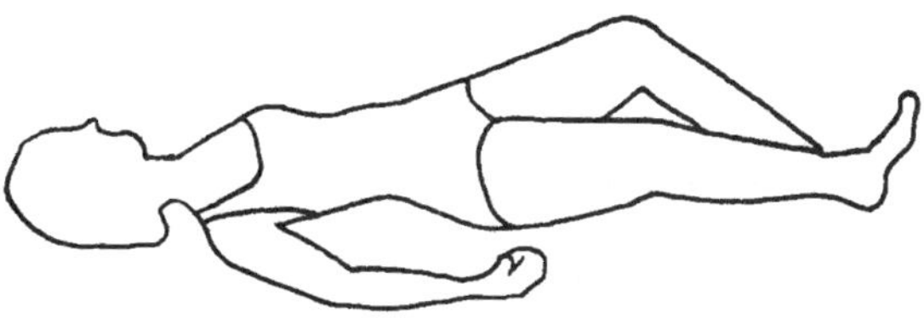

127圖

제 5체형

앙와(仰臥)하여 한 다리를 무릎에 직각으로 굽혀서 세우고, 어깨가 바닥에서 뜨지 않도록 안쪽으로 눕혀서 바닥에 닿게 한다. 어깨가 뜨는 것은 요(腰) 3과 무릎에 이상이 있다(128圖).

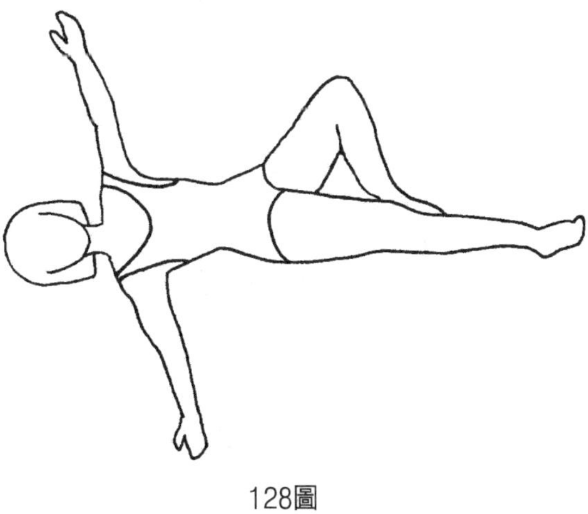

128圖

제 6체형

앙와(仰臥)하여 한 다리의 무릎을 그 반대쪽 손으로 잡고, 어깨가 뜨지 않게 잡고 있는 무릎을 당겨서 바닥에 댄다. 어깨가 뜨면 요(腰) 4・5에 이상이 있다(129圖).

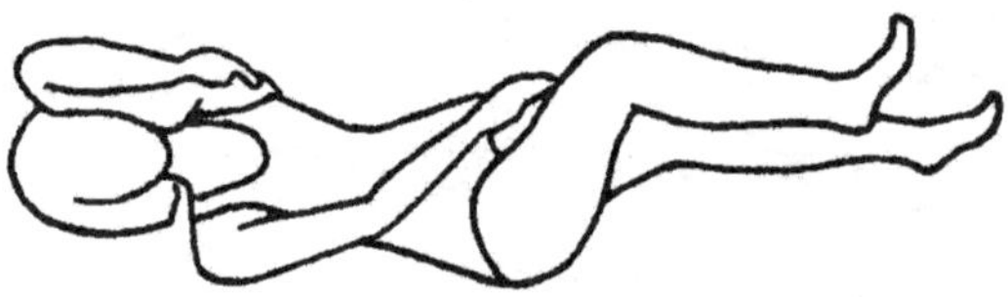

129圖

제 7체형

앙와(仰臥)하여 둔부가 뜨지 않게 무릎을 굽혀서 가슴에 대고 팔은 수평으로 뻗는다. 무릎이 가슴에 닿지 않으면 요(腰) 1・3・5에 이상이 있다(130圖).

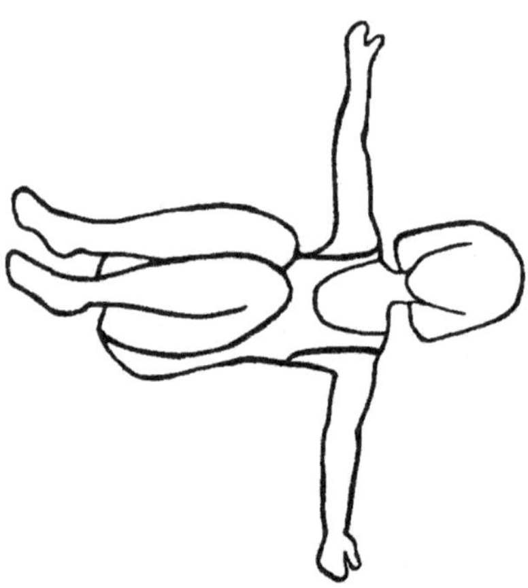

130圖

제 8체형

두 발을 바깥으로 굽혀서 앙와(仰臥)하고, 두 발꿈치를 쥐고 상체를 일으킨다. 배에 힘이 부족하면 일으킬 수 없다(131圖).

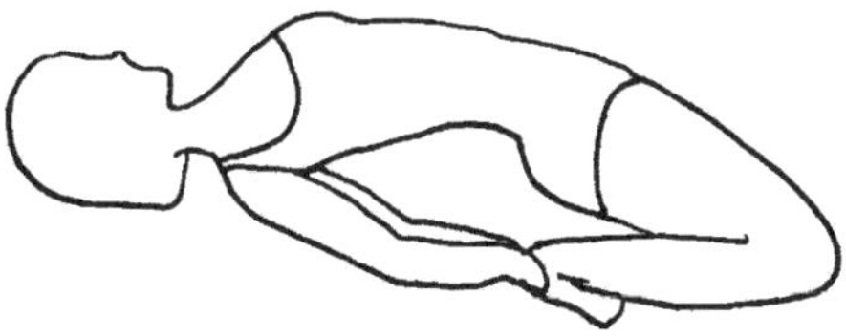

131圖

제 9체형

앙와(仰臥)하여 두 다리를 굽혀서 둔부 밑에 깔고 등이 뜨지 않게 굽힌 두 무릎의 앞머리 부분을 바닥에 댄다. 복부가 굳은 사람은 등이 뜬다(132圖).

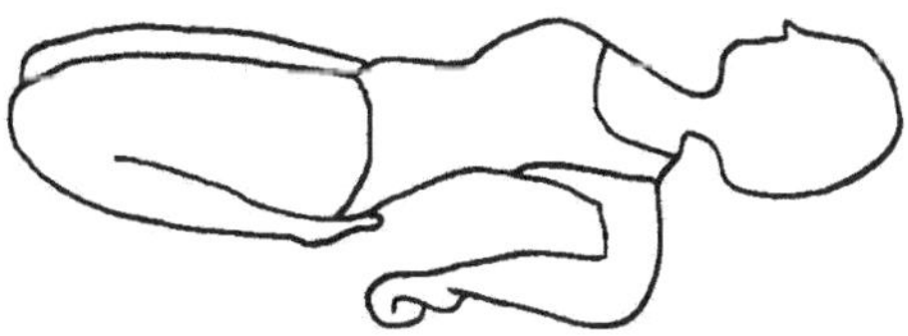

132圖

제 10체형

앙와(仰臥)하여 두 팔을 수평으로 뻗고 다리를 뻗친 채 머리 너

머로 올려서 발가락 끝을 바닥에 댄다. 이것이 안 되면 흉(胸) 1・2・8, 요(腰) 2에 이상이 있다(133圖).

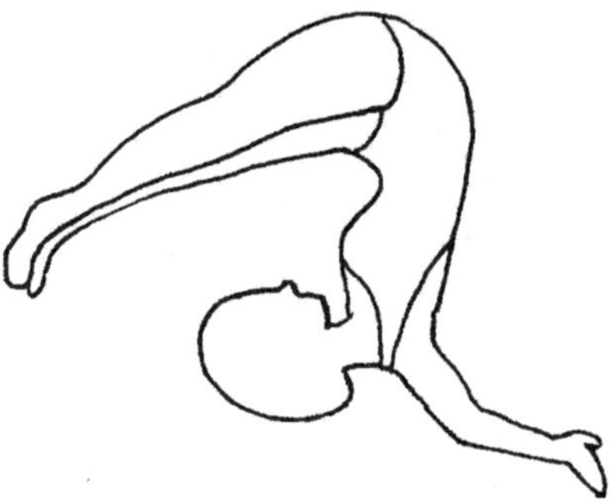

133圖

제 11체형

앙와(仰臥)하여 두 무릎을 굽혀서 가슴에 당기고, 두 어깨가 바닥에서 뜨지 않도록 무릎을 옆으로 눕혀서 바닥에 댄다. 이것이 안 되면 흉(胸) 10・11・12에 이상이 있다(134圖).

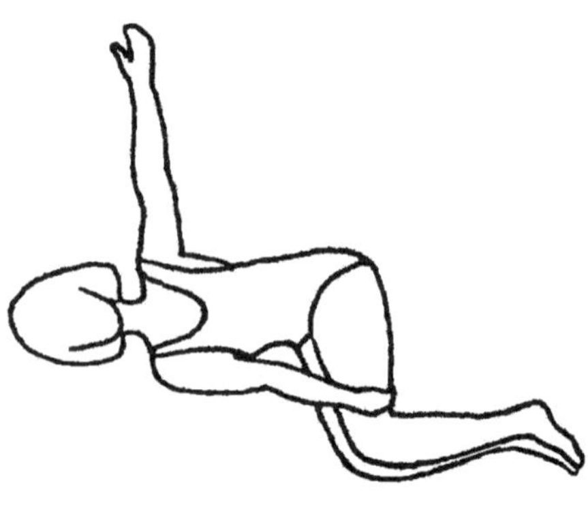

134圖

제 12체형

앙와(仰臥)하여 두 발꿈치를 붙이고 바닥에서 뜨지 않게 서서히 상체를 앞으로 일으켜서 일어나 앉는다. 배에 힘이 없으면 발꿈치가 떨어지거나 무릎이 바닥에서 뜬다(135圖).

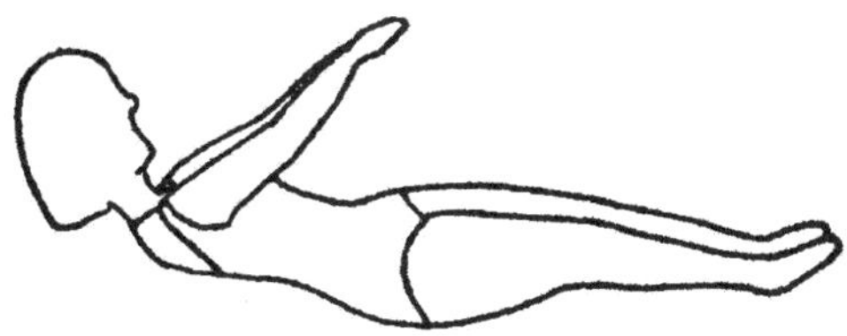

135圖

제 13체형

앙와(仰臥)하여 두 무릎을 껴안고 앞으로 서서히 일어나 앉는다. 어깨가 굳었거나 흉(胸) 7에 힘이 없으면 되지 않는다(136圖).

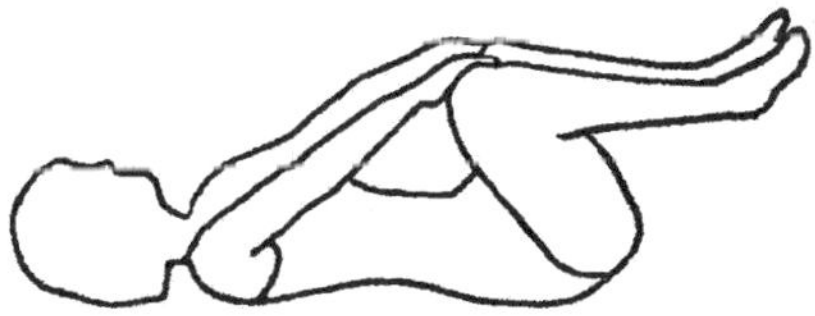

136圖

제 14체형

앙와(仰臥)하여 서서히 상체를 일으켜서 다리를 약간 들어올려 좌골(坐骨)로 받쳐 있는 자세가 된다. 하복부에 힘이 없으면 둔부에 체중을 걸지 않으면 되지 않는다(137圖).

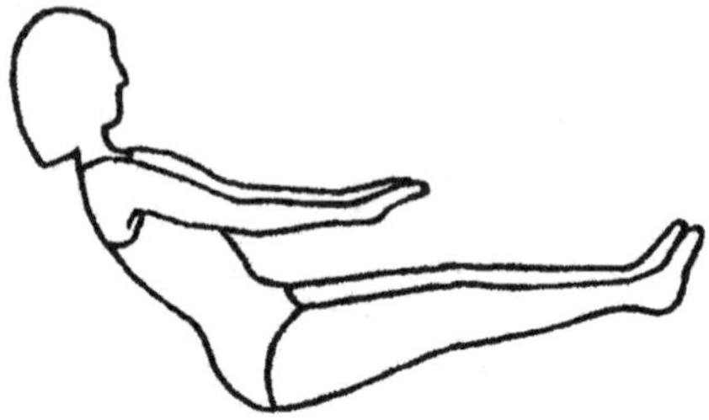

137圖

제 15체형

무릎을 꿇고 서서 45°로 젖힌다. 배에 힘이 없으면 하지 못한다(138圖).

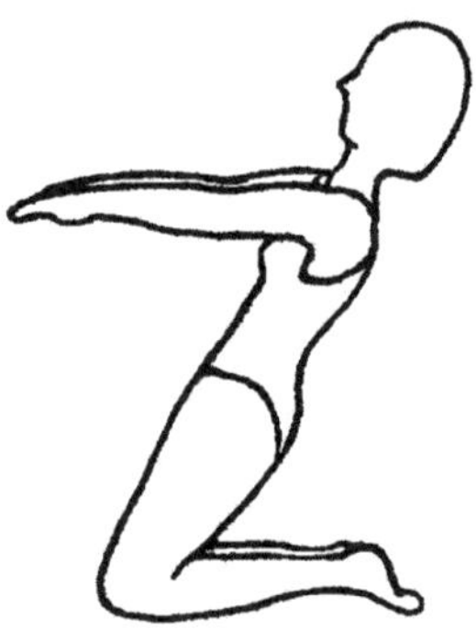

138圖

제 16체형

다리를 앞으로 뻗고 앉아서 좌골과 두 발이 바닥에서 떨어지지 않도록 앞으로 뻗은 손으로 평행을 잡고 둔부를 한쪽씩 교대로 빨리빨리 움직여서 전진한다. 조골(助骨)과 골반에 이상이 있으면 무릎을 굽히거나 둔부를 올려야 걷게 된다(139圖).

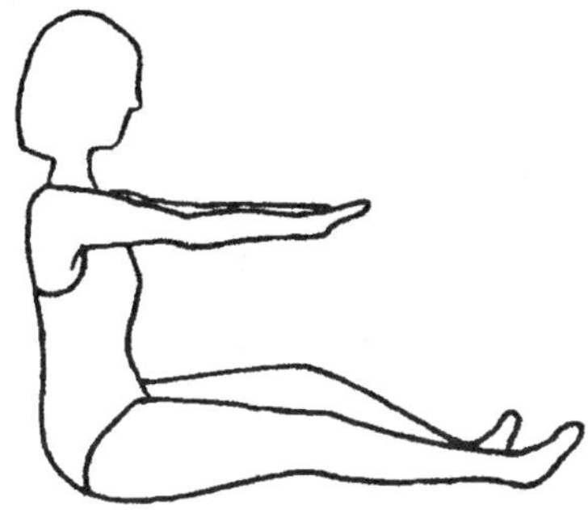

139圖

제 17체형

두 다리를 뻗고 앉아서 무릎이 굽어지지 않도록 하고 상체를 앞으로 굽혀서 머리를 다리에 댄다. 흉(胸) 12, 요(腰) 1에 이상이 있으면 무릎이 뜬다(140圖).

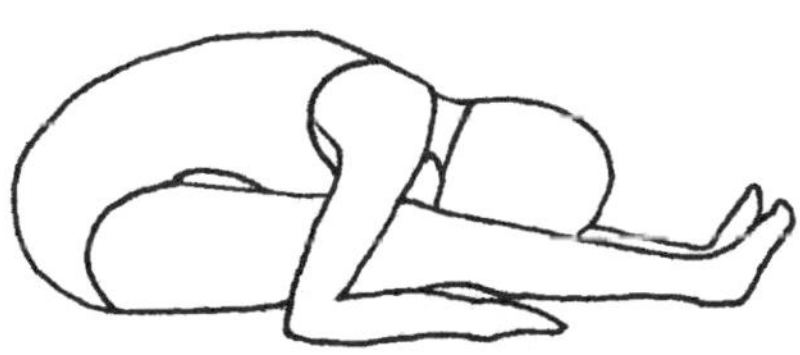

140圖

제 18체형

앉아서 발바닥을 맞대이고 무릎을 손으로 눌러서 바닥에 대고 상체를 앞으로 굽힌다. 선추부(仙椎部)에 이상이 있으면 발바닥이 떨어진다(141圖).

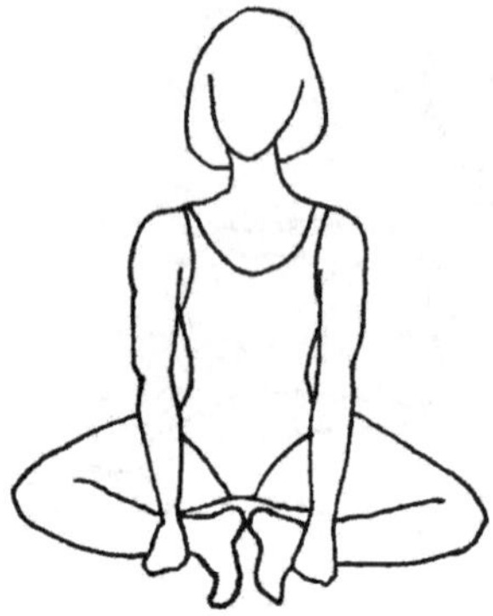

141圖

제 19체형

쪼구려 앉아서 한 발꿈치가 바닥에서 떨어지지 않도록 하고, 또 한 발의 발끝이 머리의 수평선까지 오도록 다리를 들어올린 다음 좌우로 해본다. 중심이 안정되어 있지 않고, 둔부의 힘이 충실치 않으면 할 수가 없다(142圖).

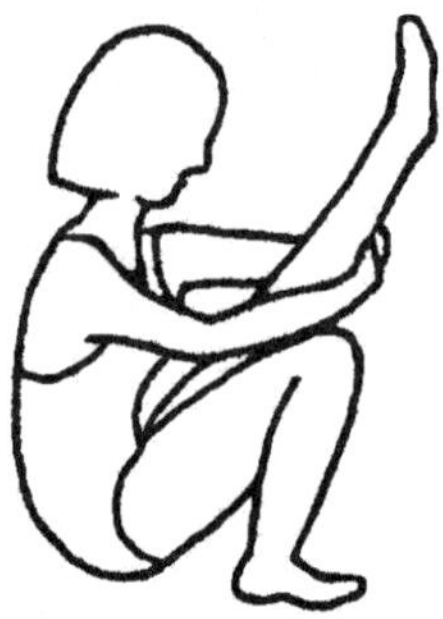

142圖

제 20체형

두 다리를 모아 서서 무릎이 굽어지지 않도록 손바닥을 바닥에 댄다. 요(腰) 1・5에 이상이 있으면 바닥에 대지 못한다(143圖).

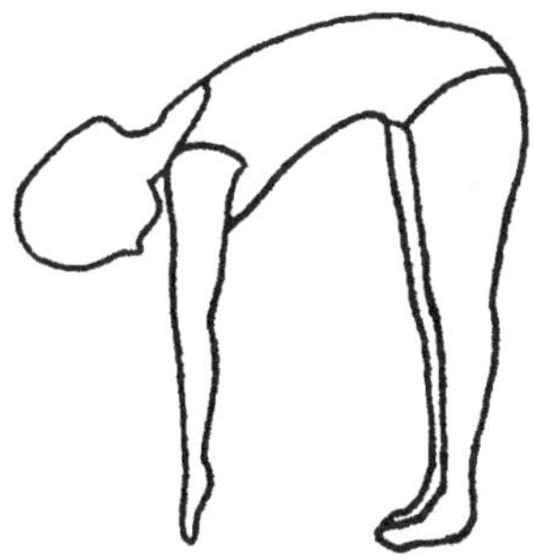

143圖

제 21체형

눈을 감고 서서 한 다리를 직각으로 굽혀 올라선다. 허리가 틀어졌거나 어깨나 골반에 이상이 있으면 몸이 흔들려서 서 있을 수가 없다(144圖).

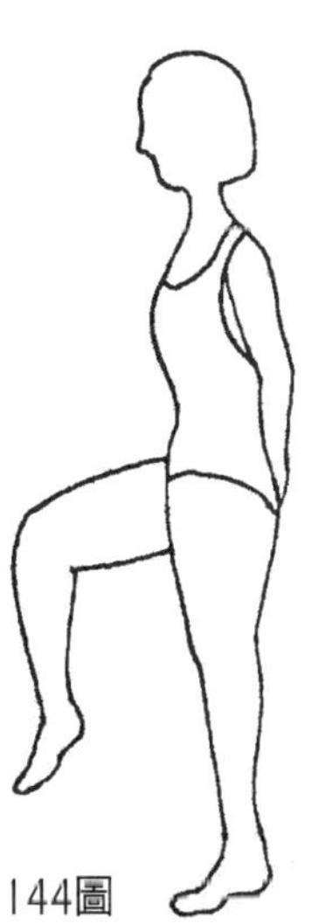

144圖

제 22체형

눈을 감고 직진한다. 좌우형이나 염선형(捻旋型)은 걷지 못하거나 방향이 휘어진다(145圖).

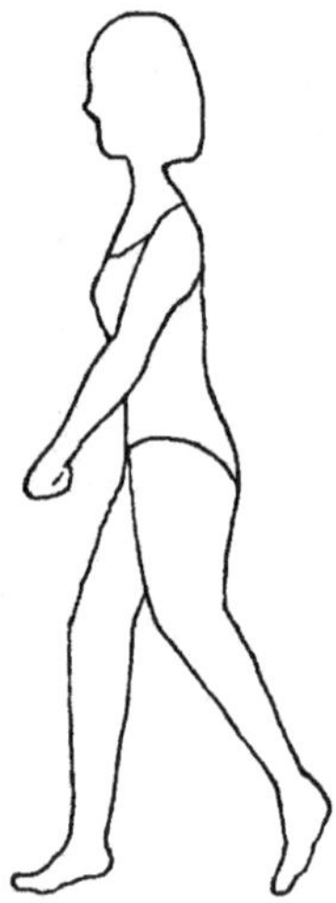

145圖

3. 타동적 이상탐지법

신체 중요 부분의 정밀한 역학적 배치를 알아보는 데는 X선 촬영이 확실한 시각적 자료가 된다. 그러나 이것은 의사나 기사 이외는 거의 이용되지 못하고 간편하게 이용할 수도 없다. 따라서 보다 좋은 건강기록을 위해서는 정형외과 의사의 촬영판정을 받아서 참고로 한다면 가장 합리적이다.

전문가 이외의 사람도 할 수 있는 타각적(他覺的)인 방법은 어디를 어떻게 누르고, 어디가 어떻게 당기며 무겁고, 아픈 곳이 어디에서 오는가를 알 수 있도록 공식적으로 되어 있는 방법이다. 여기서 설명되는 방법은 가령 체육교사나 트레이너, 치료사 또는 동료 간에 할 수 있는 손쉽고 정확한 것들이며, 그 요령만 이해된다면 지극히 간편하고 정확한 것들이다.

1) 동통

아픔은 자각 병상(病狀)이므로 당사자에게 물어보는 수밖에 없다. 동통이 생체의 어느 부위에 발생해 있다면 그 부위에 분포되어 있는 신경 분지점의 추골변위(椎骨變位)를 검출해야 한다. 대개의 경우에는 이상을 알아낼 수 있다.

2) 압통

압통이란 누르면 아픈 곳을 말한다. 2지복(二指腹)으로 추골의 횡돌기 사이를 누르면서 내려가면 가장 강한 압통 부위가 있다. 이것은 척추신경의 후근(後根)이 만져지는 곳이며, 내방과 외방과의 분지점보다 앞 부위이다.

3) 신경초(神經鞘) 비후

이 비후부(肥厚部)는 2지복(二指腹)으로 척추를 위에서 아래로 압진(壓診)해 가면 평면으로 고르지 않고 울퉁불퉁한 피부면에서 검출하기 쉽다. 비후부에서는 추골아탈구(椎骨亜脱臼)가 있기 마련이지만, 때로는 척수 부근의 근육・인대 등의 심한 수축긴장 때문에 확정성이 흐려지는 수가 있다. 대체로 근육・인대를 벗어난 신경간부(神經幹部)의 긴장이 있으나, 이 때 압통이 있다면 2지복(二

指腹)으로 눌려 있는 수직하부의 조직이 신경(神經)이라고 판단해도 좋다.

4) 피부온도

손바닥을 조용히 상위경추(上位頸椎)에 얹고 전 척추를 위에서 아래까지 촉진(觸診)해 간다. 급성아탈구가 있다면 그 부위의 온도는 상승하고, 반대로 만성적인 상태라면 그 피부의 온도는 강하되어 있다. 이 방법은 열도검사(熱度檢査)로 알려진 방법이다.

5) 근육 · 인대의 수축긴장

2지복(二指腹)으로 척주후궁(脊柱後弓)을 따라서 위에서 아래로 압진(壓診)한다. 근육이나 인대의 수축긴장이 한쪽에만 있다면 수축된 쪽으로 추골변위가 있다는 것이 되고, 만약 수축이 양쪽에 있다면 그것은 전후 · 좌우의 변위이다. 이리하여 근육 · 인대의 수축긴장은 아탈구의 존재 뿐만 아니라 추골변위도 결정할 수 있는 증후이다.

6) 척주(脊柱) 가동성

추체관절(椎體關節)이 강직되어 있다면 굴절 신장의 운동에서 벌어지지 않은 2개 또는 그 이상의 극돌기가 추골에 간극(間隙)을 나타내고 있다. 강직의 끝 부분 척주부(脊柱部)는 예각이다. 강직을 알아보려면 흉추 하부와 요추 상부의 것은 몸을 옆쪽으로 굽히고 측방에서 측방으로 그리고 후방으로 회전시켜 본다. 척추관절의 성질이 각 절 사이에서 어떤 방향으로든 어느 정도의 운동이 가능한 사실로도 이 검사는 확실한 것이다.

또 다른 방법으로는 당사자를 엎드리게 하고 시술자가 서있는 반대쪽의 장골(長骨) 전상방부(前上方部) 아래에 오른손을 놓고, 왼손을 가장 가까운 극돌기에 놓는다. 그리고는 오른손으로 장골을 자기 쪽으로 당기고 동시에 왼손으로 극돌기 위를 그와 반대방향으로 민다. 이 때 추골이 측방으로 회전하지 못하면 강직이 있다고 판정한다.

추체(椎體)의 강직상태를 측정하려면 왼손을 극돌기의 첨단에 대고 압박하면서 오른손으로 골반을 반대방향으로 색인한다. 추체에 가동성이 없다면 이것은 강직이다.

극돌기, 관절돌기 그리고 후궁(後弓)의 고착을 알아보려면 당사자를 앞으로 굽히고 극돌기 사이의 간격에 손끝을 대고, 척추가 평등하게 벌려지지 않으면 고착상태가 있다는 것이다.

척수(脊髓)의 강직 원인이 급성 질환인가를 판별하려면 당사자를 약간 높은 곳에서 바닥으로 발꿈치를 맞대이고 무릎을 움직이지 않고 뛰어내리게 하여 척추부에 통증이 있다면 이것은 척수에 병직상태가 있다는 증거이다.

7) 척추근조직 변위

한쪽 늑골각(肋骨角)이 돌출한 상태를 살피려면 두 발을 붙이고 몸통과 머리를 수평이 되도록 굽히고 팔을 아래로 늘어뜨린 자세를 취하게 한다. 이 자세를 '아담의 위치'라고 한다.

늑골각은 견갑골의 이동으로 비례적으로 표현되므로 양쪽 상태를 검진하기가 매우 쉽다. 한쪽 늑골각의 돌출은 경추(頸椎) 변위와 늑골(肋骨) 변위, 전위 돌출 저하, 회전 등을 나타내고 있다. 반대쪽의 저하에 의한 편측 돌출은 추골아탈구(椎骨亜脱臼)이고, 편측

저하나 돌출만 있고 대상적인 돌출이나 저하가 없다면 단순한 늑골의 비정렬이다.

8) 전체적 동체(胴體)

견부(肩部), 견갑부(肩胛部), 장골상연(腸骨上緣) 등의 검진에는 직립 부동자세가 편리하다. 골반의 경사, 무명골(無名骨)의 변위도 감별할 필요가 있다. 이러한 경우에는 요(腰) 4 극돌기 높이로 수평선을 생각하면서 이 직선과 장골상연의 위치를 관찰한다. 가령 한쪽 능(稜)이 그 선보다 높고, 다른 한쪽이 낮다면 골반의 경사이다. 또 한쪽이 직선과 일치하고, 다른 쪽이 그 선보다 높거나 낮으면 장골(腸骨) 변위로 추정된다.

또한 당사자를 걷게 하여 부자연스런 부위나 신체 각 부(部)의 운동상의 구축상태를 관찰한다. 머리가 환추(環椎)에 대하여 바른 위치인지, 팔이 원활하게 흔들리는지, 골반의 움직임이 한쪽으로 기울어지지는 않는지, 다리의 동작이 관골구로 장애가 되지는 않는지, 두 다리가 똑같은 상태로 올라가 바닥에 닿는지, 발이 바깥쪽으로 휘둘리지나 않나 등에 유의한다.

운동에 무엇인가의 구속이나 부자연스런 동작은 자신이 항상 그 모순에 대한 강박관념과 신체적 과민상태를 나타내고 있는 것이다.

9) 극돌기

요부(腰部)에서 시작하는 방법과 흉(胸) 1에서 시작하는 두 가지 방법이 있는데, 이의 차이점은 없다. 다만 습관에서 결정된다.

하나하나의 극돌기를 만져 보고 그 위치를 위아래의 것과 비교한다. 이것을 짚어서 상하의 추골이 아닌 하나의 극돌기에 대한 두 번

째의 상하위 극돌기도 살필 필요가 있다.

당사자는 복와위(伏臥位)지만 시술자는 편안하게 서서 오른손이나 왼손 2지(指)를 흉(胸) 1 극돌기 위에 대고, 3지(指)를 흉(胸) 2 극돌기에 대어서 두 개의 추골을 관찰한다. 이들이 일렬로 있다면 정상이다. 이 가정은 횡돌기의 촉진으로 확실성이 더 높아진다. 몇 개의 극돌기가 일렬이고, 한 개가 열외이면 그 한 개는 변위이다.

융추(隆椎) 극돌기가 열외냐 아니냐를 보려면 흉(胸) 1과 흉(胸) 2 극돌기와 동렬(同列)이냐 아니냐로 판정한다. 융추(隆椎), 흉(胸) 1, 흉(胸) 2의 세 위치를 봐서 융추 극돌기가 흉(胸) 1・2의 직선보다 열외에 있다면 융추의 변위이다. 흉(胸) 1・2가 우연히 변위했을 때도 있으므로 오진하기 쉽기 때문에 유의해야 한다.

융추(隆椎)나 흉(胸) 2가 흉(胸) 1・2와 동렬이 아님을 판정하려면 융추 위치를 경(頸) 6과 흉(胸) 3의 위치를 흉(胸) 4와 비교하여 결정한다. 이 때 경(頸) 6과 융추가 일렬이고 흉(胸) 4가 흉(胸) 3과 일렬이면 흉(胸) 1・2가 변위된 것이다. 그러나 융추가 흉(胸) 1・2에 대한 것처럼 경(頸) 6에도 같은 관계 위치라면 이것은 융추변위이다.

척추골의 촉진에는 기본적으로 세 추골(椎骨)의 위치를 비교하여 변위를 판단한다. 인접한 추골 극돌기의 검진 이외에 횡돌기의 촉진으로 그 성질이나 형식이 판명된다.

10) 횡돌기

척추 근육이 발달한 사람이나 비만자의 횡돌기 촉진은 아주 곤란하다. 이럴 때는 극돌기 관찰이 방해된 부위의 국대(鞠帶) 긴장 또는 신경부의 압통 등에 의존해야 한다.

횡돌기에 대하여 각 수(手)의 1, 2, 3 지복(指腹)을 사용하는 것이 좋다. 그러나 이 3지복(三指腹) 방법은 상당한 숙련이 필요하며, 이와 같은 감촉을 식별하는 능력은 오랜 임상경험에서 얻어지는 것이다. 따라서 초보자는 한 추골씩 만지는 것이 쉬운 방법이지만, 한 손가락을 사용하는 최대의 결점은 의문이 가는 추골을 검진하면서 위아래와의 비교에서 원위치 추골의 정상 위치점을 확정하기 어렵다는 것이다.

다른 방법으로는 좌우 2지(指)의 지복(指腹)을 양쪽 횡돌기 위에 고정하고, 두 손의 손가락으로 한꺼번에 3개의 횡돌기 위를 훑으면서 비교하는 방법이 있다.

11) 관절돌기

경추부(頸椎部) 촉진(觸診)은 횡돌기가 접촉하기 곤란하기 때문에 주로 관절돌기에 한정된다. 당사자는 경부인대와 근육의 완전한 이완을 위하여 머리를 약간 높여서 앙와(仰臥)한다. 시술자는 3지복(三指腹)으로 양쪽의 관절돌기 위치를 추골의 상하위와의 관련을 관찰하면서 비교한다. 이 같은 조작으로 관절돌기의 위치적 변화를 쉽게 알 수 있고 동시에 추골변위의 증상임도 알 수 있다.

환추(環椎) 관절돌기를 알아보려면 목의 양측에 두 2지(指)를 놓고, 유두돌기(乳頭突起)의 중간에 손가락 끝을 놓는다. 그리고 귀의 앞쪽을 향하여 상하로 가선을 평행으로 긋고 3지(指)를 2지(指) 곁에 3, 2지단(指端)이 직선인가를 확인하고 3지단(指端)을 환추의 관절돌기 위에 놓는다. 그 다음 2지(指)를 옮기면서 3지(指)를 회전시켜서 촉진(觸診)한다.

12) 요부(腰部)

요추부(腰椎部)에서 감별하기 어려운 증상은 고관절의 병적조직의 변화와 선장관절(仙腸關節)의 염전(捻轉) 식별이다. 이 검진법의 간단한 식별법은 당사자를 앙와(仰臥)하여 무릎을 세우고 건전한 것으로 보이는 다리의 무릎이 고정되도록 쥐게 한다. 시술자는 당사자의 다른 쪽 다리를 천천히 아래로 증후가 나타날 때까지 당긴다. 증상이 나타나는 지점에 왔을 때 멈추고 그 곳의 전장골극(前腸骨棘)을 압박한다.

이러한 시술로 증상이 경감되면 동통은 선장관절의 장애에 의한 것이고, 변화가 없다면 동통의 원인은 고관절의 이상에 있다. 요추부의 변위와 선장부(仙腸部)의 염전을 알아보려면 당사자를 복와(伏臥)시키고, 시술자는 당사자의 선골 극돌기 위와 선장관절 사이의 근육부를 1지복(一指腹)으로 압박한다. 이 때 한쪽이나 두쪽의 둔근군(臀筋群) 위에 압박을 가했을 때 동통이 있으면 이것은 요추변위에 기인한 것이다.

또 한편으로 다리의 길이가 고르지 못한 것은 장골변위거나 골반경사의 증상이다. 이 두 가지의 구별은 장골릉(腸骨稜)이 바로 보이는 선의 높이에서 요(腰) 4 극돌기에서 수평선을 그어 본다. 한쪽 능(稜)이 수평선보다 높고 또 한쪽 능(稜)이 낮다면 이것은 골반경사이다. 또 한쪽 능(稜)이 선상에 있고, 다른 능(稜)이 능선의 위아래에 있다면 장골변위이다.

이것을 촉진(觸診)하는데 편리한 자세는 복와위(伏臥位)이다. 시술자는 당사자의 발을 향하여 우측에 위치한다. 제 1지(指)는 합하여 요(腰) 4 극돌기 위에 놓고 각 2지(指)는 외연(外緣)을 장골릉(腸骨稜)을 대하게 놓는다. 이러한 위치와 자세로서 요(腰) 4 추상

(椎上)의 수평선에 대한 장골릉의 이상을 검증한다.

골반경사나 장골변위는 예외없이 요추(腰椎)의 측방만곡(側方彎曲)을 다소간 수반하고 있다. 이러한 증상은 어느 쪽이든 한쪽 장골이 상대적 수준의 불균형에 비례하여 척추를 만곡(彎曲)시키므로 시야의 수평선을 유지하려는 행위이며, 이것은 동시에 골반 아래에 연접(連接)하는 다리가 짧아진다.

골반경사는 항상 한쪽 다리가 짧은 것인가, 아니면 요추부 측만증(側彎症)의 어느 것인가는 이차적인 것이지만 선장관절의 변위는 일차적인 것으로, 다리의 부동장(不同長)이나 측방만곡증을 초래한다. 이 같은 세 가지 상태는 진행순서는 동일하지 않으나 모든 경우에 상관관계가 있다. 한쪽 족각단형(足脚短型)은 결핵성 고관절 상해, 선천성 고관절탈구, 대시경골절(大腿頸骨折)이나 하지근육 구축(拘縮) 등에 의한 것으로 생각된다. 이것은 당사자가 직립시나 보행시에 다리의 깊이를 불평등하게 하므로 발생하는 골반경사에 수반되어 이루어진다.

골반경사를 대상(代償)하기 위하여 요추는 느린 속도로 반대방향에서 측방만곡을 시작해 온다. 첫째로 만곡증(彎曲症)이 일어나고, 그것이 골반경사나 한쪽 하지(下肢)가 짧아져 오는 것이나, 이럴 경우의 측방변위는 요추부에서는 일차적인 것이며, 요추부의 측방만곡은 그 대상인 것이다.

일차적인 흉추부의 측방변위는 여러 가지 원인에서 발생하나 그 주된 것은 구루, 축농, 체위 한쪽에 체중이 걸리는 걸음, 척수장애, 그리고 직업적인 것들이다. 요추부의 대상성 변위는 골반경사를 야기하고 순차적으로 하지 단축을 유발한다.

이상의 어떤 경우일지라도 세 상태에서 어느 것이 먼저 발생한가를 확정할 필요가 있다. 이것이 확인된다면 장골(腸骨)의 부동이 골반경사에서 온 것인가 또는 선장관절(仙腸關節) 변위에 의한 것인가를 이해하게 된다. 이 점에 관해서는 하지가 짧은 것은 이차적 측만곡증 골반경사 또는 선장관절 변위의 경우에도 실질적인 것은 아니며, 외관상의 것임을 인식해야 한다.

대퇴골전자(大腿骨轉子)에서 비골과(腓骨顆)까지의 길이를 계측함으로써 두 다리 중 어느 것이 실질적으로 짧은가를 탐지할 수가 있다. 만약 하지(下肢) 단축이 실질적인 것이라면 그것은 측방만곡 변위나 골반경사의 근본적 원인이다. 그리고 하지 단축이 외관상의 것이고, 그것을 측정해서도 같은 길이라면 측방만곡증과 선장관절 변위는 다리의 위치적인 차를 가져오는 일차적 원인이다.

선골관절 변위의 의심이 있다면 그 관절에 결핵의 가능성을 고려해야 한다. 즉 동통, 미열, 움직이거나 힘쓰기를 싫어할 때가 해당된다. 선골(仙骨)과 장골(腸骨) 사이에는 근소한 운동성이 있다는 사실 때문에 가동성 감소만으로는 확실한 증후가 결여되기는 하지만 당사자는 극히 조심스럽게 행동한다.

일반적으로는 타관절과 같이 관절의 결핵증에는 손상의 형적이 있다. 독특한 결핵증의 증후가 없을 때에는 류마티스로 보고 관절변위의 가능성을 생각하게 된다. 결핵증은 선장관절의 류마티스와 당사자의 연령으로도 구별된다.

동통은 선장관절 변위의 확실한 특색이며, 대부분은 변위측에 한정된다. 당사자는 둔중하고 당기는 통증으로 마치 둔부가 떨어져 나가는 감각을 느낀다. 그러나 결핵이나 관절염에도 이와 같은 성질의 동통이 있으므로 이 아픔이라는 것이 변위의 진단에는 큰 신빙성이 없다.

그 밖에 종합적 증후나 증상이 다른 질환과 선장관절(仙腸關節) 변위를 구별하게 한다. 또한 압통은 선장관절 변위에는 반드시 존재하는 것이기는 하지만 결정적인 증후는 못된다. 압통은 그 관절의 다른 질환, 특히 결핵증이나 관절염에도 그 증상이 되고 있다. 그러나 관절염이나 결핵증에서 별다른 증상이 없을 경우에 그 압통은 장골변위의 확정적인 증좌가 된다.

13) 관골(髖骨)

시각적인 방법으로는 선골(仙骨)의 수평 위를 살피고 그 한쪽이 낮다면 그쪽으로 선골 하방변위(下方變位)가 와있는 것이다. 선골 하방변위가 있다면 대개의 경우는 약간의 전방 회전(廻轉)이 있고, 관골은 상대적으로 후위로 된다. 관골의 장골은 후방 전위(轉位)됨에 따라 그 좌골(坐骨)은 전방 전위(轉位)로 된다. 어떤 원인이든 상대적으로 한쪽 다리가 길 때는 그 쪽이 전방 변위된 것으로 생각해도 좋다.

압통반응에 의한 방법은 당사자를 앙와(仰臥)시키고, 내외쪽 서경인대(鼠徑靭帶) 중간부의 압통에 차가 있다면 이것은 전형적인 후방 관골변위이다. 이 인대 외의 중간부에 확실한 동통 감각과민이 있다. 또 대퇴골 중이나 측상과(側上顆)에 나타나는 압통도 후방변위의 대표적인 것이며, 여기에는 중상과(中上顆)보다도 강한 압통이 있다.

14) 미골(尾骨)

미골변위 증후는 다른 추골의 것과 유사한데, 이것은 동통·압통·가동성 감소 및 신체 각 부위에 나타나는 증후와 그 뼈의 부정위

(不正位) 등이다. 모든 환자가 호소하는 동통의 원인은 미골변위 이외의 것에 있다. 동통의 원인으로는 치질, 항문열구(肛門裂溝), 항문루공(肛門瘻孔), 좌골직장(坐骨直腸), 회음농양(會陰膿瘍), 자궁질환(子宮疾患) 등이 있다. 이것들을 대상으로 국소적 검진으로 질환의 유무를 밝혀 보고, 그것이 없다면 그 동통은 미골변위의 확정적 증후로 단정할 수 있다.

미골변위가 있는 사람의 앉은 자세도 중요시 된다. 당사자는 쿠션이 좋은 자리에 앉기를 싫어한다. 이는 미골이 압박되기 때문이다. 또 한쪽 둔부에 체중을 걸고 앉으며 교대적으로 그 위치를 바꾼다. 바로 서거나 보행은 동통을 더하게 하고, 특히 연속적으로 계단을 오르는 것은 증상을 더 악화시킨다. 통증은 직장과 미골이 접근하는 전방 변위자의 배변시에 심하며, 미골부의 압통도 심하게 일어난다.

미골의 가동성 감소나 고정은 미골변위의 특색이다. 정상적으로는 완전히 굴곡될 수 있는 것이 미골인데, 상해 후에는 간혹 미골이 선골(仙骨)에 유착되게 된다.

미골촉진법(尾骨觸診法)은 일반적인 것은 아니나 항문에 2지(指)를 삽입하여 위치의 부정(不整), 형태 변화, 미골의 외형, 그리고 손가락 조작으로 미골의 가동성이나 관절 강직상태를 알아 볼 수 있다. 또한 국소적인 압통이나 종창미골 부근의 근육구축 등도 판단할 수 있다. 항문에 치질·협착·열구(裂溝)·염증 등으로 손가락 삽입이 불가능하다면 상태가 개선될 때까지 검진은 연기되어야 한다.

15) 수장(手掌)

손바닥(手掌)의 관찰 대상은 골(骨)·근(筋)·혈관(血管) 등의 총합적 상태이다. 일반적으로 병약자나 노인은 경변(硬變)되기 쉽고, 손바닥이 굽어지기 쉽다. 근육이나 기타 조직에도 경변, 이완, 종창을 볼 수 있다.

인간의 수족은 독립된 것이 아니고 모든 것에 관련되어 내장기관, 두뇌신경에도 크게 관련되고 있다. 이와 같은 고찰과 임상적인 근거는 모의학(摸醫學)의 경락론(經絡論)이며, 각 손가락에는 특유의 작용이 있다.

1지(指)는 폐경(肺經)
2지(指)는 대장경(大腸經)
3지(指)는 심국경(心局經)
4지(指)는 삼초경(三焦經)
5지(指)는 심(心), 소장경(小腸經)이다.

관절과 근육은 위축변성하는 수가 있다. 신경통이나 류마티스 등으로 동통 때문에 움직이지 않으면 관절은 고정되고, 활액(滑液)은 말라서 인대가 유착하여 운동성을 잃게 되어 굴신(屈伸)이 되지 않고 움직이면 동통이 온다. 이를 그대로 방치하면 다음에는 관절운동에 관계하는 근육이 위축되어 간다. 이와 반대로 수근관절(手根關節)・족관절(足關節)・수족지절골관절(手足指節骨關節) 등의 말초관절의 운동은 상지(上肢)에서는 흉부와 상반신, 하지(下肢)에서는 복부내장에 반사적으로 그 작용이 순조로워진다.

또한 무지근부관절(拇指根部關節)이 돌출되었거나, 2절(節) 사이가 좁고 손끝이 크게 보이거나, 손톱이 살에 묻히고 반월형으로 굽은 것 등은 이상형태이다. 무지두(拇指頭)가 크고, 가운데가 가늘며, 근골(根骨)이 돌출된 것은 폐경이 선천적으로 약한 사람이다. 허약체질자는 대부분이 그러하다. 짧고 몽땅한 무지(拇指)는 충동적이고, 작고 가느다란 무지는 의지가 박약하고 비활동적이다. 무지는 지성도를 표현하며, 다른 동물의 무지는 모두 미완성이다.

2지(指)에서 제 2절(節)에 나타나는 위 확장의 증후인 보가드씨 결절이나 번이상습자에 많이 나타나는 각 지절(指節)의 경화(硬化)는 내장과 수지(手指)와의 관련성을 증명하고 있다. 2지(指)의 제 1지절 선단은 치아의 소장(消長)을 나타내고, 끝이 가는 것은 선천적으로 치아가 약하다. 이 손가락은 소화기 계통에 관련이 있다.

3지(指)는 순환기 계통과 관계가 있다. 끝이 가늘면 허약하고 선천적 노력이 결여되어 있다. 지근(指根)이 약하면 신(腎)도 약하며, 3지(指)에 이상이 있으면 심장에 이상이 없어도 갑자기 심장마비를 일으키기 쉽다.

4지(指)와 5지(指)가 항상 굽는 경향이 있으면 신경계통이 피곤해 있고, 전반적으로 피로해 있다. 손가락의 신근(伸筋)에 수축력이 없어 손의 민첩성이 떨어지거나 항진상태가 있다.

이와 같이 모든 손가락은 독립하여 행동하는 것이 아니며, 반대로 전신증상이 이들에 표현되고 있는 것이다.

16) 족부(足部)

발은 자연적이고 정상적인 윤곽인가 아닌가를 보고 각 궁(弓)과 변위(變位)를 촉진하여 가골(假骨), 변지(胼胝), 조(爪), 종양(腫瘍), 종골자극(踵骨刺戟), 피부손상, 기형, 동통과 같은 이상을 관찰한다. 원인으로는 올바르지 못한 보행, 과중한 물건으로 인한 신경압박, 운반노역은 직접적인 것이며, 간접적인 것으로는 술 중독, 임질, 관절염, 일반적 중독증, 그리고 족부(足部) 관계의 조직이완 등이다.

부전골부(附前骨部)에는 부전궁(附前弓)이 꺼져 있으면 발이 펴지고 발가락은 위를 향하여 들려 있다. 내측 궁(弓)과 외측 궁(弓)을 보려면 당사자를 일어서게 한다. 내측 궁(弓)이 옆으로 일그러져 있다면 체중을 내측에 걸치고 발가락을 외측으로 하여 걷기 때문이다. 아니면 부전골궁(附前骨弓)의 이완으로 기인된 것이다.

전방 부골궁(附骨弓)은 전방에의 지지력을 상실하는 것으로 측궁(側弓) 각 골이 전방으로 변위한다. 이것은 비후적충혈(肥厚蹟充血)에 의한 거부(距部)의 증대와 근육운동의 부족 등을 초래한다.

족부골(足部骨)이 변위하면 신경을 압박하여 족부질병이 발생하고, 족부가 불균형이면 신체도 평형일 수가 없고 골반경사나 순응적 만곡(彎曲)이 발생한다. 만곡은 척수신경에 장애를 일으키고 질병을 초래한다. 따라서 족부를 조정하므로 신체이상을 복구시키는 것이 된다.

또 당사자가 알아야 할 주의사항으로는 발 운동을 할 것과 항상 발에 유의할 것 등이다. 한서(寒暑)에 상처받기 쉬운 발이라면 하루에 두 번까지는 중조를 가한 물에 족온법(足溫法)을 하면 좋다.

4. 교정조체(矯正操體)

1) 본능운동법

인간에게는 잠자리에서의 몸부림과 같은 몸 자체의 무의식적이고 본능적인 운동을 하게 된다. 이것은 부적당한 상태에 대한 교정적인 자동운동으로 관념적 운동과는 달리 무의식적인 운동이다.

이 방법은 교정대상 부위나 정도 또는 교정대상 유무가 확실치 않을 때 실시하면 몸이 본능적으로 교정적인 움직임을 한다. 운동중에 운동방향을 바꾸기도 하고 구부림, 젖힘, 틀림 등은 힘・길이・속도・시간 등에 따라 변화가 생긴다. 여기서 중심의 위치가 교정되고 긴장부위가 이완되며, 기능의 변조도 나타난다. 따라서 신체의 전신적인 체상 교정기능이 가능하고 방법적 기교가 필요 없는 점이 간단하다. 이 운동에는 두 가지 방법이 있는데, 서서하는 방법과 앉아서 하는 방법이 있다.

첫째, 서서하는 방법은 두 발을 밀착하고 평행으로 모아 서서 팔을 늘어뜨리고 머리를 똑바로 한다. 눈을 감고 상체 힘을 뺀 다음 턱을 조금 들고 서 있으면 몸이 움직이기 시작한다. 움직이는 몸에 관심을 쏟지 않고 아무 생각을 하지 않고 있으면 점점 크게 움직이거나 방향을 바꾸거나 하는데, 그대로 두면 좋다. 몸이 움직이지 않게 되면 이 운동을 마친다(200圖, 201圖).

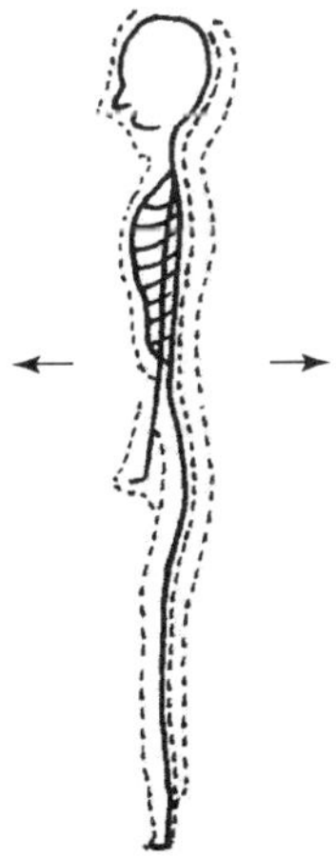

200圖

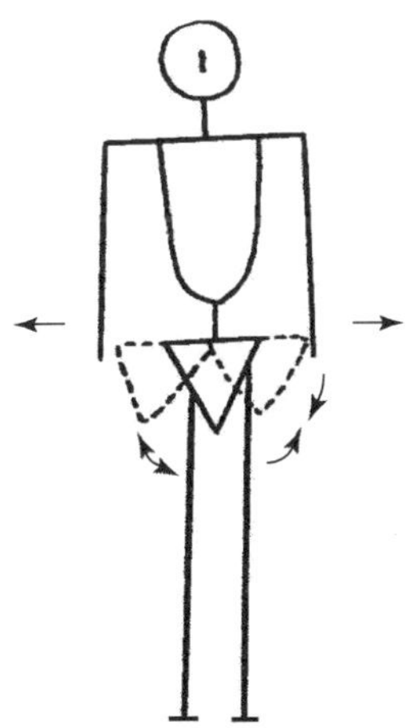

201圖

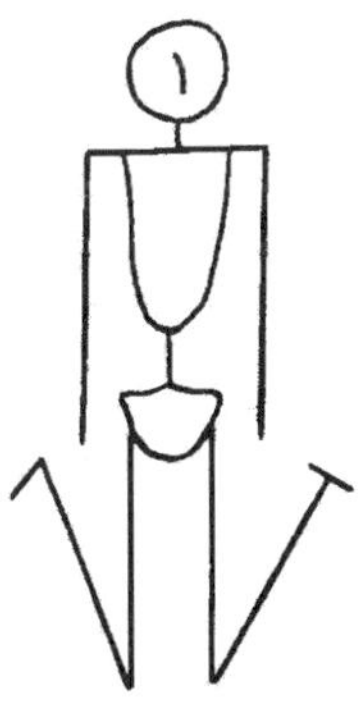

202圖

둘째, 앉아서 하는 방법은 무릎을 꿇고 정좌하면서, 두 발을 둔부의 좌우 바깥쪽으로 벌리고 둔부를 발 사이에 넣어서 앉는다(202圖).

이 자세에서 서서하는 것과 같은 의식적인 행동이나 관념을 하지 않으면 운동이 이루어지는데, 특히 뇌성마비에 기대되며 시도해 볼 만한 운동이다.

2) 반대운동법

이 방법은 급성·만성을 막론하고 4지(四肢) 체간의 통증에 이용하여 특효를 볼 때가 있다. 방법이 간단하여 이 원리를 이용하면 해 볼 만할 것이다.

통증이 심하게 일어나는 각도를 취하여 거기에서 가장 통증을 느끼지 않고 편안한 방향으로 움직이는 도중에 그 진행을 저지하는 저항을 걸어서 5~6초 머물다가 쌍방간의 두 힘을 동시에 뺀다. 이 운동을 한 부위에 두 번 해보고, 그 결과를 봐서 불충분하면 두 번을 다시 해본다(203圖).

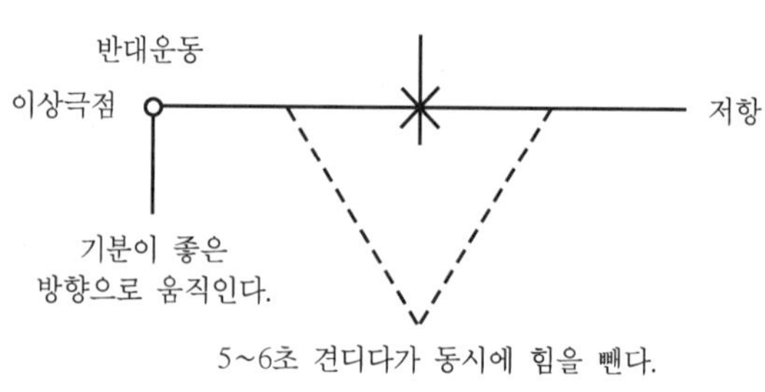

203圖

전신의 모든 관절과 척추관절 그리고 운동 역학적 관련 부위 등에 효과가 발생한다.

3) 정체법(整體法)

이 방법은 몸을 조절하고, 특히 난치질환 치료에도 이용되는 전신 조작에 의한 자연치유 능력을 고도로 항진시키는 자동적 방법이다. 객관적으로는 마사지라고도 할 수 있으나, 그보다는 대상자를 교육하고 설득하고 설명하는 사전작업에 의한 특성이 있다. 여기에 안수요법(按手療法)의 능력을 더한다면 그 효과는 배가 된다.

〈방법〉

무엇보다도 전신을 충분히 이완시키기 위해서는 모든 동작을 앙와(仰臥) 자세에서 시도한다. 조작의 순서는 머리에서부터 시작하며, 두부(頭部)를 약 30분에 걸쳐서 정중하게 시술한다. 전신의 다른 부위는 약 30분간 소요된다.

두부 → 안면 → 목 → 가슴 → 복부 → 하지 → 팔 등의 순서가 기본이다.

(1) 머리, 얼굴, 목

앙와(仰臥)하여 마음을 가라앉히고 호흡을 가다듬어서 무심한 상태가 되게 한다.

① 머리를 손바닥으로 가볍게 누르고 5~6초가 되면 가볍게 주무른다.

② 손바닥을 펴서 피부에 대고 좌우 방향으로 흔든다.

③ 옆머리와 앞머리, 후두부를 교대로 하고, 끝으로 두정부(頭頂部)를 한다.

④ 이어서 안면을 두 손바닥으로 문지른다. 눈꼬리, 코 옆, 턱, 귀도 빠짐없이 문지른다.

⑤ 다음으로 목의 상・중・하부를 하며, 인후부는 세밀하고 정중히 문지른다.

대체로 이 방법에는 근육을 누르거나 집거나 두드리지 않는다.

(2) 흉부, 복부

두 손바닥으로 흉부를 충분히 문지른 다음 전면적으로 가볍게 흔든다. 복부도 이와 비슷하나 복부에 지방층이 형성된 사람에게는 복부의 외부를 돌아가면서 약간의 압력을 가하여 누르듯이 문지른다. 한 달 정도 지나면 놀랄 만큼 지방층이 제거된다. 자기 혼자서 해도 좋다.

(3) 대퇴부, 다리, 발목

대퇴부는 무릎을 세워서 한다. 요령은 흉부・복부와 같으며, 대퇴부의 전후 좌우를 문지르고 근육부분을 많이 잡고 흔든다.

무릎 아래는 손이 닿지 않으므로 반대쪽 다리의 뒤꿈치와 발등, 발바닥 등으로 문지른다. 발목은 충분히 돌린 다음 발가락을 굽혔다, 폈다, 벌렸다, 오므렸다 하면서 진행한다.

(4) 팔, 손가락

어깨에서부터 손목까지는 잘 문지르고, 근육부분을 많이 잡고 가볍게 흔들어 준다.

손목은 힘을 빼고 흔든다. 손목이 부자유스러운 사람은 다른 손을 받쳐서 하면 좋다. 손가락은 손등을 잘 문지른 다음 손가락 하나하나를 오므렸다, 폈다, 당겼다 한다.

(5) 등

앙와(仰臥)한 채 무릎을 세운다. 팔은 조금 굽혀서 손가락 끝이 어깨에 닿을 정도로 한다. 이 자세에서 둔부는 바닥에 닿은 채 전신을 S자 형으로 움직인다. 이 운동으로 천식·치질·신경통·어깨결림 등이 좋아지며, 배꼽도 교정된다. 전신 조정에 특효가 있다.

이와 같이 몸 전체를 마사지하여 이완하고 부드럽게 한 다음 무릎을 세우고 골반을 중심으로 좌우로 무릎을 바닥에 닿도록 눕힌다. 이 때 어깨가 바닥에서 떨어지지 않아야 한다(204圖).

마지막으로, 그 자리에 일어서서 전신에 힘을 빼고 흐느적거리게 모든 관절을 움직이는 동작을 한다.

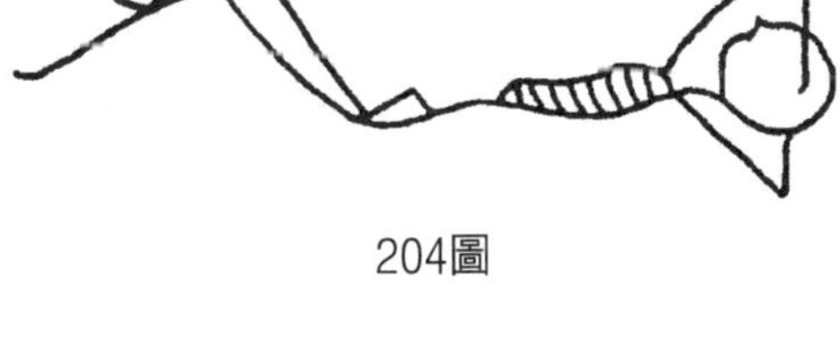

204圖

4) 호흡법

부자연스러움이 몸에 밴 상태를 교정하기 위한 방법으로, 바른 호흡이 필요한 것은 말할 나위도 없다. 구체적인 방법을 살펴보면 다음과 같다.

첫째, 호흡의 요령은 항문에 있으며, 여기를 의식적으로 수축해야 한다. 왜냐하면 이것은 호흡에만 필요한 것이 아니고 생명력과 역학관계에 있기 때문이다. 항문을 수축하고 상체의 힘을 의도적으로 뺀 다음 배근(背筋)과 허리근육에 힘을 준다. 흉근(胸筋)이 탈력상태가 되면 바른 자세와 호흡근의 작용이 완전해진다.

둘째, 호식(呼息)할 때는 하복부를 안으로 끌어들이면서 천천히 길게 내쉰다. 호기(呼氣)할 때는 하복부의 힘을 뺀 반동으로 빠르고, 굵고, 짧게 들이마신다. 이와 같이 하면 복압(腹壓)은 부교감신경을 자극하고, 흉압(胸壓)은 교감신경을 자극한다. 따라서 힘을 주면 근육이 긴장하고, 힘을 빼면 이완해지므로 자율신경 평형이 유지된다.

이 방법이 무의식 중에도 습관화된다면 결과적으로 복압이 높아지고 질병에도 지속적인 개선이 있을 것이다.

5) 각 추골조정 조체법(操體法)

추골(椎骨)의 이상과 변위를 스스로 조정하는 기법이 이 조체(操體)이다. 이 조체에서는 모션과 호흡이 중요한데, 동작과 호흡이 반대이면 역현상이 발생한다. 모션이 나쁘면 효과가 없다. 실행할 때는 계속적으로 충분히 힘을 주다가 힘을 쑥 빼는 요령이 매우 중요하다.

시행중 견딘다는 것은 호흡횟수를 5~6회 견디는 것이고, 낙하한다는 것은 원위치로 되돌리거나 높은 데 있던 것을 아래로 내린다는 것이다. 동작은 속도가 있게 하고, 숨을 내뱉는 순간은 분명한 행동이 이루어져야 한다.

(1) 제 1 경추교정(頸椎矯正) 조체법

① 양손을 흉측부에 나란히 붙이고, 양발은 골반 폭만큼 벌린다.
② 얼굴은 견봉(肩峰)을 향해서 가능한 데까지 돌린다.
③ 얼굴이 돌아간 쪽 팔을 30cm 정도 가슴 위에 올려서 반대쪽 발 방향으로 당기듯이 뻗고 참고 있다가 힘을 뺀다(11圖).

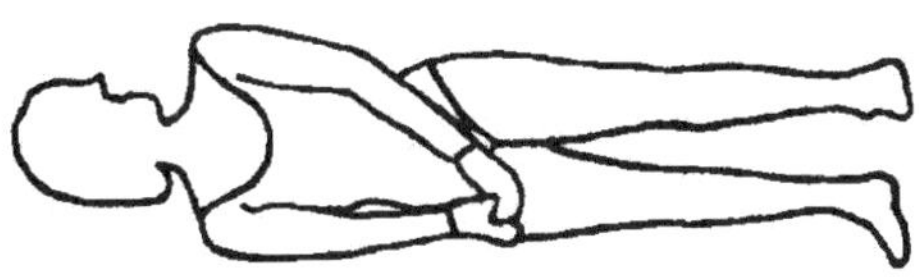

11圖

(2) 제 2 · 3 · 4 경추교정(頸椎矯正) 조체법

① 골반 폭만큼 다리를 벌린다.
② 팔을 굽히고 손을 위로 직각으로 올리고 가슴을 편다.
③ 견갑골을 배골(背骨)로 모으고 턱을 당긴다.
④ 이 자세로 두부(頭部)를 들어올리면 경추 2번에 자극이 가고,
⑤ 두부(頭部)를 뒤로 젖히면 경추 4번에 자극이 가고,
⑥ 그대로 있으면 경추 3번에 자극이 간다.
⑦ 호흡을 5~6회 하다가 힘을 쑥 뺀다(12圖).

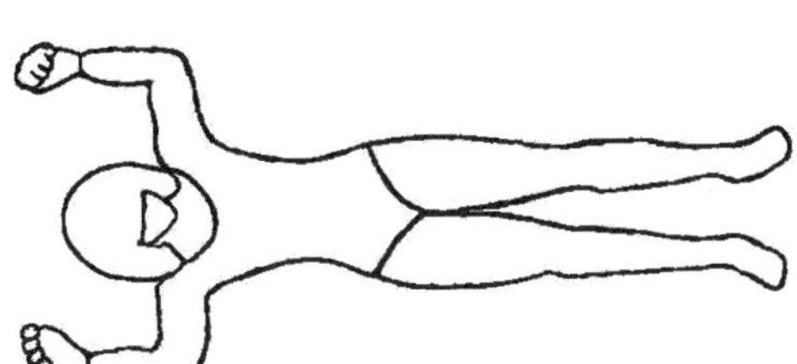

12圖

(3) 제5·6·7 경추교정(頸椎矯正) 조체법

① 골반 폭으로 다리를 벌린다.
② 팔을 굽혀 손을 측두(側頭)에 대고
③ 주관절(肘關節)을 강하게 외측으로 내민다.
④ 이 자세로 요부(腰部)를 올리면 경추 5번에 자극이 가고,
⑤ 턱을 가슴쪽으로 당기고 목을 뻗으면 경추 6·7번에 자극이 간다.
⑥ 호흡을 5~6회 하다가 낙하한다(12圖).

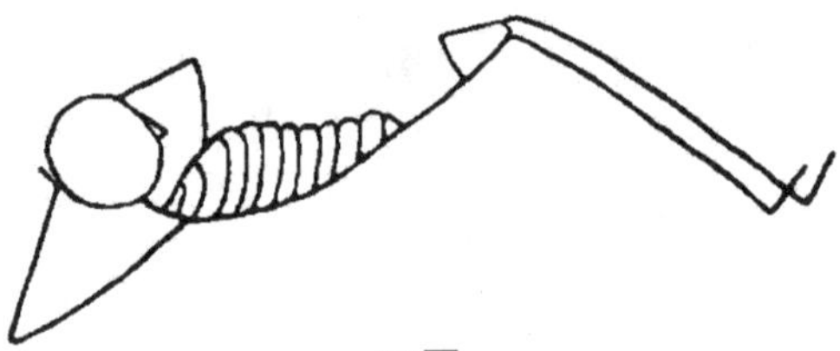

12圖

(4) 제1·2 흉추교정(胸椎矯正) 조체법

① 골반 폭만큼 양쪽 발을 벌린다.
② 양쪽 손으로 후두부(後頭部)를 감싼다.

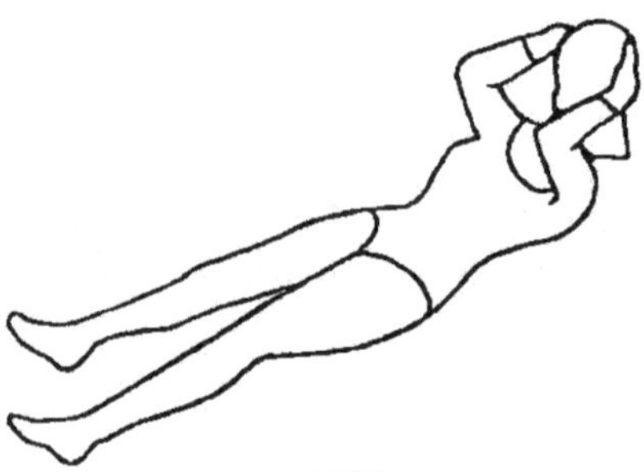

13圖

③ 제2 흉추에 긴장이 미치는 각도로 두부(頭部)를 당긴다.
④ 호흡을 하면서 참고 있다가 제2 흉추에 긴장이 왔을 때 낙하한다(13圖).

(5) 제 3 · 4 흉추교정(胸椎矯正) 조체법

① 골반 폭만큼 다리를 벌린다.
② 양쪽 주관절(肘關節)을 외측으로 뻗는다.
③ 양손을 액멱(腋冪)에 대고 팔꿈치를 외측으로 강하게 뻗치면 흉추 3번에 자극이 가고,
④ 어깨를 올리면 흉추 4번에 자극이 가고,
⑤ 가슴을 강장(强張)하면 흉추 5번에 자극이 간다.
⑥ 호흡을 5～6회 견디다가 낙하한다(14圖).

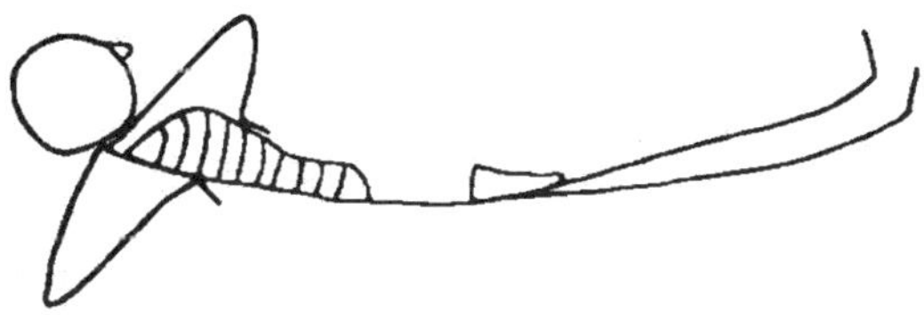

14圖

(6) 제 5 흉추교정(胸椎矯正) 조체법

① 골반 폭으로 양쪽 발을 벌린다.
② 양팔을 흉부(胸部)에 나란히 붙이고,
③ 전완(前腕)을 90° 구부려 주먹을 쥐고 흉부를 확장하면 된다.
④ 호흡을 5～6회 지속하다가 낙하한다(28圖).

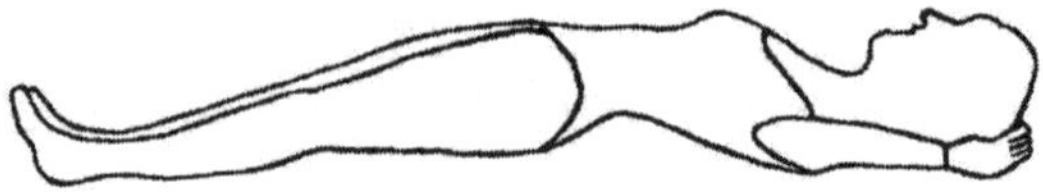

28圖

(7) 제 6 · 7 · 8 흉추교정(胸椎矯正) 조체법

① 앙와(仰臥)하여 양쪽 무릎을 세우고 발목을 잡는다.

② 흉부를 올리고 머리를 좌우로 돌리면 흉추 6번에 자극이 가고,

③ 그대로 있으면 흉추 7번에 자극이 가고,

④ 흉부를 좌우로 틀면 흉추 8번에 자극이 간다.

⑤ 호흡을 5~6회 견디다가 낙하한다(15圖).

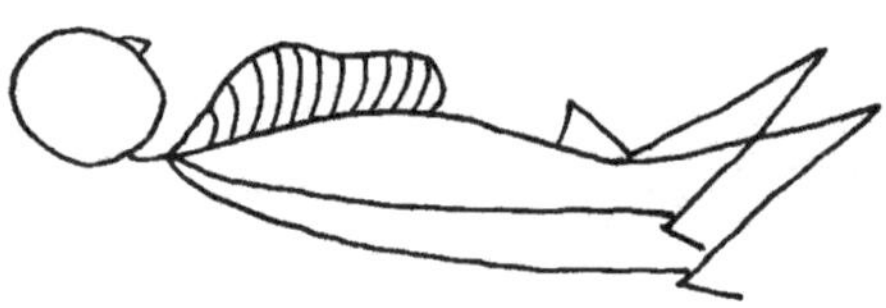

15圖

(8) 제 9 흉추교정(胸椎矯正) 조체법

① 골반 폭으로 다리를 벌린다.

② 상체를 일으키면서 좌우로 튼다.

③ 다리를 크게 벌릴수록 아래쪽으로 자극이 간다.

④ 호흡을 5~6회 견디다가 낙하한다(16圖).

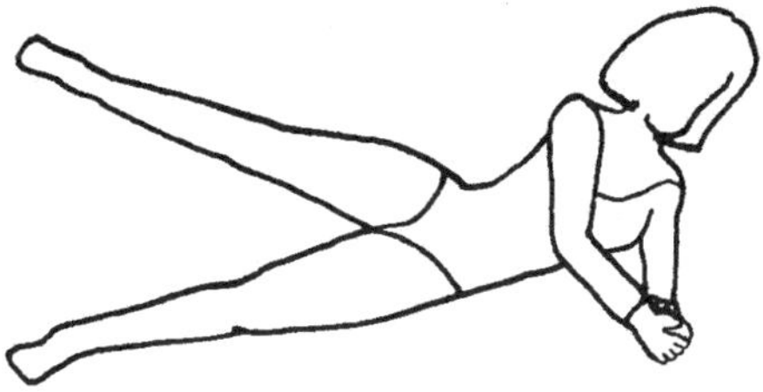

16圖

(9) 제 10 흉추교정(胸椎矯正) 조체법

① 양쪽 발을 가능한 데까지 벌린다.
② 중심측(重心側) 상체를 굴곡한다.
③ 그쪽 견부(肩部)를 올리고 상체를 틀어 회전한다.
④ 비튼 점의 극점에서 견딘 다음 힘을 뺀다(17圖).

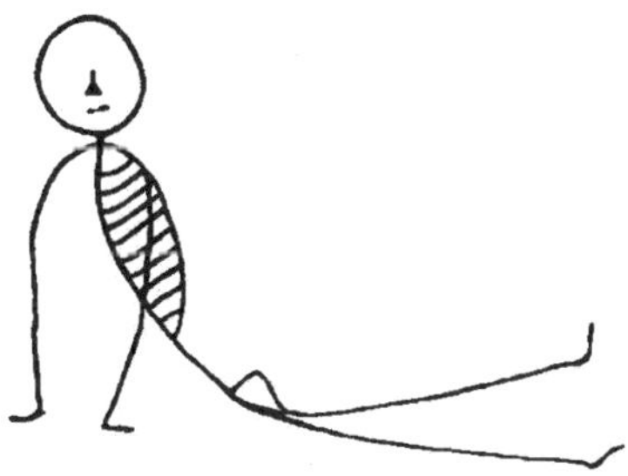

17圖

(10) 제 11 흉추교정(胸椎矯正) 조체법

9번 교정방법과 동일하나 다리를 벌리는 각도로서 조절한다.

(11) 제 12 흉추교정(胸椎矯正) 조체법

① 다리를 약 20 cm 벌리고,

② 양손을 옆으로 수평으로 뻗고 턱을 당긴다.

③ 다리를 힘껏 뻗은 채 바닥에서 약 10 cm 올려서 견딘다.

④ 양쪽 발을 크게 벌리면 요추(腰椎) 1번에 자극이 간다(18圖).

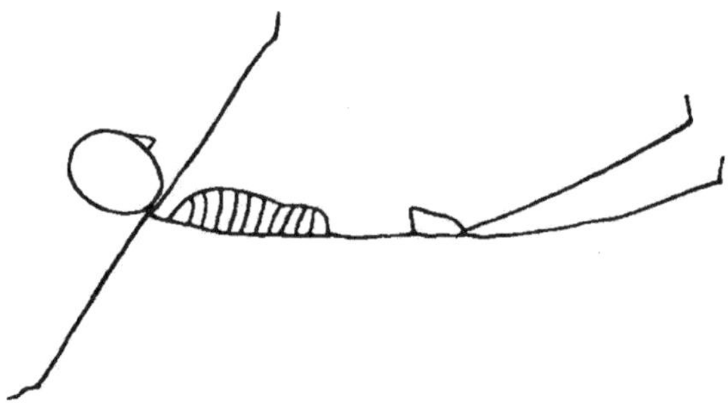

18圖

(12) 제 1 요추교정(腰椎矯正) 조체법

① 양발의 간격을 30 cm 벌린다.

② 제 1지(指) 측이 바닥에 닿도록 하여

③ 손바닥이 위로 향하도록 손을 좌우로 신전한다.

④ 양발 뒤꿈치를 밀어내듯이 발을 뻗친다.

⑤ 양쪽 손・발을 충분히 신전한 데서 견디고 힘을 뺀다.

(13) 제 2 요추교정(腰椎矯正) 조체법

① 다리를 벌리지 않고 요부(腰部)를 올려서 휘게 한다.

② 긴쪽 다리의 뒤꿈치로 몸을 받친다.

③ 호기(呼氣)하면서 짧은 다리를 쭉 뻗는다.
④ 호흡을 5~6회 견디다가 낙하한다(29圖).

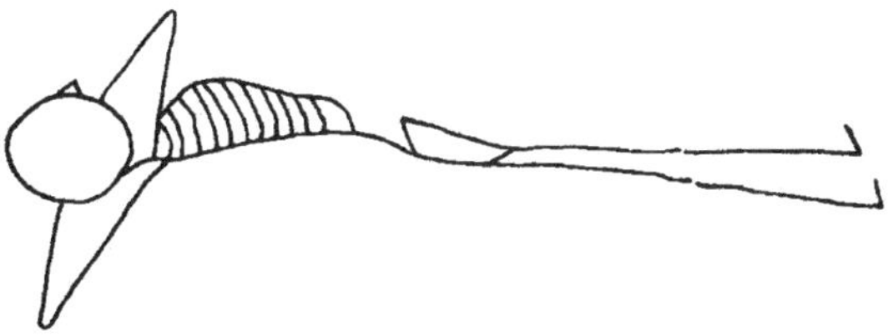

29圖

(14) 제 3 요추교정(腰椎矯正) 조체법

① 양손을 목 뒤에 댄다.
② 한쪽 다리를 벌리고, 그 다리의 무릎을 세운다.
③ 내측(內側)으로 눕혀서 바닥에 닿도록 한다.
④ 호흡을 5~6회 견디다가 낙하한다.
⑤ 좌우 양발을 해보고 하기가 어려운 편을 한다. 이상이 있으면 어깨가 뜬다(19圖).

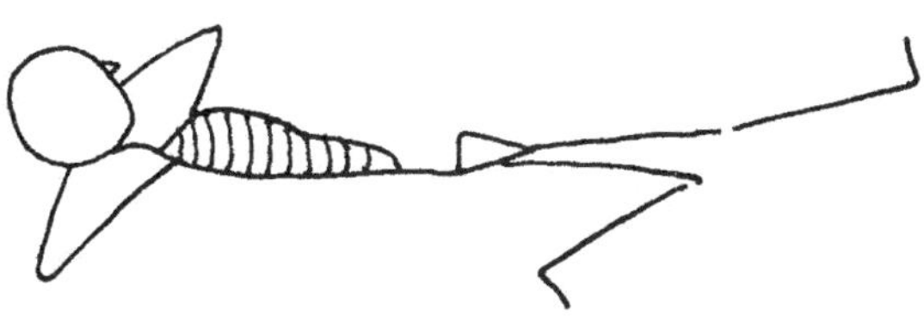

19圖

(15) 제 4 요추교정(腰椎矯正) 조체법

① 양손을 목 뒤에 댄다. 그리고 양쪽 발을 크게 벌린다.
② 가슴을 강장(强張)하고 허리에 힘을 준다.
③ 이 때 허리를 올리면 요추 5번에 자극이 간다.
④ 그대로이면 요추 4번에 자극이 간다.
⑤ 호흡을 5~6회 견디다가 낙하한다(21圖).

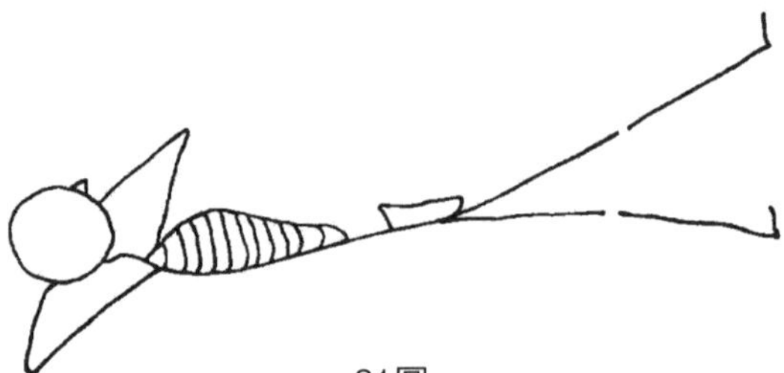

21圖

(16) 제 5 요추교정(腰椎矯正) 조체법

① 양쪽 발을 가능한 데까지 벌린다.
② 양쪽 손 5지(指) 측으로 몸 옆 바닥을 짚고, 그 힘으로 흉부(胸部)가 벌어지도록 허리를 올린다.
③ 5~6회 호흡한 뒤 낙하한다(22圖).

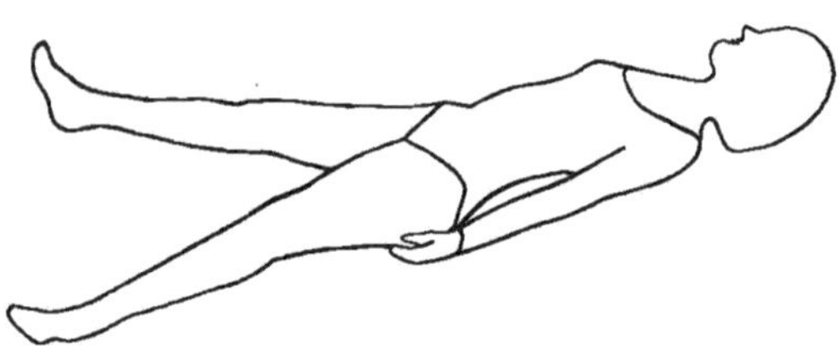

22圖

(17) 제 1 선추교정(仙椎矯正) 조체법

① 골반 폭으로 발을 벌린다.
② 양쪽 발꿈치로 바닥을 짚고 양쪽 발을 밖으로 돌린다.
③ 발등을 올려 배부(背部)를 신전한다.
④ 5~6회 호흡한 뒤 낙하한다.

(18) 선골(仙骨) 전체 교정 조체법

① 앉은 위치에서 양쪽 발바닥을 맞붙이고 몸을 앞쪽으로 구부린다.
② 호흡을 5~6회 견디다가 낙하한다(23圖).

(19) A 골반교정(骨盤矯正) 조체법

① 앙와(仰臥) 위에서 양쪽 무릎을 굽혀서 간격을 10 cm로 벌린 다음 양쪽 손을 무릎에 건다.
② 발은 힘을 주어 신전(伸展)되게 하고, 양쪽 손은 그 반대방향으로 끌어당기며 견디다가
③ 숨을 다 내뿜고서 그 순간에 손을 풀어 주고 발뒤꿈치로 바닥을 치고 다리를 뻗는다.
④ 치골(恥骨)이 내리고, 장골(腸骨)이 조인다(24圖).

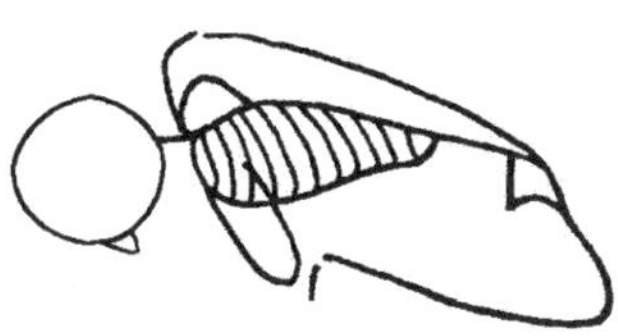

23圖

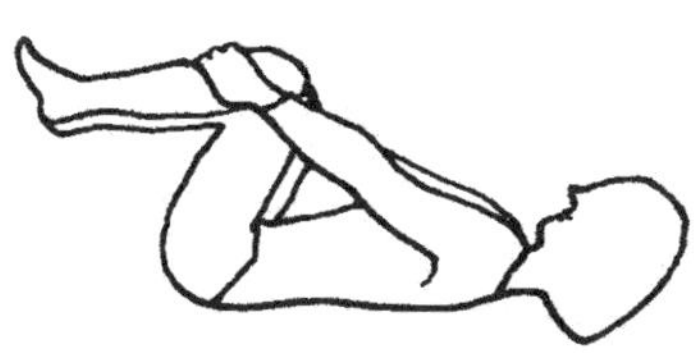

24圖

(20) B 골반교정(骨盤矯正) 조체법

① 양쪽 무릎을 세우고 하각(下脚)을 측방으로 크게 벌린다.
② 양쪽 무릎 관절을 내하(內下) 방향으로 가능한 데까지 내전(內轉)하고,
③ 숨을 내뱉는 순간에 원상태로 돌린다.
④ 치골(恥骨)이 높아지고, 장골(腸骨)이 벌어진다(25圖).

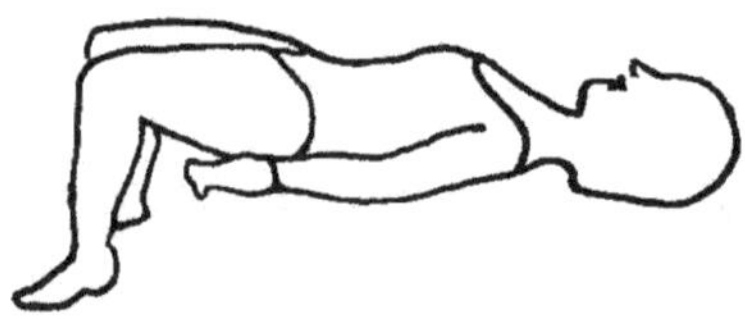

25圖

(21) C 골반교정(骨盤矯正) 조체법

① 양쪽 무릎을 접고 발바닥을 둔부 아래에 깐다.
② 다리가 뜨지 않도록 무릎에 유의하여 바닥에 붙인다.
③ 수회 호흡을 하다가 숨을 내뱉는 순간 뒤돌아간다.
④ 장골(腸骨)이 조인다(26圖).

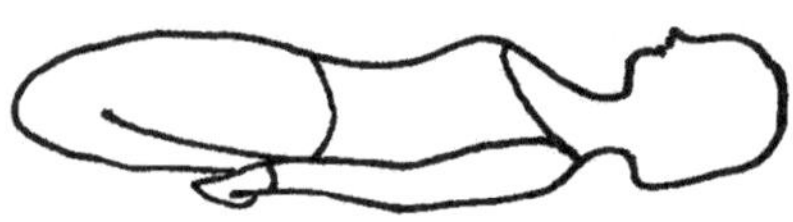

26圖

(22) D 골반교정(骨盤矯正) 조체법

① 골반 폭으로 다리를 벌린다.
② 발꿈치와 견부(肩部)로 바닥을 짚고 몸이 휘도록 둔부를 올린 다음,
③ 수회 호흡하고 있다가 호기(呼氣) 완료 순간에 낙하시킨다.
④ 장골(腸骨)이 벌어진다(27圖).

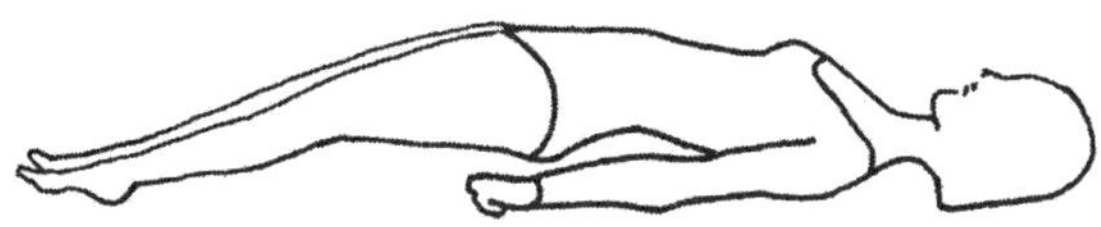

27圖

6) 각 근육 조정법(調整法)

근육 조정법은 신체 각 근육을 이완시키는 방법으로서 잔류 역량이나 잔류 수축을 해소하는 기술이다. 이 방법에서 방식이나 호흡이 반대가 되면 긴장이 온다. 다시 말하면 이완된 근육이 단단하게 탄력성을 갖게 된다. 이 방법은 피검자(被檢者)와 시술자(施術者)로 구별된다. 즉, 타인이 타인에게 해주는 것이다.

이 방법은 매우 간단한 것이며, 생리학적 이론이나 증명 같은 것을 생각할 것 없이 행하면 된다. 여기에 나타낸 삽화는 동작의 준비자세를 나타낸 것이다.

(1) 경배근육(頸背筋肉) 조체법

피검자 자세 : 정좌(正座) 자세
시술자 위치 : 대상자의 후방 선 자세

〈행법〉

① 왼손으로 머리 뒷부분을 잡고, 오른손으로 앞머리를 잡은 후
② 대상자의 몸에서 힘을 빼게 한 다음,
③ 두 손으로 머리를 위쪽으로 당겨서 얼굴이 좌우로 향하도록 경부(頸部)를 5～6회 회전하고, 호기(呼氣)와 동시에 종료한다(50圖).

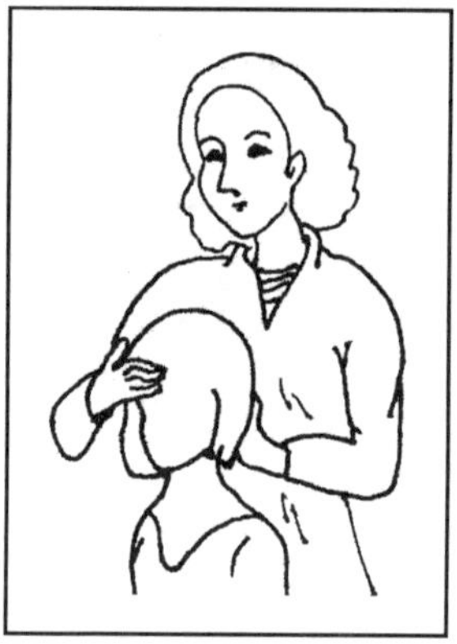

50圖

(2) 사각근(斜角筋) 조체법

피검자 자세 : 정좌(正座) 자세

시술자 위치 : 대상자의 후방 선 자세

〈행법〉

① 좌측 각근(角筋)을 이완시키려면 왼손 4지(指)로서 쇄골 직상(直上)에서 좌측 제1늑골을 잡고,
② 손바닥 부위를 왼쪽 어깨에 댄다.

③ 엄지손가락을 배부(背部)에 대고 제1늑골 위를 압박 고정한다.

④ 오른손으로 두정부(頭頂部)를 잡은 후

⑤ 대상자에게 힘을 빼게 한 다음 머리를 오른쪽으로 굴곡함과 동시에

⑥ 얼굴을 오른쪽으로 향하도록 회전하는 조작을 조용히 4～5회 반복하고, 호기(呼氣)와 동시에 종료한다(51圖).

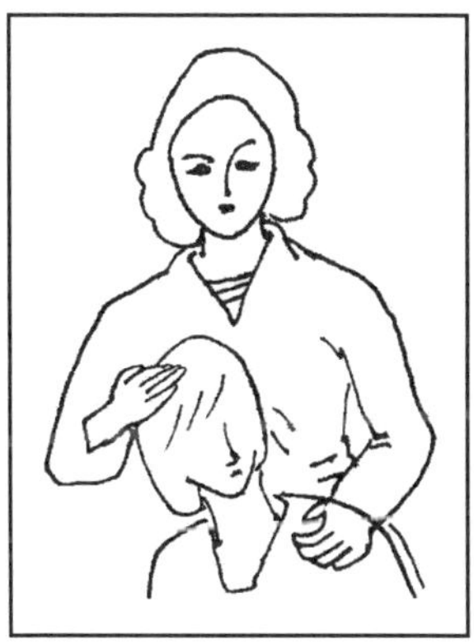

51圖

(3) 경근(頸筋) 조체법

피검자 자세 : 앙와(仰臥) 자세

시술자 위치 : 대상자의 두부(頭部) 측방 좌위(座位)

〈행법〉

① 경근 좌측을 이완시키려면 대상자의 머리 오른쪽에 앉는다.

② 이마에 왼쪽 손바닥을 댄 다음,
③ 오른손 4지(指) 끝을 경추 극돌기 왼쪽 끝에 닿을 듯이 대고,
④ 전액(前額)을 받치고 있는 손으로 머리를 좌우로 회전함과 동시에
⑤ 오른손으로 목 옆의 근육을 시술자 쪽으로 잡아당기는 조작을 5~6회 하고, 호기(呼氣)와 동시에 종료한다(52圖).

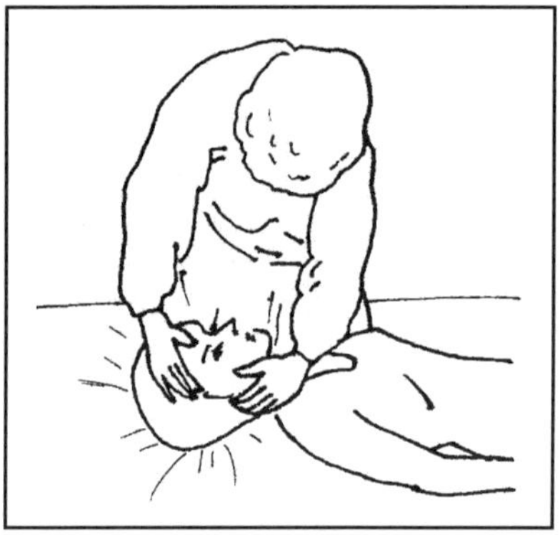

52圖

(4) 승모근(僧帽筋) 조체법

피검자 자세 : 앙와(仰臥) 자세
시술자 위치 : 대상자의 두부(頭部) 상방 좌위(座位)

〈 행 법 〉

① 좌측 승모근을 이완시키려면 왼쪽 손바닥을 대상자의 왼팔 상방근부(上方筋部)에 대고,

② 어깨가 바닥에서 뜨지 않도록 아랫방향으로 압고정(壓固定) 한다.

③ 오른쪽 손바닥을 머리 뒷부분에 댄 다음,

④ 대상자 몸의 힘을 빼면서 머리를 치켜올리는 조작을 조용히 5~6회 하고, 호기(呼氣)와 동시에 종료한다(53圖).

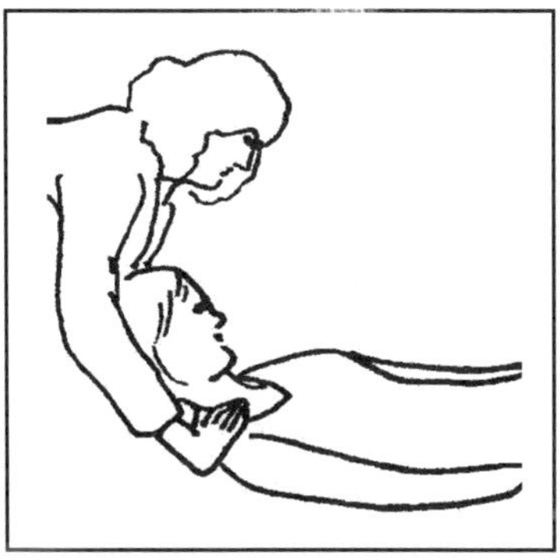

53圖

(5) 삼각근(三角筋)·대흉근(大胸筋) 조체법

피검자 자세 : 정좌(正座) 자세

시술자 위치 : 대상자의 후방 선 자세

〈행 법〉

① 왼쪽을 이완시키려면 오른손으로 대상자의 왼손 관절을 잡고,

② 왼손 손바닥으로 대상자의 왼팔 어깨 끝을 아래쪽으로 가압하여 대상자에게 저항시키면서 대상자의 왼손을 대상자 우측 어

깨방향으로 당긴다.

③ 그 손 관절을 오른쪽 어깨 위쪽까지 당긴 순간에 받치고 있던 두 손을 호기(呼氣)의 마침과 동시에 뗀다(54圖).

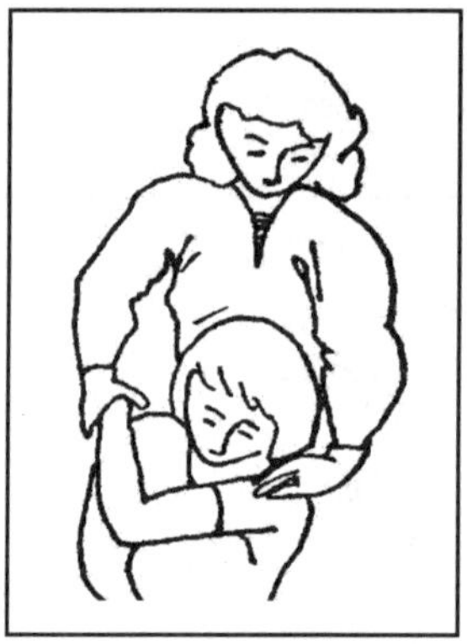

54圖

(6) 흉배근육(胸背筋肉) 조체법

피검자 자세 : 정좌(正座) 자세

시술자 위치 : 대상자의 전방 좌위(座位)

〈 행 법 〉

① 양손으로 대상자의 머리를 감싸듯이 머리 뒷부분을 잡고,

② 숨을 들이마시는 도중에 머리를 앞쪽으로 가압하여 흉배부(胸背部)를 굴곡한다.

③ 이어서 숨을 내쉬면서 같은 조작을 반복한다. 흡기(吸氣)와 호기(呼氣) 조작을 3회 정도 거듭한다. 이 조작으로 흉추부

조직과 승모근, 견갑거근(肩胛擧筋), 대소능형근(大小菱形筋)이 이완된다(55圖).

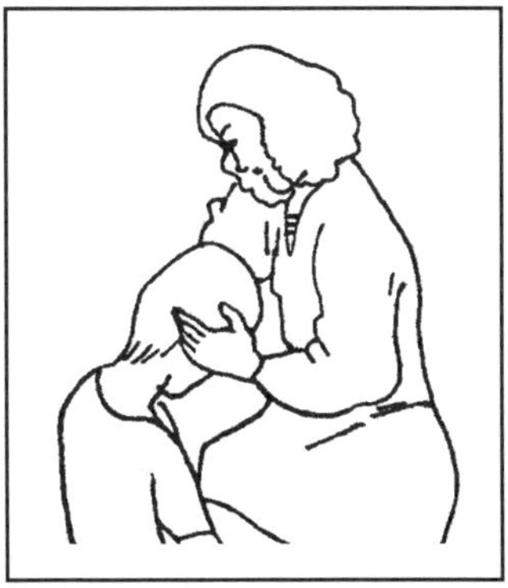

55圖

(7) 승모근(僧帽筋)·삼각근(三角筋)·삼두근(三頭筋) 조체법

피검자 자세 : 정좌(正座) 자세

시술자 위치 : 대상자의 후방 선 자세

〈행 법〉

① 좌측을 이완시키려면 왼쪽 아랫팔이 상박부(上膊部)와 직각이 되도록 팔굽을 굽히고,

② 팔굽을 왼손으로 잡은 다음,

③ 오른손 손바닥으로 왼쪽 어깨를 아래쪽으로 가압 고정한다.

④ 대상자에게 저항시키면서 상완(上腕)을 옆으로 들어올리고,

⑤ 상완(上腕)이 왼쪽 어깨와 수평이 되는 위치까지 들어올리는 순간 숨을 내쉬고 동시에 잡고 있던 양손을 뗀다. 견갑거근(肩胛擧筋), 대소능형근(大小菱形筋)도 이완된다(56圖).

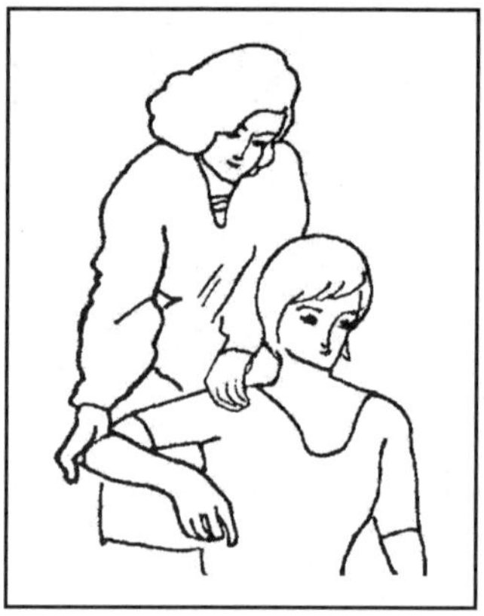

56圖

(8) 전완근(前腕筋) 조체법

피검자 자세 : 정좌(正座) 자세

시술자 위치 : 대상자의 측방 좌위(座位)

〈행 법〉

① 바른쪽 전완굴근(前腕屈筋)을 이완시키려면 어깨와 수평이 되도록 옆으로 뻗쳐 들어올리고 손가락을 벌려서 손끝이 위로 향하도록 손등을 뒤로 젖힌다.

② 시술자는 오른손으로 대상자의 팔꿈치가 굴곡되지 않도록 팔꿈치를 잡고,

③ 왼손 손바닥을 벌려서 대상자의 손바닥에 밀착시킨다.
④ 대상자의 팔 힘을 빼게 한 다음,
⑤ 왼손 손바닥으로 대상자의 오른손 손바닥을 어깨방향으로 밀어서 대상자의 손등이 휘도록 하는 조작을 조용히 5～6회 실시한다. 종료는 숨을 내뿜는 순간에 마친다(57圖).

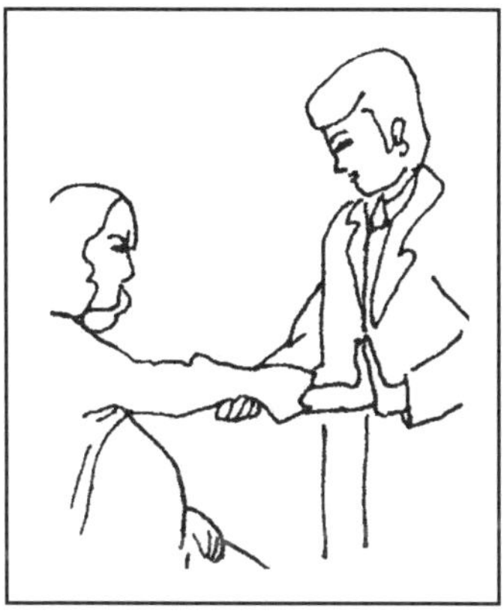

57圖

(9) 전완신근(前腕伸筋) 조체법

피검자 자세 : 정좌(正座) 자세
시술자 위치 : 대상자의 측방 좌위(座位)

〈행 법〉

① 오른팔 전완신근(前腕伸筋)을 이완시키려면 오른팔을 어깨와 수평이 되도록 옆으로 뻗고 주먹을 쥔다.
② 시술자는 오른손으로 대상자의 오른쪽 팔굽이 굽혀지지 않도

록 팔굽 부위를 잡아 고정하고,

③ 왼손 손바닥으로 대상자의 주먹이 풀리지 않도록 주먹을 잡아 앞쪽으로 회전시킨 다음 주먹은 아래쪽으로, 손목은 밑으로 굽히는 조작을 5～6회 실시한다. 팔의 힘을 빼고 밑으로 굽힐 때는 호기(呼氣)하면서 조용히 반복한다(58圖).

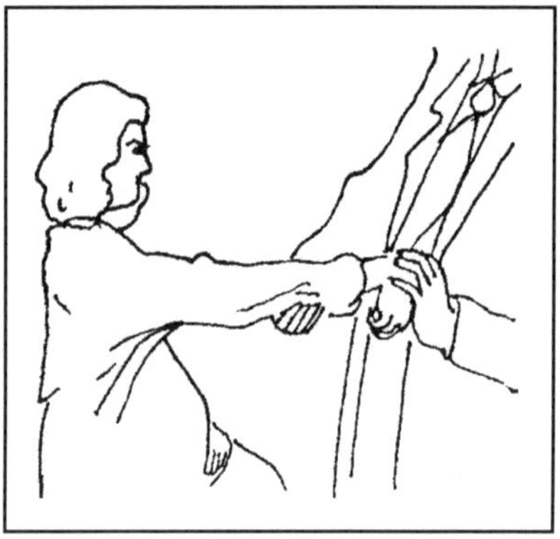

58圖

(10) 대흉근(大胸筋) · 이두근(二頭筋) 조체법

피검자 자세 : 정좌(正座) 자세

시술자 위치 : 대상자의 후방 좌위(座位)

〈행법〉

① 좌측 대흉근 · 이두근을 이완시키려면 오른손 제1 · 2지(指)의 손가락 끝을 오른쪽 견갑골(肩胛骨) 내상연(內上緣)에 받치고 오른손 세 손가락으로 오른손 경근부를 가압한다.

② 왼손으로 대상자의 왼쪽 전완(前腕)을 직각으로 구부린 팔꿈치를 잡고,
③ 대상자에게 저항시키면서 상완(上腕) 하부를 전방으로 민다.
④ 어깨 부위와 상완(上腕)이 수평이 될 때까지 올리는 순간 호기(呼氣)와 동시에 받쳤던 두 손을 뗀다(59圖).

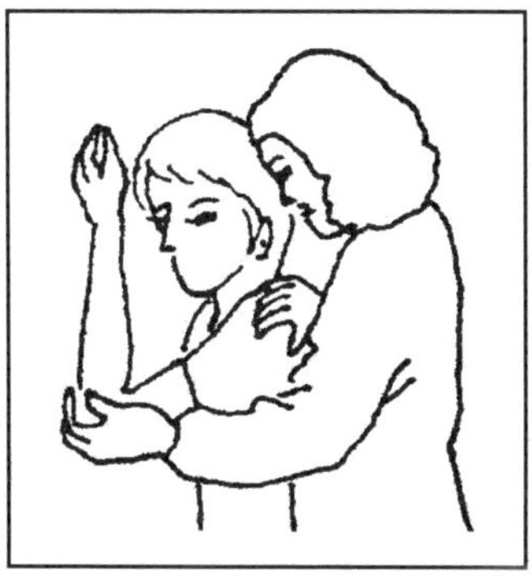

59圖

(11) 광배근(廣背筋)·삼두근(三頭筋)·대소능형근(大小菱形筋) 조체법

피검자 자세 : 정좌(正座) 자세

시술자 위치 : 대상자의 후방 좌위(座位)

〈행법〉

① 우측을 이완시키려면 오른팔을 직각으로 구부린 다음 주와(肘窩) 상위부(上位部)를 오른손 손바닥으로 잡고, 왼손 손바닥을 견갑부(肩胛部) 사이에 대고 앞쪽으로 가압 고정한다.

② 대상자에게 저항시키면서 오른팔을 뒤쪽으로 당겨 올려서 가동 한계점에 도달하는 순간 호기(呼氣)와 동시에 양손을 뗀다(60圖).

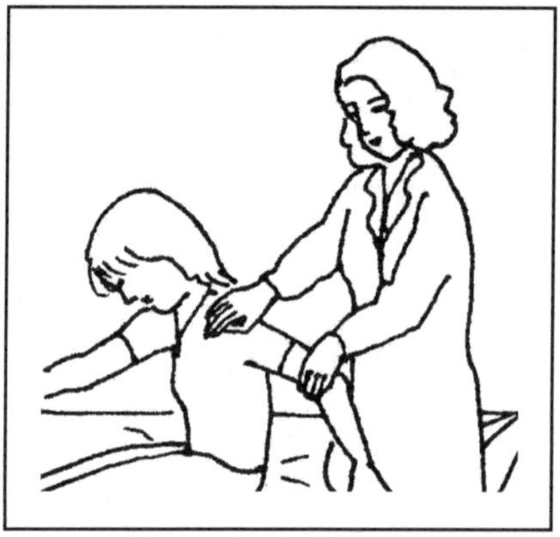

60圖

(12) 견부(肩部) 상지제근(上肢諸筋) 조체법

피검자 자세 : 정좌(正座) 자세

시술자 위치 : 대상자의 후방 선 자세

〈 행 법 〉

① 대상자의 양손을 두 손으로 잡고 전신을 탈력시킨 후 양팔을 등 뒤로 당겨서 팔을 좌우로 벌린 다음 후하방(後下方)으로 당긴다.

② 그 팔목을 위쪽으로 틀어 올리면서 팔을 굽혀 모으고,

③ 대상자의 몸을 앞으로 민다.

④ 5~6회 호기(呼氣)와 일치시키면서 한다(61圖).

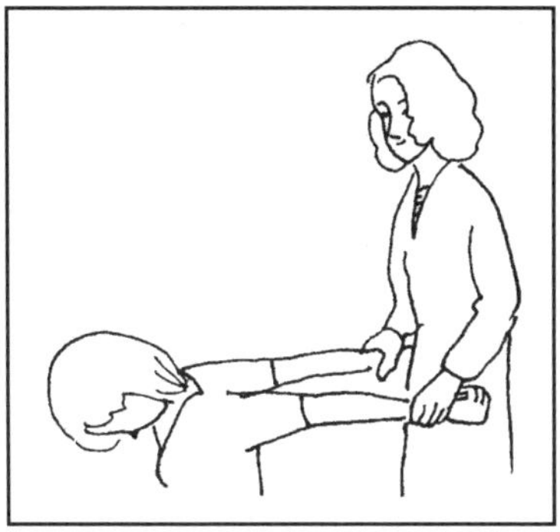

61圖

(13) 활배근(闊背筋)·능형근(菱形筋) 조체법

피검자 자세 : 측와(側臥) 자세

시술자 위치 : 대상자의 후방 좌위(座位)

〈행 법〉

① 좌측을 이완시키려면 좌측을 위로 하고 옆으로 누워 오른손으로 왼손 손목을 잡고,

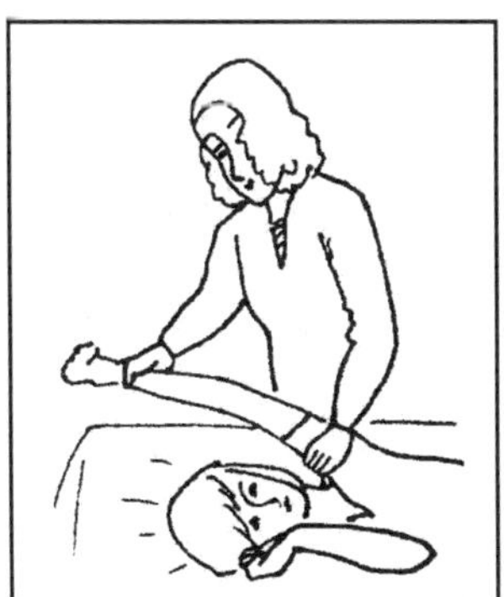

62圖

② 팔을 머리 위쪽으로 뻗침과 동시에 왼손 손바닥으로 견갑골을 견갑 사이로 향해서 가압하는 조작을 6~7회 반복한다(62圖).

(14) 대흉근(大胸筋)·내늑간근(內肋間筋) 조체법

피검자 자세 : 정좌(正座) 자세

시술자 위치 : 대상자의 후방 선 자세

〈행법〉

① 대상자의 양손 관절을 잡고 몸이 들려오도록 양손을 어깨넓이 만큼 벌려서 머리 위로 당기고,

② 다음으로 양 팔굽을 수직으로 굽혀서 팔이 어깨와 수평으로 되도록 한다.

③ 무릎으로 배골(背骨)을 가압하고,

④ 대상자의 몸을 뒤쪽으로 넘어지지 않도록 받친 다음

⑤ 양팔을 천천히 뒤쪽으로 당긴다.

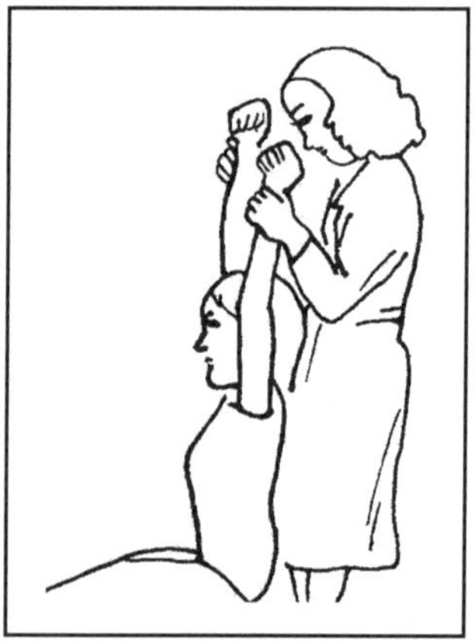

63圖

⑥ 대상자 몸의 힘을 빼게 하고, 이 조작을 호기와 같이 하면서 5~6회 반복한다(63圖).

(15) 광배근(廣背筋)·요삼각근(腰三角筋) 조체법

피검자 자세 : 복와(伏臥) 자세

시술자 위치 : 대상자의 둔부 측방 반요입위(半腰立位)

〈행 법〉

① 좌측을 이완시키려면 왼쪽다리를 오른쪽 다리 위에 올려서 교차시킨다.

② 대퇴 사이에 시술자의 오른쪽 발꿈치를 넣어서 고정시킨 다음,

③ 바른손으로 대상자의 오른손 손목을 잡고 왼손 손바닥을 좌측 허리 측면 부위에 댄다.

④ 대상자 몸의 힘을 빼게 하고, 오른손을 약간 올려서 시술자 방향으로 당김과 동시에 허리옆 부위를 압박하는 조작을 호기(呼氣)와 같이 하면서 조용히 6~7회 반복한다(64圖).

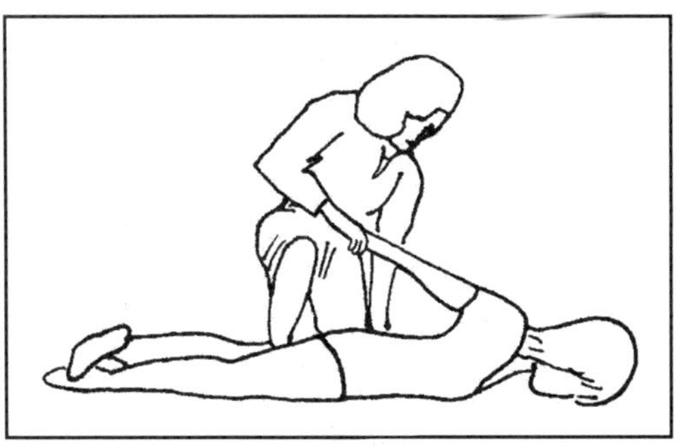

64圖

(16) 요부제근(腰部諸筋)·외복사근(外複斜筋) 조체법

피검자 자세 : 정좌(正座) 자세

시술자 위치 : 대상자의 후방 밀착 좌위(座位)

〈행법〉

① 시술자는 대상자의 둔부를 양 무릎 사이에 고정하고,

② 양 손바닥으로 가슴에 대어 상체를 받친다.

③ 대상자의 양손을 올려서 시술자의 목 뒷부분을 잡게 하고 몸의 힘을 빼게 한다.

④ 시술자의 몸을 대상자의 등에 밀착시켜서 상체를 좌우로 반회전하는 조작을 호기(呼氣)와 같이 하면서 조용히 5~6회 반복한다. 이 조체(操體)는 몸 전체를 교정하는 중요한 방법이다(65圖).

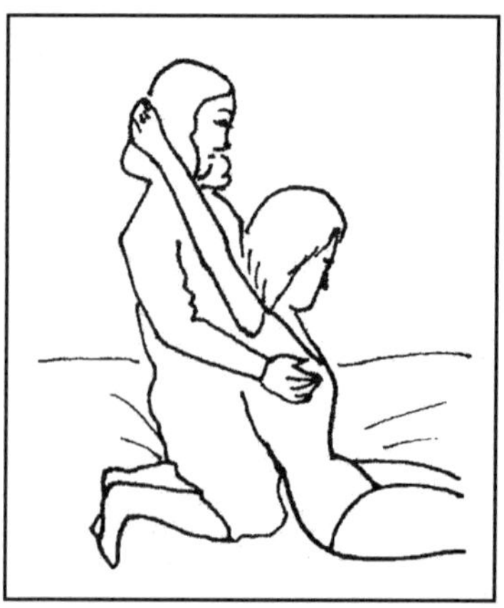

65圖

(17) 척추제근(脊椎諸筋) 조체법

피검자 자세 : 앙와(仰臥) 자세

시술자 위치 : 대상자의 측방 반요입위(半腰立位)

〈행법〉

① 등을 굽히고 양손으로 두 다리를 가슴에 안게 한다.

② 시술자는 한 팔로 목 뒤를 잡고, 다른 팔로 두 무릎을 누르고 피검자의 턱이 무릎에 닿도록 굽혀서 동체(胴體)를 머리와 발 방향으로 교대로 흔든다(66圖).

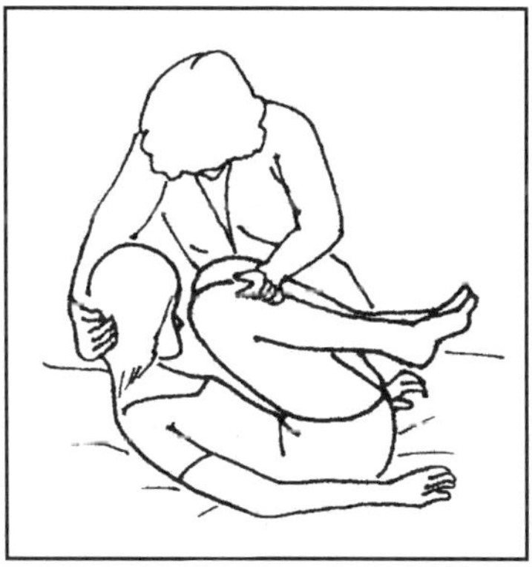

66圖

(18) 요둔근(腰臀筋) 조체법

피검자 자세 : 앙와(仰臥) 자세

시술자 위치 : 대상자의 하지(下肢) 측방 반요입위(半腰立位)

〈 행 법 〉

① 대상자의 양다리를 굽혀서 양손으로 굽힌 무릎을 잡고,
② 양 다리를 대상자의 몸쪽 옆위 방향으로 눕혀서 허리를 트는 조작을 5~6회 좌우 교대로 반복한다(67圖).

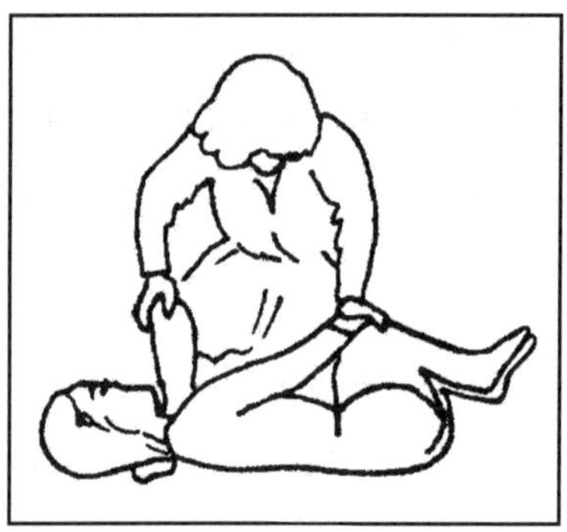

67圖

(19) 우측 반신제근(半身諸筋) 조체법

피검자 자세 : 양 전박부(前膊部)로 바닥을 짚은 복와(伏臥) 자세

시술자 위치 : 대상자의 우측 하지(下肢) 방향에 반요입위(半腰立位)

〈 행 법 〉

① 오른손으로 대상자의 오른쪽 무릎을, 왼손으로는 그 발목을 받치고 다리를 굽힌다.

② 굽힌 다리를 몸의 우측으로 대퇴부가 둔부와 수평 위치가 되도록 옆으로 뻗친 다음,

③ 굽힌 다리를 바닥에서 30 cm 정도 들어올리고, 호기(呼氣)하는 순간 양손을 뗀다.

④ 다리를 바닥에 떨어뜨린 자세를 1분간 그대로 두었다가 발목을 잡고 뒤쪽으로 급격히 잡아당긴다(68圖).

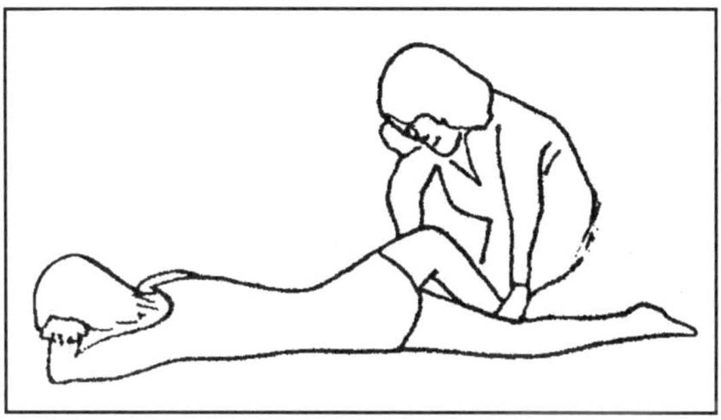

68圖

(20) 우측 하반신(下半身) 조세법

피검자 자세 : 양 전박부(前膊部)로 바닥을 짚은 복와(伏臥) 자세

시술자 위치 : 대상자의 우측 하지(下肢) 방향에 반요입위(半腰立位)

〈행법〉

① 오른손으로 대상자의 오른쪽 무릎을 잡고 다리가 우측 체간과 45° 각도가 되도록 다리를 오른쪽으로 굽힌다.

② 왼손으로 발목을 잡고, 그 발꿈치를 바닥에 닿게 한 채 오른쪽 둔부를 누르고 발끝을 바닥에 고정 가압한다.

③ 무릎을 바닥에서 30 cm 정도 들어올렸다가 호기(呼氣) 순간에 발끝과 무릎을 받치고 있던 양손을 급속히 뗀다. 그 자세로 1분간 있다가 다리를 급격히 잡아당긴다(69圖).

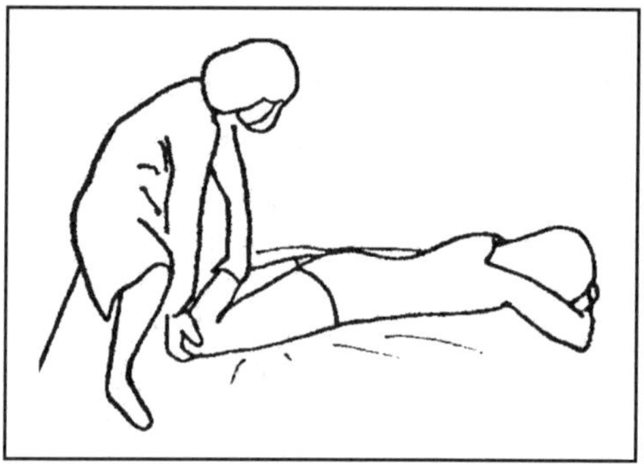

69圖

(21) 좌측 반신(半身) 조체법

피검자 자세 : 앙와(仰臥) 자세

시술자 위치 : 대상자의 우측 상부 측방 좌위(座位)

〈행 법〉

① 좌측 대퇴부를 좌측 복부에 45°가 되도록 왼쪽으로 뻗은 다음 오른손으로 무릎을 잡고, 왼손으로는 발목을 잡는다.

② 다리를 안쪽으로 굽히면서 발바닥을 우측 다리 내면에 밀착 고정한다.

③ 우측 무릎에서 대상자의 오른쪽 다리를 눌러서 고정하고,
④ 대상자에게 저항시켜 가면서 무릎을 시술자 쪽으로 당겨 붙이듯이 들어올려 저항 극점에 도달하는 순간 받치고 있던 양손을 급속히 뗀다. 그 자세로 1분간 있다가 다리를 급격히 잡아당긴다(70圖).

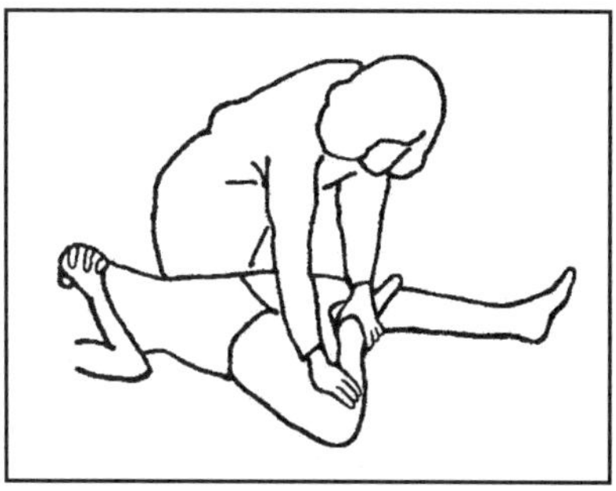

70圖

(22) 하지제근(下肢諸筋) 조체법

피검자 자세 : 앙와(仰臥) 자세
시술자 위치 : 대상자의 하지 후방 반요입위(半腰立位)

〈행법〉

① 양다리를 굽혀서 무릎을 세우고, 그 무릎을 양손으로 잡는다.
② 긴장된 다리의 무릎을 왼쪽이면 간장 방향으로, 오른쪽이면 비장 방향으로 누르면서 대상자에게 저항을 시켜 극에 달하면 손을 바로 떼고 발이 바닥에 충돌하도록 한다. 그 자세로 1분간 있다가 다리를 급격히 잡아당긴다(71圖).

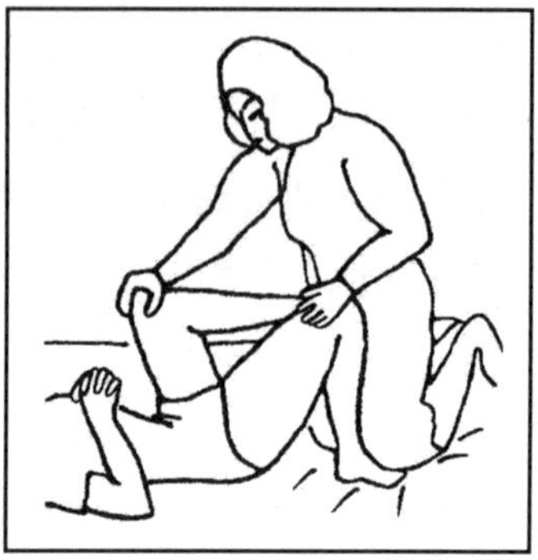

71圖

(23) 상퇴제근(上腿諸筋) 조체법

피검자 자세 : 앙와(仰臥) 자세

시술자 위치 : 대상자의 하지 후방 반요입위(半腰立位)

〈행 법〉

① 양 무릎을 세운 자세로 하여 발바닥을 가능한 한 둔부 방향으로 당겨 올리고, 그 위치에서 발바닥을 옆으로 벌린다.

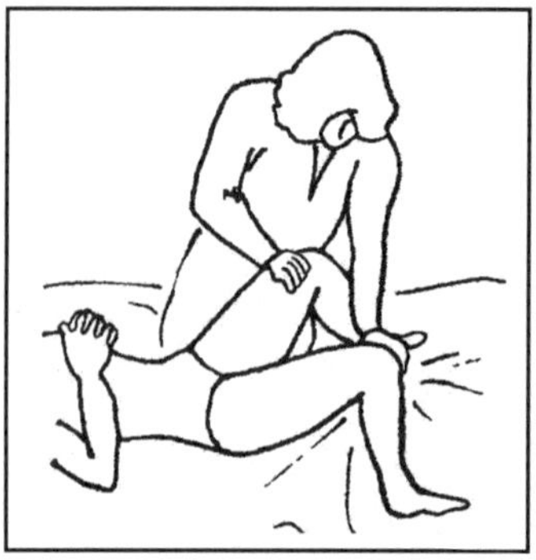

72圖

② 시술자는 양 무릎을 잡고 조용하고 가볍게 좌우 교대로 내하(內下) 방향으로 가압하는 조작을 긴장 정도에 따라서 반복한다(72圖).

(24) 하퇴제근(下腿諸筋) 조체법

피검자 자세 : 복와(伏臥) 자세
시술자 위치 : 대상자의 하지 후방 반요입위(半腰立位)

〈행법〉

① 긴장쪽 다리를 직각 상방(上方)으로 굽히고, 양손으로 발바닥을 발등 쪽으로 가압 고정하여 발꿈치가 둔부에 닿도록 하는 조작을 긴장 정도에 따라서 반복한다.
② 발굽과 둔부가 닿으면 3초 이상 그대로 견딘다(73圖).

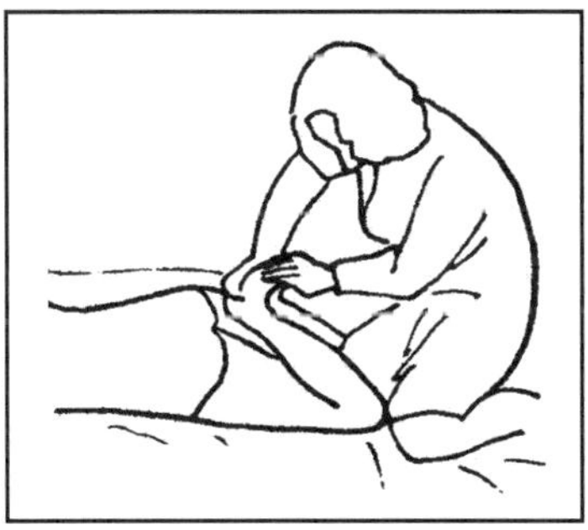

73圖

(25) 비장근(腓腸筋) 조체법

피검자 자세 : 앙와(伏臥) 자세

시술자 위치 : 조작의 반대쪽 하지 측방 좌위(座位)

〈행법〉

① 한 손으로 무릎 위를 가압 고정한 다음,

② 다른 손으로 발끝을 쥐고 무릎 쪽으로 가압하는 조작을 긴장 정도에 따라서 반복한다(74圖).

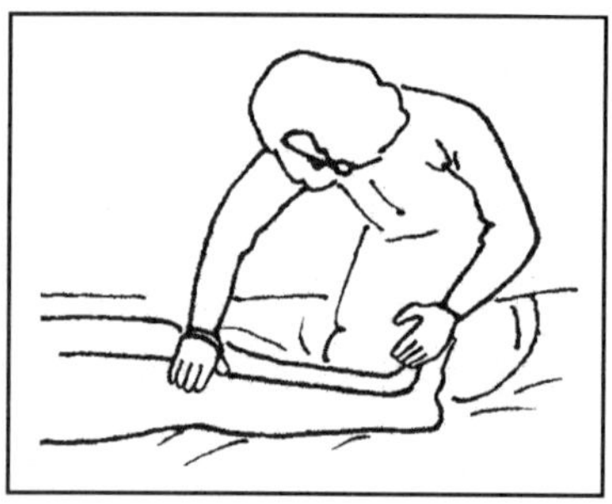

74圖

7) 각 부위별 교정법(矯正法)

교정법이란 신경의 압박을 제거하고, 근육의 이완이나 긴장을 조정하고, 골격의 변위를 정복하며, 혈액장애를 해소하는 목적으로 신체 각 부위를 조정하기 위한 기법을 말한다.

① 대상자를 완전한 이완이 되도록 해야 한다. 몸이 굳어 있거나 힘이 들어 있으면 효과가 없다.

② 힘을 넣은 상태 그대로를 계속 유지한 다음 서서히 되돌아간다.

③ 충분한 시간적 여유를 가지고 밀고・누르고・굽히고・뻗친다.

④ 초기단계의 대상자는 압통이나 근육의 경화로 압자극이 고통

스러우나, 점차 같은 자세를 견디고 나면 통증이나 불쾌감이 없어지므로 그때 늦추어 준다.

추골교정에 대한 유의사항은 다음과 같다.

일반적으로 신체 교정(矯正)의 조정방법이란 체표에서 자극을 줌으로써 변위추골을 교정하고, 골격이상을 교정하고, 근육의 부조(不調)를 조정하고, 신경계통의 기능을 정상화하여 근본적으로 체질을 개선하자는 것이지만, 조정적 행위는 시술자의 손발에 의한 조작으로 달성되는 것이다.

각종 검진을 한차례 끝낸 다음 곧바로 시술할 것인가 아니면 그에 앞서 신체 각 조직을 완화시키기 위한 예비조작을 할 것인가에 관해서는 증상의 존속기간, 건강상태, 일반적인 소견, 급격증상에 대한 응급처치, 동통의 정도, 그리고 시술자의 임상경험 등의 조건으로 결정될 것이다.

증상이 나타나면 가능한 한 빨리 교정함이 좋다. 오래 되고 만성화한 것은 섬유성 조직의 증식, 인축(攣縮), 혈액 정체, 고질화한 동통 등을 병발하고, 그 효과를 경감시키므로 이에 대한 예비시술과 연성화의 수단은 교정효과를 증대시킨다.

가령, 인대나 근육이 장기간 현저한 자극을 받고 있었다면 그 부위의 결합조직은 증대되어 있고, 하층조직에는 노폐물이 발생하고 있다. 골격위치를 교정하고 시술결과를 영속적으로 유지하려면 국소의 순환을 개선하고, 유해물질의 이전을 촉진하며, 압자극(壓剌戟)에 대해서 유효한 반응으로 개선된 위치를 보류(補流)하려면 연성조직을 정상화하는 것이 바람직하다. 울혈(鬱血)은 조직세포의 정상적인 가스교환을 저해하여 대사장애를 초래한다.

병적인 조직변화의 범위에서 동통이 광범위하다면 대상자는 가압

자극에 대하여 도망하려 할 것이다. 건강상태의 가부와 질병의 유무의 경우, 가압자극은 악영향으로 일변하여 일종의 충격으로 변하는 수가 있다. 압통이 강하거나 골격이 취약할 때 시술하면 긴장된 연성조직의 완해(緩解)를 방해하는 것이 되므로 분명히 위험하다.

시술자의 기술수준이 수평적일 수가 없고 모든 대상자의 증상조건이 동일할 수가 없으므로 실제적인 조정(調整) 행위가 마사지 형식으로 한다면 그 조작은 유효한 효과를 영속적으로 유지할 수 있을 것이다.

근육을 신전하고 관절 가동성을 부드럽게 하며, 감각기관에 정중한 마사지를 해서 경화된 인대에 마찰견인을 하는 것 등은 추골의 아탈구를 교정하는 전제이고, 그것을 조절하는 전단계인 것이다.

경화(硬化)된 인대나 수축된 근육은 지각신경을 자극하여 가압자극의 유효효과를 상쇄하는 동통을 일으킨다. 이와 같이 강직된 조직을 완해(緩解)하는 것은 때로는 동통을 해소해 주므로 더욱 시술을 효과적인 것으로 해준다.

적당한 마사지는 신경말단을 고무하고, 근육이나 맥관(脈管) 경련을 완화하며, 대상자의 동통이나 불쾌감을 제거하는 데 중요한 여러 가지의 신경충동을 활동적으로 바꾸어 준다.

추골을 변위케 하는 근육과 인대의 수축을 정복하려면 순간적인 가압이 있어야 하는데, 그것은 대상자의 전신근육을 이완시켜서 완전한 이완상태에 있을 때 행하는 것이 좋다.

완만하든가 연속적인 가압(加壓)은 그것이 얼마만큼 강한 것일지라도 그 요구를 충족해 줄 수가 없다. 뿐만 아니라 오히려 수축을 자기 옹호적인 긴장수축으로 몰고 가서 상태를 더 악화시킨다.

수축된 근육에 대한 순간적인 타격은 근육을 이완시킨다. 어느 인대가 수축하여 연관된 추골(椎骨)을 배열 외로 변위케 했을 경우, 여기에 대한 순간적인 압박은 수축을 풀어 주고 그 추골을 정복할 수 있도록 작용한다. 따라서 추골 조정에 있어서 필수적인 조건으로 재빠른 가압자극이 필요한데, 이는 마치 철판 표면에 가해진 함마의 일격과 같은 이치이다. 일격의 반발은 빠른 속도의 일격으로 발생하는 것이며, 연속적인 힘의 압박에서는 오지 않는다.

추골에 대한 완만한 가압자극은 전체적인 추골배열에 작용한다. 추골 가동상태에 관해서 전단(剪斷)할 때 피물체에 대하여 같은 두 개의 힘이 반대 각도에서 직각방향으로 역학적으로 작용한다. 하나의 추골을 이동시킬 때도 이 원리가 적용된다.

추간연골판(椎間軟骨板)은 실질적으로 분자적인 전위나 분리가 일어나도록 해야 한다. 속도적인 가압은 이것을 가능케 하여 추골을 분리시켜서 추간공(椎間孔)의 압박을 제거할 수 있다.

가압의 일격은 조직을 상하게 하는 것이 아니다. 주위 조직의 신진대사는 증가되고, 혈액은 그들을 회복시키려고 조직내로 급격히 침입하며, 압축된 연골판은 접근한 추골로 압박을 제거하므로 개선된다.

가압(加壓)의 순간적인 일격으로 효과를 기대하기 위해서는 다음과 같은 조건이 필요하다.

제 1조건 : 조작동작에 조심해야 한다. 추골변위가 어떤 형식의 것인가를 검진하고, 시술자는 교정해야 할 추골의 위치에 손가락의 위치를 정하고 미끄러지거나 잘못 잡지 않도록 해야 하며, 시술 중에 가압정도를 고르고 일정하게 해야 하며, 대상과는 완전한 휴양체로 이완되어야 한다.

한 곳에 일격을 가하면 곧바로 그 점에서 손가락을 떼야 하며, 일격은 손가락 위치가 결정되는 즉시 쳐야 한다. 왜냐하면 일격 전후의 완만한 동작은 대상자가 가압될 위치를 의식하면 그 부위의 근육을 긴장시키기 때문이다. 추골 이동의 방향은 아탈구의 성질이나 그 추골의 위치로서 결정된다.

제 2조건 : 시술자의 위치이다. 시술에 임해서 시술자의 위치결정의 목적과 중요성은 항상 고려해야 한다. 충분한 평형이 유지되지 않으면 시술자는 올바른 방향으로 가압할 힘을 갖기가 불가능해진다.

피검자의 완전 이완상태로 되면 호흡의 내쉼이 끝나는 순간이 가장 이상적인 시기이다. 시술자의 신체 평형 유지는 두 점 접촉을 동시에 가압할 때 좌우 평등한 힘의 분배를 쉽게 할 수 있다.

제 3조건 : 완전이완의 순간을 포착하는 것이다. 이것은 호흡운동의 호(呼)와 흡(吸)의 시기에 맞추어야 한다. 대상자의 흡기 때 적당한 접촉을 정하고, 호기 종료와 동시에 곧 일격을 가해야 한다. 만약 대상자의 근육이 긴장을 지속하고 있다면 우선 가벼운 일격을 가해야 하는데, 약한 압박은 순간적 이완을 시켜주기 때문이다.

만약 이렇게 해서도 성공하지 못하면 대상자의 호흡이 자연상태로 돌아온 이후 분명한 호기에 맞추어서 가압해야 한다. 피검자에게 이상의 이유를 설명하고 자발적 상태를 취하게 하여야 하는데, 이러한 것을 무시하면 그 시술은 고통만을 증가한다.

이상의 조건 외에도 중요한 항목은 시술자의 손의 배열이다. 손가락이나 손바닥의 위치가 척추에 직접 관련되는 것은 아니지만 적어도 교정될 추골에 가장 가깝게 놓여져야 하며, 일격을 가할 때 관절돌기나 극돌기(棘突起)는 지렛대로서 이용된다.

경추에서는 극돌기와 관절돌기가, 흉추에서는 극돌기와 횡돌기가, 요추에서는 극돌기와 관절돌기가 각각 수기(手技)의 종류에 따라서 이에 적합한 지렛대의 역할을 하게 된다. 그러므로 추골이 이동시키려면 이러한 지렛대를 거쳐서 작용하는 가압의 힘은 접촉점에 의하여 이루어지므로 각 부위에 적당하게 손가락을 알맞은 방법으로 배치해야 한다.

시술자의 수장접촉법(手掌接觸法)에 이용되는 수지(手指) 부위는 ① 수근골(手根骨) 접촉부위, ② 두상골(豆狀骨) 접촉부위, ③ 장골(腸骨) 접촉부위, ④ 제2지근 접촉부위, ⑤ 제1지 접촉부위, ⑥ 각 지두(指頭) 접촉부위 등이 있다.

▶ 수직압(垂直壓)

각 지단부를 이용한다. 국소 충혈이나 울혈제거 촉진 등의 혈행촉진과 순환기능의 조정이나 경결(硬結)의 완해(緩解), 신경기능의 억제와 자극 등이 그 대상이다. 신체 중심부를 향한 수직적인 압박을 원칙으로 한다. 압력의 정도는 시술자의 주관과 경험 등으로 같을 수가 없고, 임파절·혈관·대장·신경·근육 등 체표하의 조직에 따라 다르다.

▶ 지속압(持續壓)

한 부위를 일정시간 지속 가압하여 자율신경의 기능을 조절하고 말초신경의 긴장 억제를 목적으로 한다. 보통은 3초~5분 정도 누르지만 필요시에는 20~30분도 소요된다. 이 지속압은 통증이 심하므로 처음에는 가볍게 시작하여 점차 강하게 하며, 중도에서 쉬지 말고 끝까지 압박해야 한다.

신경은 같은 자극에 익숙해지기 쉬우므로 같은 강도로 가압하고 있으면 압통도 또한 가벼워진다. 그러므로 상태에 따라서 힘을 더하여 대상자가 똑같은 압박을 받고 있다고 느끼도록 하는 것이 가장 이상적이며, 동통을 차단하기 위해서는 처음부터 강압하는 것이 좋다.

▶ 충격압(衝激壓)

주로 척추조정에 이용되는 방법이다. 척추 극돌기 또는 횡돌기에 한 손에는 수근골(手根骨)이나 두상골(豆狀骨) 부위를 대고, 또 한 손은 다른 부위나 손등에 포개어 충격을 가한다. 호기(呼氣) 종료의 순간에 조작한다. 이 교정법에 사용되는 지장(指掌) 부위는 그림 205와 같다.

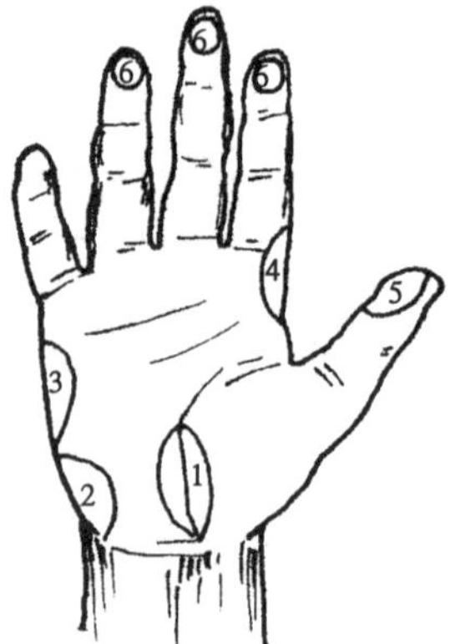

205圖

① 수근골(手根骨) 접촉부, ② 두상골부(豆狀骨部), ③ 장골부(掌骨部), ④ 2지근부(二指根部), ⑤ 모지부(母指部), ⑥ 각 지부(指部) 등이다.

(1) 후두골(後頭骨) 교정법 I

이 교정법은 후두골의 좌우 한쪽이 위쪽 좌우로 틀어져 있을 때 응용한다. 대상자의 뒤쪽에 위치하여 후두골 측방 변위를 세심히 살핀다. 가령, 환추가 돌아가 있다면 귀나 유양돌기의 한쪽이 높아져 있고, 옆으로 밀려 있으면 측방 변위이고, 후두골이 좌측방 변위이면 우후두과(右後頭顆)가 쳐져 있다. 따라서 이 때는 좌측방 변위이다.

시술법 : 대상자를 앙와시킨 다음 머리를 시술대 밖으로 내밀게 하고, 자기의 슬관절 부위로 받친다. 좌측 변위가 있다면 왼손을 대상자의 좌반 두부에 손바닥으로 귀가 덮히도록 대고, 오른손 손가락이 얼굴의 밑쪽에서 후두골의 끝부분, 즉 환추의 후방과 척추의 극돌기부를 잡듯이 똑바로 옆으로 편다.

대상자의 머리를 조심스럽게 왼쪽으로 돌리되, 측방 변위되어 있는 오른쪽이 올라가도록 돌린다. 대상자의 왼쪽에 있던 시술자는 오른쪽으로 이동히여 오른손의 수근부(手根部)를 대상자의 오른쪽 안면 위에 오도록 한다. 오른쪽 전완(前腕)은 팔굽이 거의 직각으

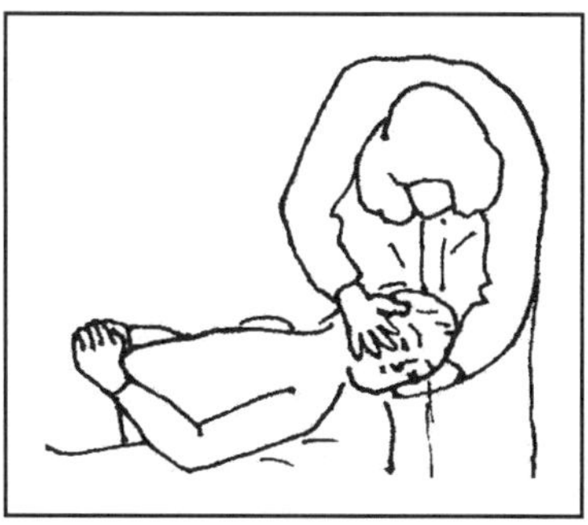

101圖

로 굽을 정도로 수직으로 똑바로 뻗는다. 동작을 자유롭게 할 수 있는 자세를 취한 다음 똑바로・옆으로・위쪽으로 향하여 당기고, 동시에 오른손으로 느리게 바닥방향으로 가압한다. 모든 이완이 완전히 없어지는 데까지 간 다음 거기에서 재빠른 교정적인 가압을 한다.

이를 요약하면 쳐져 있던 후두과(後頭顆)를 외상(外上) 방향으로, 오른쪽 측방 변위부를 내하(內下) 방향으로 교정적 충격을 가한다(101圖).

(2) 후두골(後頭骨) 교정법 Ⅱ

한쪽 후두과(後頭顆)가 후상방(後上方)으로 치켜오른 것을 교정하는 수기(手技)이다. 양쪽에서 조작을 할 때는 후두골이 제1경추 위에 쳐져 있는 상태의 교정에 가장 알맞다. 이 수기는 견인 동작의 원리를 강조하는 것이며, 후두골 환추의 분리나 부정렬이 효과적이다.

시술법 : 대상자를 앙와시킨 다음 머리를 시술대 밖으로 내밀게 하고, 시술자가 이것을 받친다. 우후방(右後方) 변위라면 시술자는

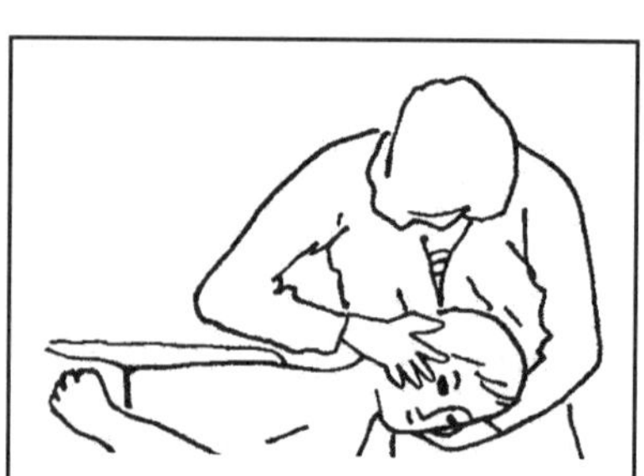

102圖

왼손으로 대상자의 머리 왼쪽 주위를 감싸듯이 하되 손바닥으로 대상자의 귀를 덮고, 각 손가락은 후두골 언저리에 뻗어서 후궁(後弓)과 척추 극돌기를 건다. 여기서 대상자의 머리를 정중하게 감싼 쪽이 높아지도록 시술자의 전완(前腕) 방향으로 회전한다. 다음으로 시술자는 오른쪽으로 돌아 오른쪽 전완을 흉골상(胸骨上)에 오도록 하고, 제 5指는 대상자의 턱에 걸고, 무지는 오른쪽 귀의 바로 앞에 있는 하악지(下顎枝)에 똑바로 접촉한다. 이 때 유의할 점은 손목을 굽히면 대상자의 목을 압박하게 되므로 손목을 굽히지 않아야 한다(102圖).

(3) 경추신전(頸椎伸展) 교정법

이 교정법은 경추부의 일반적인 완해(緩解)와 그 부위의 각 추간 연골의 신장에 이용된다.

시술법 : 대상자 얼굴을 어느 쪽으로든 돌리고 엎드리게 한다. 시술사는 한 손으로 턱을 잡고, 그 손 전완(前腕)을 후두골의 기지부를 가로질러 고정하고, 또 한 손으로 얼굴쪽 견봉돌기부(肩峰突起

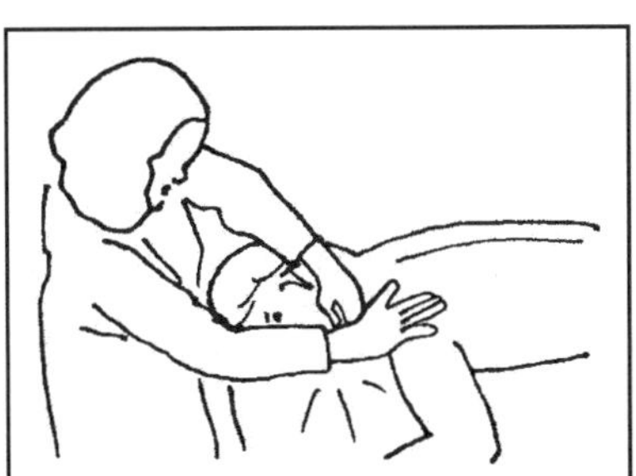

103圖

部)에 댄다. 견봉부(肩峰部)를 이완하기 위하여 견봉부를 대상자의 발 방향으로 밀면서 턱의 접촉부와 후두골상의 전완으로 기세 좋게 율동적으로 신전한다. 이 때 유의할 점은 경추부는 모든 가압으로 균형잡힌 평균화된 힘을 받는다는 것이다(103圖).

(4) 척추신전(脊椎伸展) 교정법

이 수기(手技)는 특수한 조작법일 뿐만 아니라 척추변위를 교정할 목적으로도 이용된다. 특히 척추의 전방 만곡변위에 가장 적합하다.

시술법 : 대상자를 될 수 있는 대로 상체를 낮게 하여 엎드리게 한다. 시술자는 한 손은 선골기부(仙骨基部)에 대고, 다른 손은 흉추부 중앙 부근의 극돌기 위에 접촉하고, 양팔은 척추의 축선에 평행이 되도록 교차시킨다. 그 자세에서 아무런 기교 없이 선골과 극돌기를 동시에 X자형으로 되도록 하여 척추가 상당히 신전되도록 강하고 신속하게 가압한다(104圖).

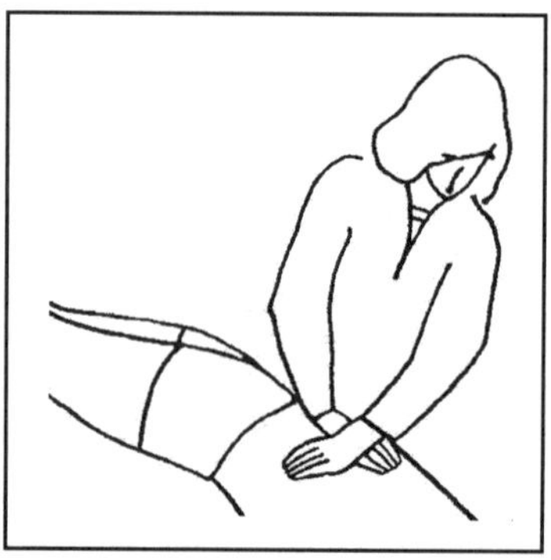

104圖

(5) 척추완화(脊椎緩和) 교정법

이 교정법은 척골(尺骨)의 후하방(後下方) 변위의 교정과 전 척추의 각 분절 추간연골의 신장과 가벼운 아탈구 교정에 이용된다. 하방(下方) 변위의 검진은 극돌기의 압축과 횡돌기가 상당히 돌출되어 있는 것을 보고 알 수 있다.

시술법 : 대상자는 엎드려서 안면을 똑바로 하고 이마를 바닥에 접한 자세를 취하고, 시술자는 그 옆에 위치한다. 좌우의 횡돌기에 닿도록 두 손바닥으로 접촉하는데, 방법과 양식은 여러 가지가 있다. 충격은 횡돌기에 대하여 바닥면과 두부(頭部)의 중간 각도를 향하여 압박한다(105圖).

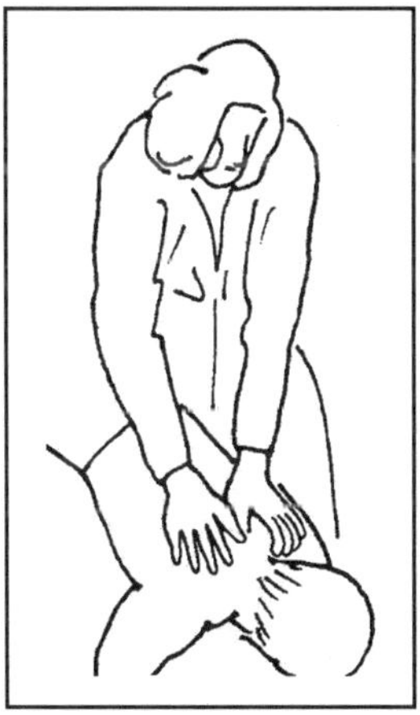

105圖

(6) 하부 흉추(胸椎)·요추(腰椎) 교정법 I

주로 요추부의 하방(下方) 변위의 교정에 이용되나, 측만증(側彎

症) 또는 右 또는 좌하방(左下方)과 右 또는 좌후방(左後方) 변위가 하위 흉추와 요추의 어느 부분이든 있을 때 이용된다. 오른쪽 변위는 둘러싸고 있는 근육이나 인대의 이완에 기인하는 것이다.

시술법 : 대상자를 엎드리게 하고 상체를 약간 낮게 한 다음 한 손으로 교정 척골돌기 위에 수근골부(手根骨部)에 대고, 또 한 손으로 대상자의 무릎을 잡는다. 그리고 다리를 들고 시술자 쪽으로 당김과 동시에 확실한 압박을 수근골부의 추골(椎骨)에 대하여 가압한다. 이것은 접촉하고 있는 손으로 재빠른 충격을 가함과 동시에 당겨 올린다.

충격을 주고자 하는 방향은 변위의 성질(방향)에 따라 결정한다. 右 또는 좌후방(左後方) 변위라면 추골이 회전된 방향의 극돌기 옆에 수근골부를 대고 반대방향으로 충격 압박을 가한다. 우하방(右下方) 변위이면 하방(下方)으로 쳐져 있는 방향의 극돌기 위에 두상골부(豆狀骨部)를 대고, 좌하방(左下方) 변위라면 그와 반대로 잡으면 된다(106圖).

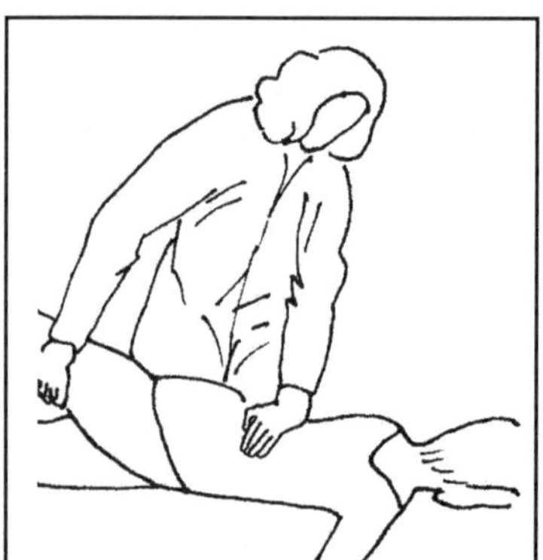

106圖

(7) 하부 흉추(胸椎)·요추(腰椎) 교정법 Ⅱ

이 교정법은 흉추부와 요추부의 측만증(側彎症)에 유효하고, 요추부의 좌우방(左右方) 변위와 左 또는 우하방(右下方) 아탈구 교정에도 이용된다.

시술법 : 대상자는 복와위(伏臥位)를 취하고, 시술자는 한 손으로 장골전(腸骨前) 상부를 잡고 만곡된 쪽의 극돌기 위에 다른 손의 기저부를 확실하게 잡는다. 극돌기에 놓인 손으로 만곡방향의 반대방향으로 가압하는 것과 동시에 대상자의 둔부를 자기 쪽으로 당긴다. 이 조작은 증상의 정도에 따라 몇 번이고 되풀이한다(107圖).

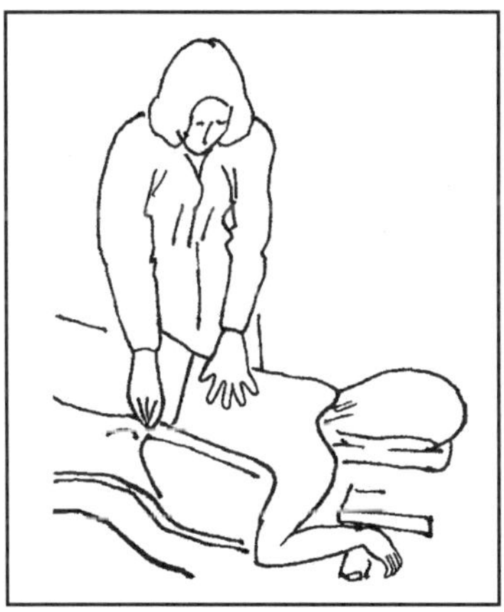

107圖

(8) 흉곽확장(胸廓擴張) 교정법

이것은 독특한 교정법이며, 흉부 관절의 확장과 척추 인대의 긴장을 이완하는 것으로 배부통(背部痛)에 유효하다.

시술법 : 대상자는 직립하고 몸을 약간 뒤로 넘겨서 시술자에 기대어 두 팔을 후두부에 대고 머리를 약간 앞으로 숙인다. 시술자는 뒤에서 두 팔 사이로 팔을 교차하여 뻗쳐 넣어서 대상자의 팔관절을 잡는다. 조작은 힘을 빼고 있는 대상자를 갑자기 바닥에서 들어 올리면서 동시에 급격히 상방(上方)으로 타동적으로 약동시킨다(108圖, 109圖).

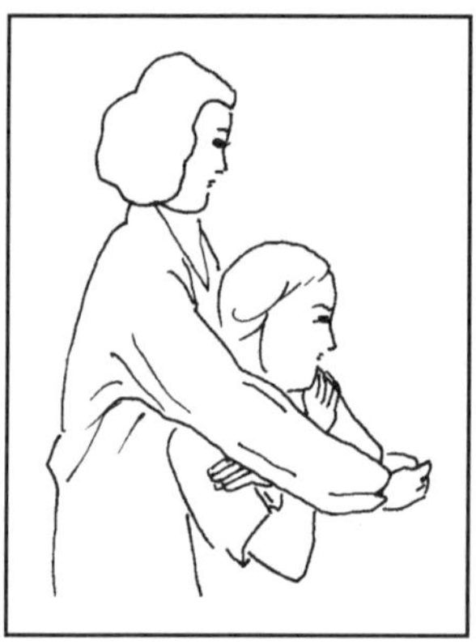

108圖

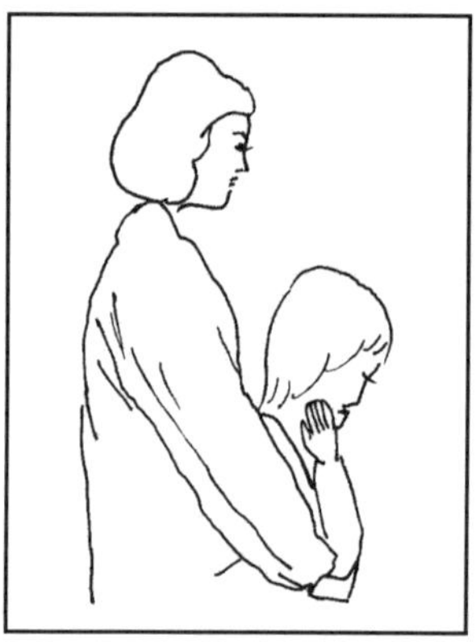

109圖

(9) 요추(腰椎) 교정법

요추부의 신전과 자극 그리고 요부 각 신경 압박을 해제하는 수기(手技)이다.

시술법 : 대상자는 시술자를 향하여 옆으로 눕고, 시술자는 대상자의 전견부(前肩部)를 잡고, 다른 손으로 무릎 밑을 받친다. 구체적으로는 대상자가 옆으로 누운 몸의 바닥 쪽으로 뻗친 우측다리는

쪽 펴고, 좌측다리는 굽혀서 그 무릎을 잡고 바닥 쪽으로 가압한다.

대상자의 대퇴부는 자신의 복부를 향하여 굽혀지고, 또 무릎도 굽혀서 시술자의 무릎과 자신의 뻗친 다리의 중간지점까지 오게 한다. 무릎을 바닥 쪽으로 가압하는 것과 동시에 대상자의 어깨를 뒤로 젖힌다. 이 때 무릎과는 반대방향이다. 이와 같이 하면 척추 하부가 결정적인 염전(捻轉)을 한다.

염전 긴장이 정상적인 한도에 달했을 때에 어느 쪽 손인가에 의하여 급격한 일격을 2～3mm 폭으로 가압한다. 대상자의 둔부는 전방으로, 견부는 후방으로 엇갈리게 된다. 척추의 반대쪽은 이와 반대로 한다(110圖).

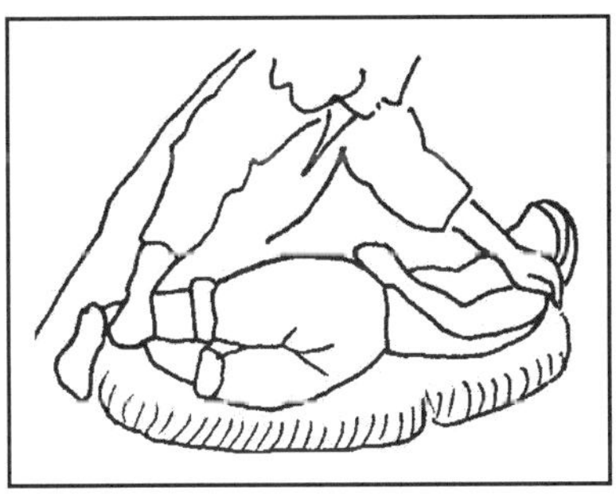

110圖

(10) 골반(骨盤) 교정법

이 수기(手技)는 골반이 요선관절(腰仙關節)에서 左 또는 우후방(右後方)으로 기울어져 있는 것을 교정한다.

시술법 : 대상자는 무릎을 세운 앙와위(仰臥位)를 취한다. 시술자는 대상자의 발쪽에 위치하여 한 손으로 무릎을 잡고, 또 한 손으

로 고정되어야 할 골반을 잡는다. 조수는 대상자의 관골능(寬骨稜)의 좌우를 잡고 고정시킨다. 무릎을 바닥쪽으로 가압하면서 한 손으로 골반의 상단부를 잡고 이것을 밀어 올리면서 무릎 쪽으로 들어올린다. 골반을 제 5 요추(腰椎)의 정상 위치로 되돌려주게 된다(111圖).

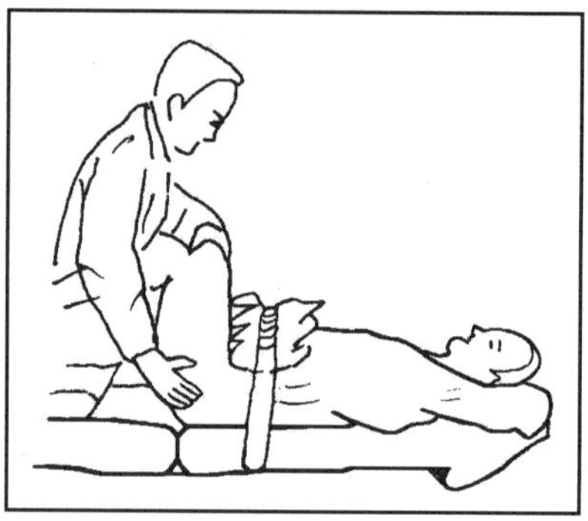

111圖

(11) 요선신전(腰仙伸展) 교정법

이 수기(手技)는 요통 및 기타의 급성 요부(腰部) 난조에 유효하다.

시술법 : 대상자는 시술자 앞에 등을 돌려 서고, 시술자는 자기의 대퇴부를 약간 좌측으로 옮기면서 대상자의 선골 바로 뒤에 위치한다. 그리고 두 팔로 대상자의 체간 하부를 뒤에서 끌어안으면서 대상자의 전상장골극(前上腸骨棘) 밑을 걷게 된다. 대상자는 45° 상방(上方)으로 가볍게 끌어당기는 시술자의 힘에 길항적으로 천천히 조심스럽게 앞으로 몸을 굽힌다.

대개의 경우 대상자는 불쾌감이나 고통으로 이와 같은 동작을 주저하게 된다. 그러나 조금 지나면 비교적 용이하게 앞으로 굽혀지며 동통이 경감해짐을 느끼게 된다. 대상자의 상체는 가능한 한 앞으로 굽히고 두 팔을 늘어뜨리게 한 다음 직립자세로 돌아갈 때까지 수초간 지속한다. 이 자세는 조금씩 띄우면서 3~4회 거듭한다(113圖, 114圖).

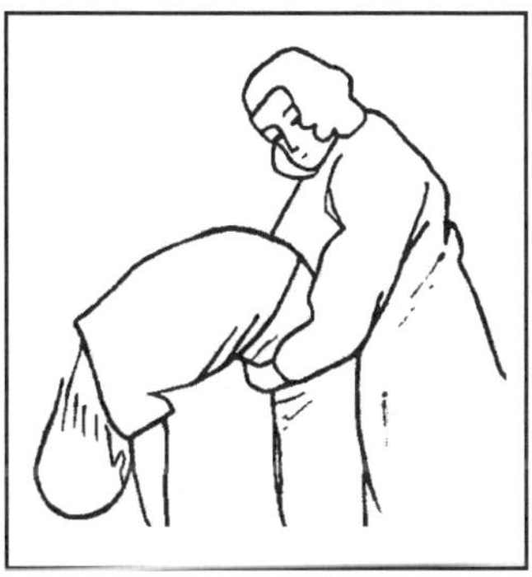

113圖

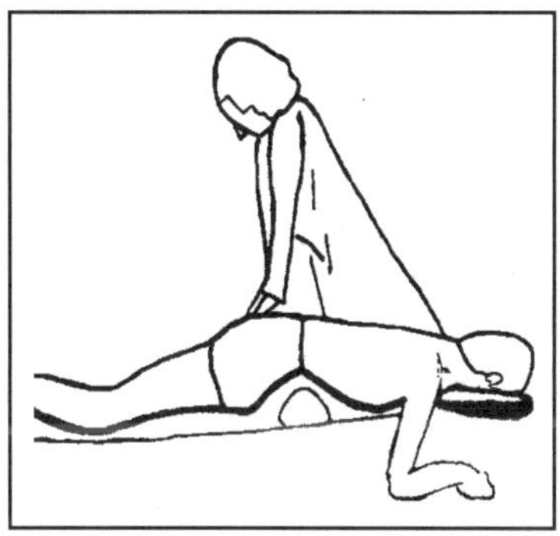

114圖

(12) 선장골(仙腸骨) 교정법

시술법 : 대상자는 업드리고, 시술자는 그 옆에 위치한다. 한 손을 대상자의 양 대퇴부 밑에 넣고, 또 한 손을 선골(仙骨)의 제 3선골공(仙骨孔) 부근에 댄다. 다음으로 대상자의 두 다리를 들어올리면서 선골부를 이동시키고자 하는 방향으로 압박하면서 바닥 쪽으로 가압한다. 선골은 상·하부가 각각 전방으로나 후방으로 변위하기 쉽다(115圖, 116圖).

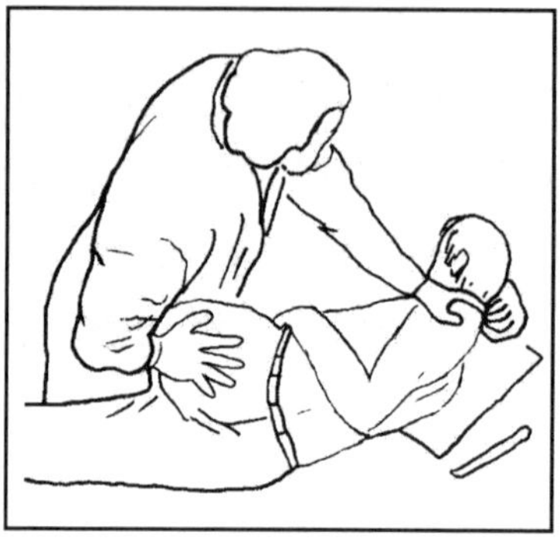

115圖

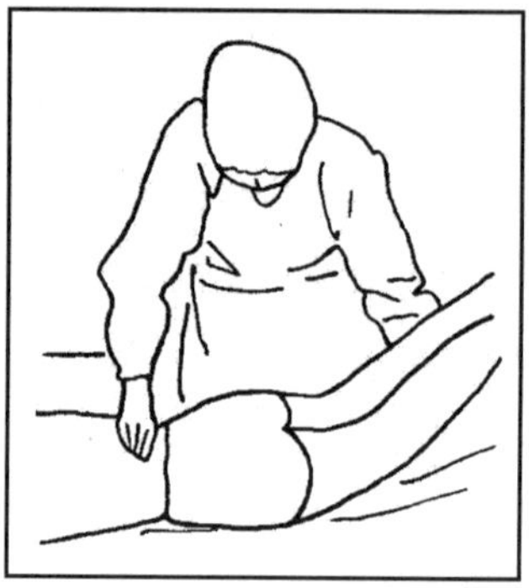

116圖

(13) 관골변위(寬骨變位) 교정법

이 교정법은 관골이 비구(髀臼)를 앞으로 내밀면서 후방으로 틀어져 있을 때나 모든 요부통(腰部痛)에 유효하다.

시술법 : 대상자는 앙와위(仰臥位)를 취하고, 시술자는 미골(尾骨) 부분에서 관골이 전방으로 전위된 편에 선다. 대상자의 다리는

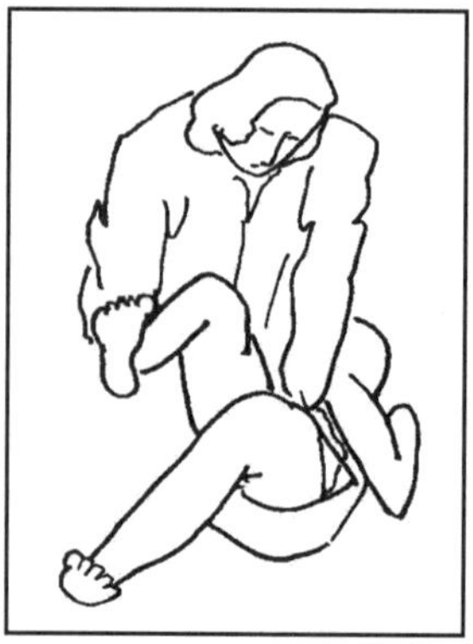

117圖

대퇴부가 몸과 직각이 되도록 굽히고, 시술자는 한 손으로 한쪽 관골을 고정하여 움직이지 않게 하고, 다른 손은 대상자의 무릎에 댄다. 다음으로 무릎 위의 손에 시술자의 가슴을 대어 대상자의 무릎을 가압한다. 이 때의 대퇴골은 관절 이동의 지렛대 역할을 한다. 시술자는 그 자세에서 체중을 이용하여 10～15회를 연속적인 압박을 수직 하방(下方)으로 짧은 압박을 거듭한다(117圖).

(14) 대퇴골(大腿骨) 교정법

이 수기(手技)는 대퇴골두(大腿骨頭)가 후방으로 전위된 것을 교정하는 방법이다. 후방으로 전위된 다리는 짧다.

시술법 : 대상자는 앙와(仰臥)하고, 시술자는 그 옆에 위치한 다음 한 손으로 대상자의 발목을 잡고, 다른 손으로 관골부를 잡는다. 변위된 다리의 경골부를 시술자의 복부에 댄다. 왼손의 관골부를 고정 압박하고 대상자의 다리를 바깥쪽으로 옮겨 가면서 경골부를 복부로 압박한 다음 조용하게 정상 위치로 내린디. 다음으로 내퇴골두

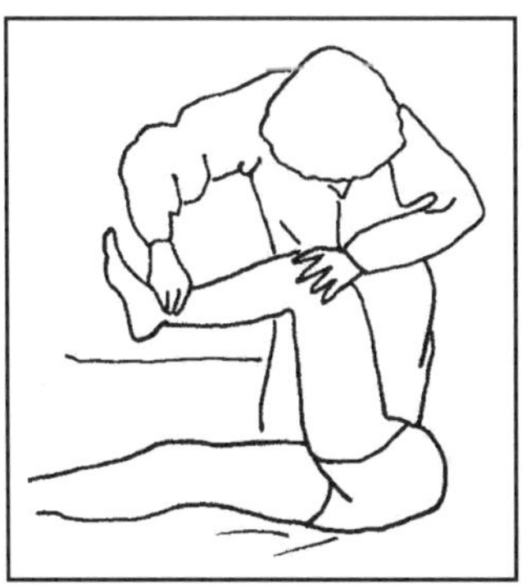

119圖

가 비구(髀臼)에 매끄럽고 부드럽게 움직이면서 반대편 다리 쪽으로 옮긴다(119圖).

(15) 대퇴부 근신전(筋伸展) 교정법

이 수기(手技)는 대퇴부 근육의 수축이나 배통(背痛), 요통(腰痛)에 유효하다.

시술법 : 대상자는 앙와(仰臥)하고, 시술자는 그 옆에 위치한다. 대상자는 한 다리를 복부까지 굽히고, 시술자는 발목과 무릎을 잡는다. 그리하여 복부에 닿아있는 다리를 중심으로 향하게 최대한 범위 내에서 회전하고, 그 무릎은 다른 무릎 방향으로 내려지고 복부에 대하여 바깥쪽과 뒤쪽을 향하게 한다(120圖).

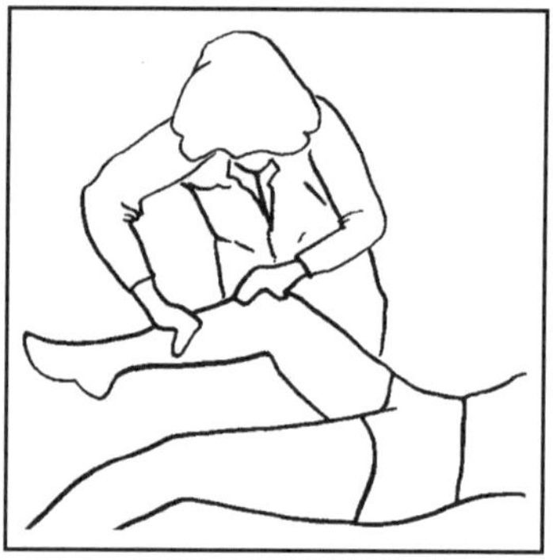

120圖

(16) 슬관절부(膝關節部) 교정법

이 교정법은 무릎의 심한 통증이나 유착에 의한 가동성 감소 등에 이용된다.

시술법 : 대상자는 앙와위(仰臥位)를 취하고, 시술자는 그 옆에 위치한다. 한 손으로 대상자의 상대퇴골(上大腿骨) 하단을 잡고, 다른 손으로 발목을 잡은 다음 무릎은 바깥쪽으로, 발목은 안쪽으로 회전한다. 이 동작을 쌍방 동시에 하고, 다음은 반대로 방향을 바꾸어 가면서 발목은 바깥쪽으로 돌리며, 이것을 연속적으로 조작한다. 이것은 경골을 교정하는 방법이다(121圖).

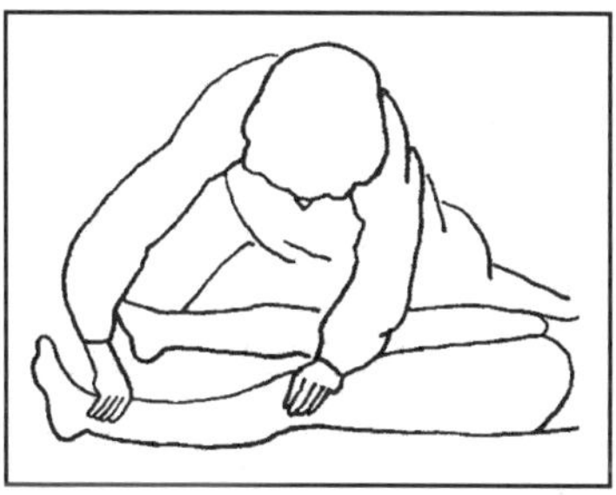

121圖

(17) 슬부(膝部) 교정법

이 수기(手技)는 족부의 부종이나 일반적 조작에 적용된다.

시술법 : 대상자는 복와위(伏臥位)를 취하고, 시술자는 그 옆에 위치한다. 시술자는 한 손목을 무릎 관절에 넣고, 다른 손으로 발목을 잡은 다음 무릎을 굽혀서 발뒤꿈치가 둔부에 닿도록 짧고 날카로운 가압을 거듭한다. 이것은 대퇴골과 비골(腓骨)을 벌어지게 하므로 유착을 교정하고 슬관절 내와 그 부근의 체액 순환을 정상화시킨다.

(18) 수족부(手足部) 교정법

손과 발의 모든 조직을 따뜻하게 하고 혈행을 개선하며, 정지적 충혈에 기인하는 유착을 분리하고 변위를 교정한다.

시술법 : 대상자는 앙와(仰臥)하고, 시술자는 손바닥과 발바닥에 가깝게 위치하여 한 손으로 발꿈치를 쥐고, 다른 한 손으로는 각 중족골(中足骨)을 잡는다. 손일 경우는 시술자의 양 무지를 손바닥에 대고, 나머지 8손가락은 작게 시작하여 서서히 크게 돌린다. 아울러 손발의 중지골(中指骨)과 중족골(中足骨)을 아래 위에서 양손으로 잡고 상하로 교차로 움직여 주면 중족골 간의 경화조직이나 운동제한을 완화하고, 혈행을 돕고 신경통에도 특효가 있다(122圖, 123圖).

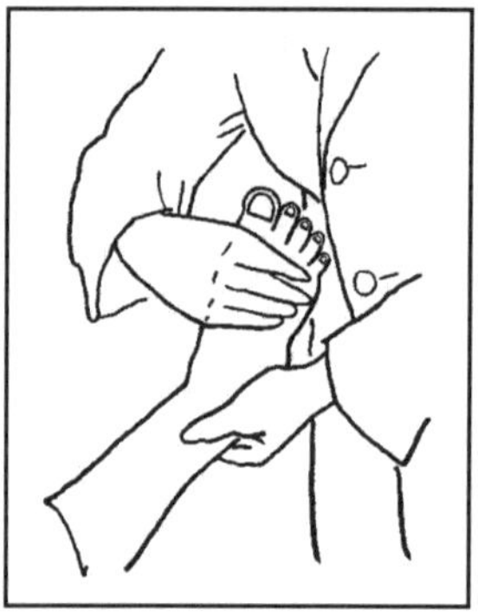

122圖

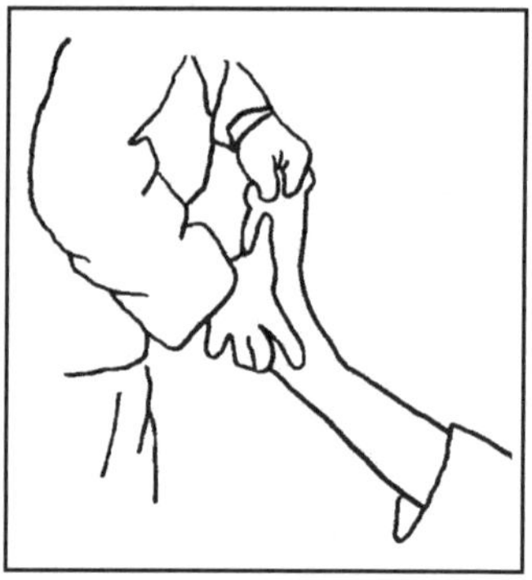

123圖

(19) 자타동(自他動) 족부 교정법

현대적 표현으로는 발 마사지이다. 이 교정법은 자기 발을 스스로 할 수 있고, 타인이 해줄 수도 있다.

(20) 족부조정(足部調整) 이론

도인법(導引法)에는 고통을 없이 하는 방법이 있다. 이 방법을 생명력이 풍부한 평상시에 시행하면 건강을 유지하고 병을 고치게 된다. 이 방법으로 건강을 교정하려면 다음 몇 개 부위에 자극을 주면 좋다.

발의 조정부위의 하나는 발바닥 중심적 부위이다. 발가락을 제외한 발바닥의 중심점 부위는 특히 신장 생식기의 기능으로, 심하부(心下部)에 증상이 있으면 반응이 나타나는 곳이다. 위병(胃病), 하지마비, 뇌일혈, 소아간질, 피로회복 등에 효과적인 부위이다.

압조작(壓操作)은 한 손의 무지를 그 점에 대고, 다른 손으로 발가락 전체를 쥔 다음 발바닥 쪽으로 구부리면서 발바닥의 무지는 받치기만 한다. 이 동작을 천천히 거듭한다.

이 때 발바닥에 대고 있는 엄지손가락 끝이 발가락 쪽으로 향해 있으면 뇌하수체에 대한 부활을 기대할 수 있어서 전신의 성장이나 생식기 계통을 발달시키고, 호르몬 분비가 부족한 부인의 지방과다증을 교정할 수 있다. 또한 무지 끝을 옆으로 90° 돌려서 가압하면 연수부(延髓部)를 자극하므로 소아의 급병(急病)에 가장 효과적이다. 연수(延髓)에는 생명유지에 필요한 각종 중추가 있다. 그리고 무지두(拇指頭)를 뒤꿈치 쪽으로 돌려 가압하면 부신(副腎)에 대한 자극이 가능하고, 아드레날린 분비를 촉진시킨다.

이상과 같이 조작할 때의 가압은 5초씩 4~5회 반복하되 불쾌감이 없을 정도로 누른다. 다음의 자극부위는 안쪽 복숭아뼈의 전하방(前下方) 주상골(舟狀骨)의 앞 언저리에 걸쳐 있는 부위이며, 여기는 경락의 연곡(燃谷)이다. 이 부위는 인후부, 신장, 당뇨 등의 대상점이 된다. 발등 부위에는 발목관절의 횡문에 있는 해계(解谿)이다. 이 자극부위는 위(胃) 이상, 해천(咳喘), 족관절통(足關節痛), 식욕부진 등을 교정한다.

또 하나의 부위는 발바닥 쪽에서 제2지 제1관절의 중앙점으로서 식중독, 하리(下痢)의 특효점이다. 그리고 바깥쪽 복숭아뼈와 아킬레스건의 중앙이며 동맥이 끝나는 곤륜(崑崙)은 신경통·류마티스·각종 근육통·소아 경기(驚氣)에 효과가 있고, 제5지 제1절 기저 외측의 돌출 아랫부분은 두통·치질의 특효점이다. 각종 종기의 치료점으로도 옛부터 알려져 왔으며, 속골(束骨)이라고 한다.

8) 요추법(腰錘法)

중심이 불안정하거나, 상체가 긴장되어 있거나, 하체가 부실하거나, 뇌성마비자 또는 일반적으로 허약한 체상(體相)을 하고 있는

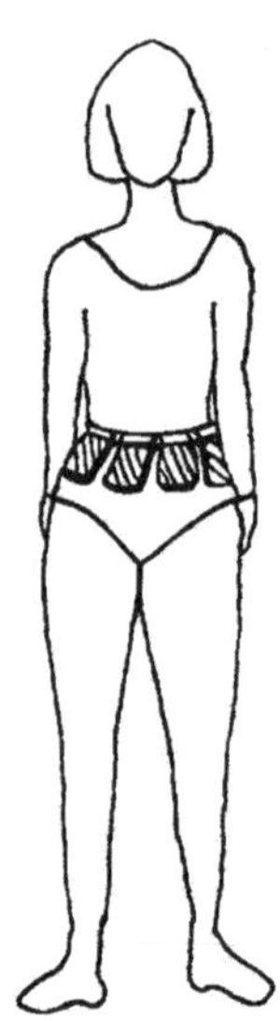

32圖

사람을 위한 상하 3 : 7 비율의 역학적 균형을 유지하는 목적으로 하는 일종의 장구를 사용하는 중심운동법이다.

상체가 가볍다고 느낄 정도의 납으로 만든 추를 골반에 장착한다. 보통 허리띠 위에 벨트식으로 제작하여 차면 분명히 하지에 중량감이 오고 신체에 안정감을 느낀다. 이러한 장착으로 보행연습 및 신체 동작을 계속함으로써 상체와 하체의 역학적 긴장도의 분배가 형성되고, 이 상태가 굳어져서 신체의 안정과 여기에서 오는 내부 기능과 체상이 교정되어져 간다. 이것은 중심력 양성의 한 방법이다(32圖).

9) 경락(經絡) 진단법

(1) 폐경(肺經)

◆ 증상

폐경의 경우 항상 잘 상기되며, 경하부(頸下部)가 아프고, 가슴이 답답하다. 입이 마르고, 가슴이 두근두근하고, 상완(上腕)에서 전완(前腕) 제 1지(指)에 걸쳐서 아프고 저리어 온다.

◆ 체색

피부의 색은 백색이고, 피부 영양이 나쁘다. 약하고 가는 목소리에 'ㅅ' 발음이 분명치 않으며, 인내력이 없고, 적은 일에 마음이 동하고, 슬프고 어두운 표정을 띈다. 매운 것과 물고기를 좋아하며, 가을에서 겨울에 병이 나기 쉽고, 잠시라도 병으로 누워 있으면 불안해한다.

◆ 유의사항

증상이 나타나지 않아도 그 중 몇 가지 증상이 보이면 그 경락을 자극하면 좋다. 특히 유혈, 모혈의 압통 같은 것을 제거하는 데 유의한다(146圖).

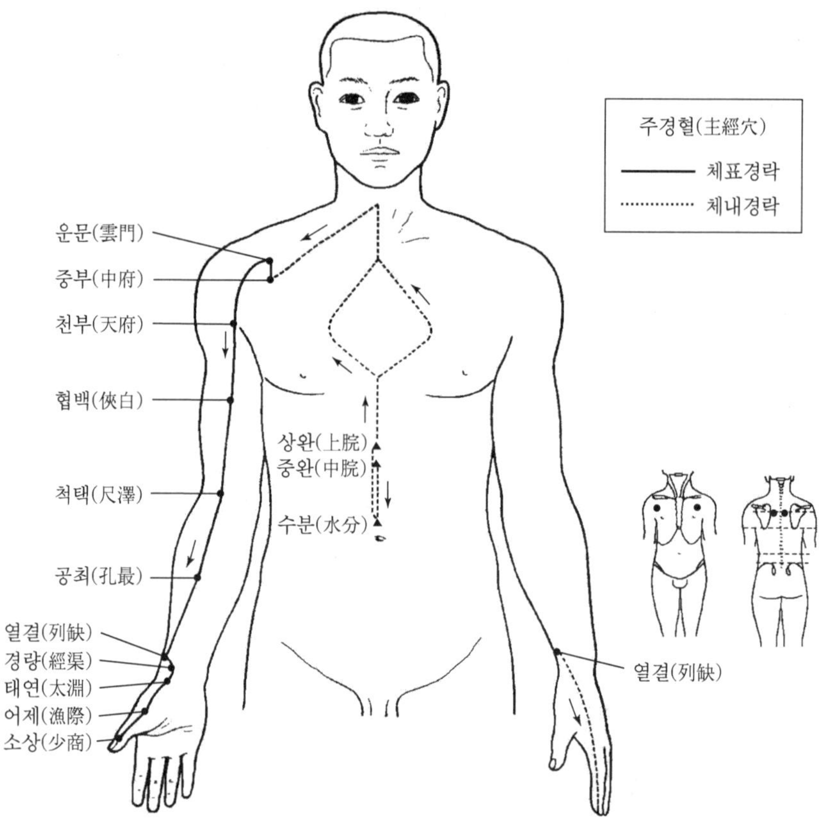

146圖
폐경(肺經)

(2) 대장경(大腸經)

◆ 증상

눈이 황색이고, 코가 막히면 때로는 코피가 난다. 입이 마르고 목안이 붓고, 양 어깨에서 상완에 걸쳐서 아프고, 제 2지(指)가 아프며 때로는 못쓴다.

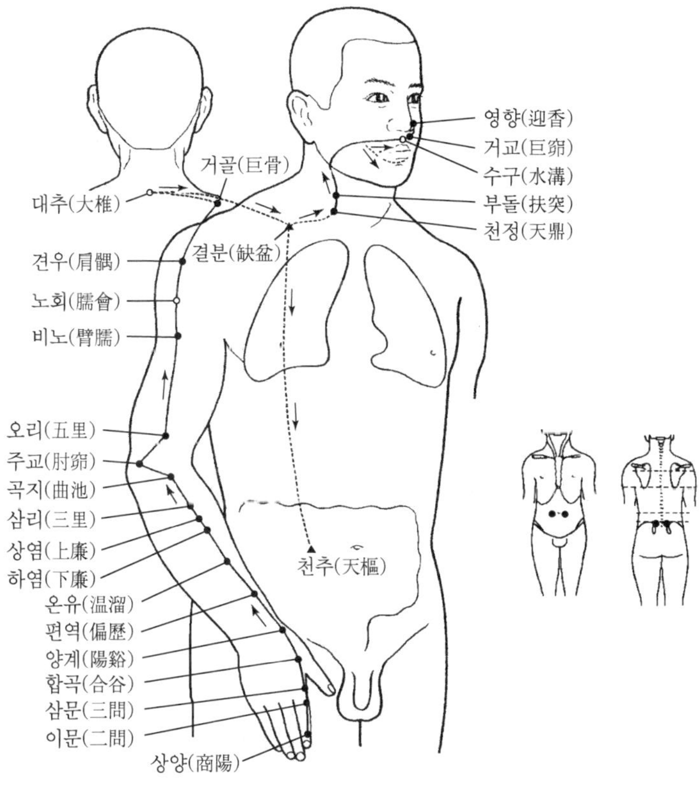

147圖
대장경(大腸經)

◆ 체색

폐경(肺經)과 같은 증상을 나타낸다(147圖).

(3) 위경(胃經)

◆ 증상

전두(前頭)에서 눈, 후두(後頭)에 걸쳐서 두통이 있고, 얼굴이 검고 때로는 하품을 한다. 코가 막히고 때로는 코피가 난다. 입술이 부르트고 물집이 생기며, 목 안이 붓고 목도 붓는다. 헛배가 부르고 위에서 꼬르락거린다. 대퇴에서 무릎, 하퇴에서 발등, 족 3지(指)에 걸쳐서 아프고 발한(發汗)하기 쉽다.

◆ 체색

얼굴이나 피부가 누렇고 입술이 거칠기 쉽다. 몸이 무겁고 야윈다. 목소리는 밝고 리드미칼한 액센트이고, '와' 발음이 분명치 않다. 의지가 약하고, 타인의 말이 마음에 걸리고 걱정을 잘 한다. 여름에 병이 오기 쉽고 컨디션이 나빠진다. 오래 앉아 있으면 팔다리가 당긴다(148圖).

(4) 비경(脾經)

◆ 증상

혀가 굳어진다. 심하(心下), 검상돌기, 하부나 위 부분이 둔중하게 아프고 잘 토한다. 복부에 망아리가 있고, 트림이 잘 나고 음식물 넘기기가 힘든다. 설사를 하기 쉽고, 뇨량이 적으며 때로는 전연 나오지 않는다. 발이 차며, 오래 서 있으면 고부(股部)와 무릎 양쪽이 붓는다. 황달을 일으켜서 얼굴과 피부가 누렇고 몸이 무겁다. 밤에는 잠을 충분히 잘 수 없다.

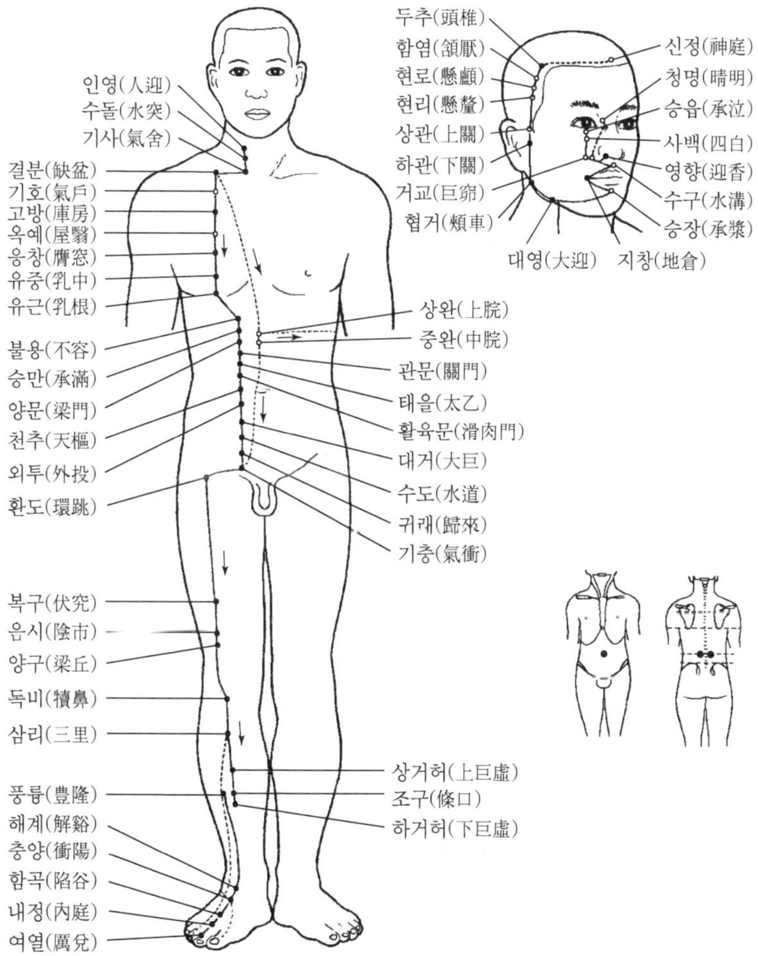

148圖
위경(胃經)

◆ 체색

위경(胃經)과 같은 증상을 나타낸다. 동양의학에서는 비(脾)와 위(胃)는 상부상조로 같은 기능을 한다고 해석되고 있다(149圖).

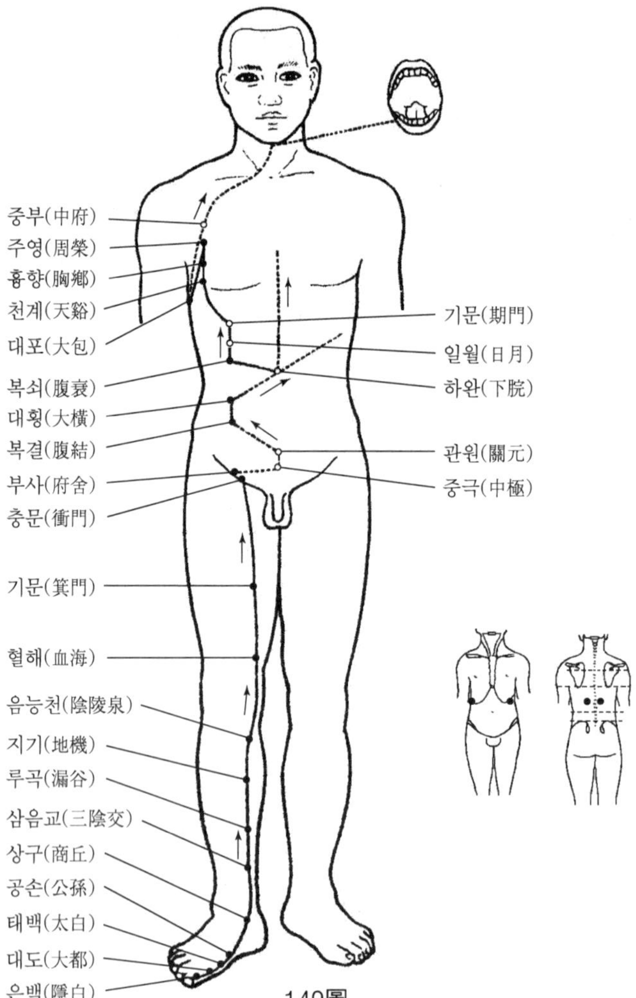

149圖
비경(脾經)

(5) 심경(心經)

◆ 증상

눈이 노랗고 충혈이 잘 되며, 목이 마르고 심하(心下)가 아프다. 상완(上腕)에서 팔굽, 전완수장측(前腕手掌側), 제 5지(指)에 걸쳐서 차고, 아프고, 저리고, 손바닥이 후끈거리며 아프다.

◆ 체색

얼굴이 달아오르고 상기하여 붉다. 맥동이 강하고, 밝고 명랑한 말씨이며, 'ㄴ・ㄷ・ㄹ'을 발음하기 곤란하다. 창조성이 풍부하며,

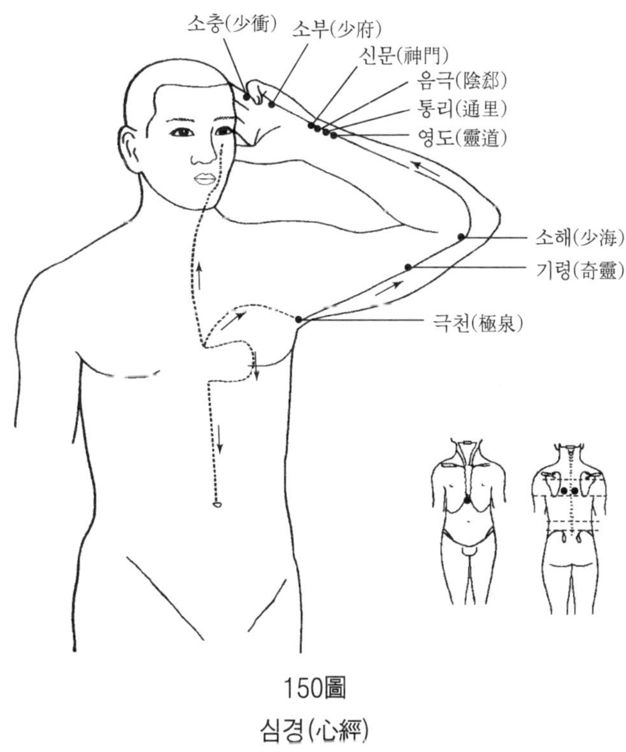

150圖
심경(心經)

정신력・기력이 강하다. 감정에 빠지기 쉽고, 남의 일을 진심으로 기뻐하며, 슬픔을 괴로워한다. 여름의 더위에 약하고 앓기 쉽다. 쓴 것을 좋아하고, 특히 구운 것을 좋아하며, 눈이 피로하다(150圖).

(6) 소장경(小腸經)

◆ 증상

눈이 노랗고, 잘 들리지 않는다. 볼이 붓고, 목 안이 아프고, 머리

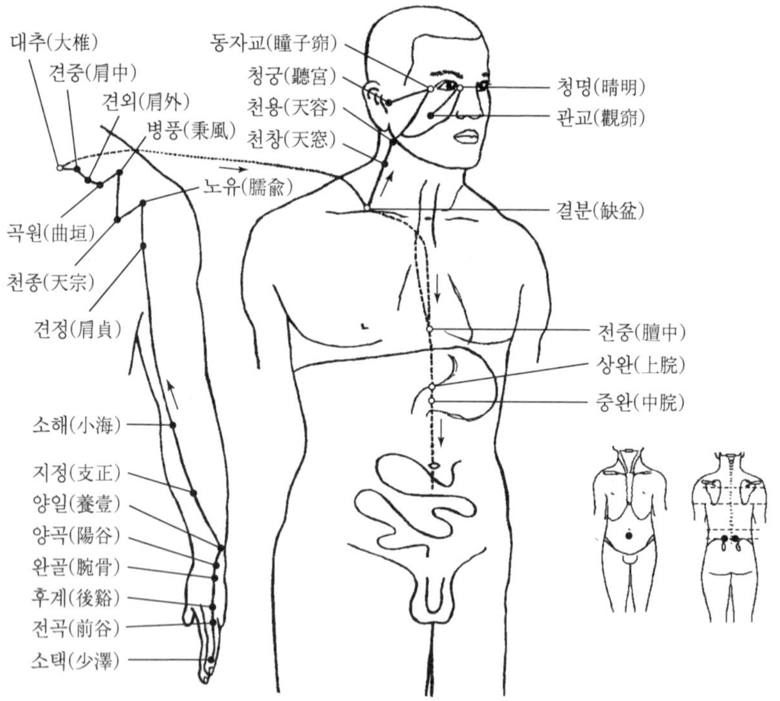

151圖
소장경(小腸經)

도 붓는다. 어깨 위의 견갑골부 상완(上腕)에서 팔굽 전완(前腕)에 걸쳐서 제1지(指) 측을 가로지르는 경락(經絡)이 아프고 때로는 저리다.

◆ 체색

심경(心經)과 같은 증상을 나타내고, 심소장(心小腸)은 표리가 상조하여 같은 기능을 행한다(151圖).

(7) 방광경(膀胱經)

◆ 증상

눈에서 후두로 꿰뚫는 것 같은 통증이 있고, 두피의 부음이 있으며, 코가 막히고, 때로는 코피가 나고 눈물이 잘 난다. 후두에서 어깨, 등, 허리, 엉덩이, 다리, 오금, 비복부, 족 5지(指)에 걸쳐서 아프다. 특히 등에서부터 허리에 걸쳐서 격통이 나며, 지질이 많다. 고관절이 아파서 구부릴 수 없고, 비복근의 경련으로 째지는 것 같은 아픔이 있다.

◆ 체색

얼굴과 피부색이 검고 윤기가 없으며, 이명(耳鳴)으로 잘 들리지 않는다. 두발은 윤기가 없고, 뼈마디가 아프다. 음성은 낮고 굵으며, 'ㅁ・ㅎ' 발음이 불명하다. 피로하기 쉽고 정력이 약하며, 몸에 활기가 없다. 겨울에 약하며 앓기 쉽다. 이따금 공포감에 빠지기 쉽고 짠 것을 좋아하며, 오래 서 있으면 마디마디가 아파서 견디기 어렵다(152圖).

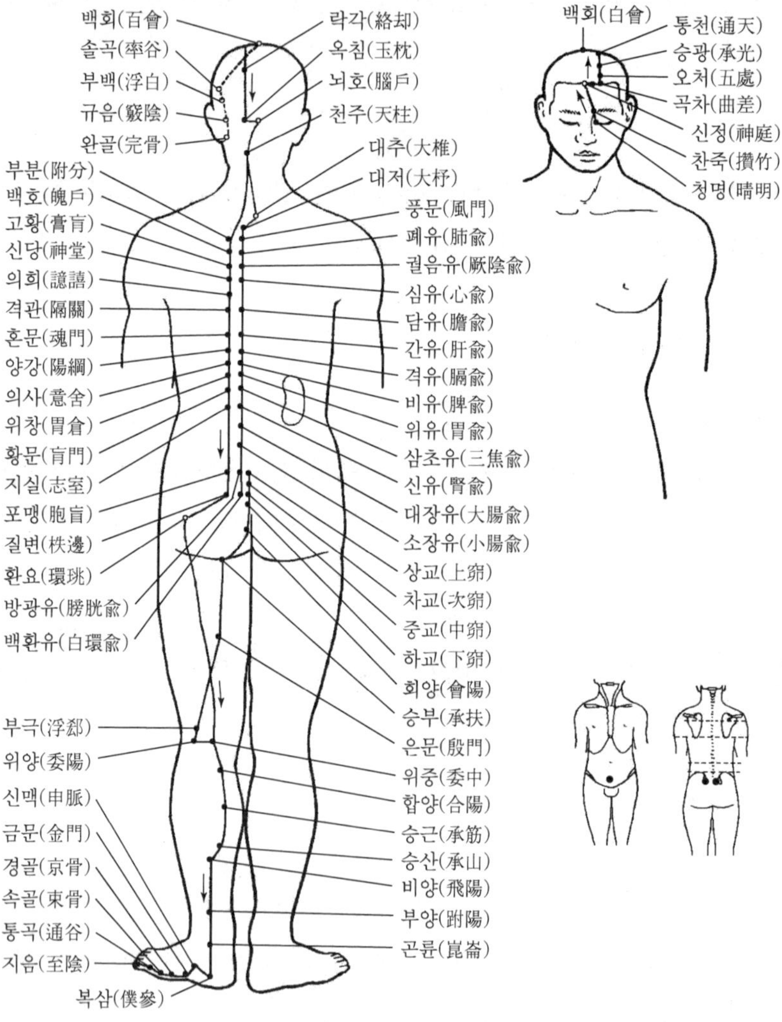

152圖

방광 · 방광경(膀胱 · 膀胱經)

(8) 신경(腎經)

◆ 증상

얼굴이 검고 윤기가 없으며, 입 안이 화끈거리고 일어설 때 어지

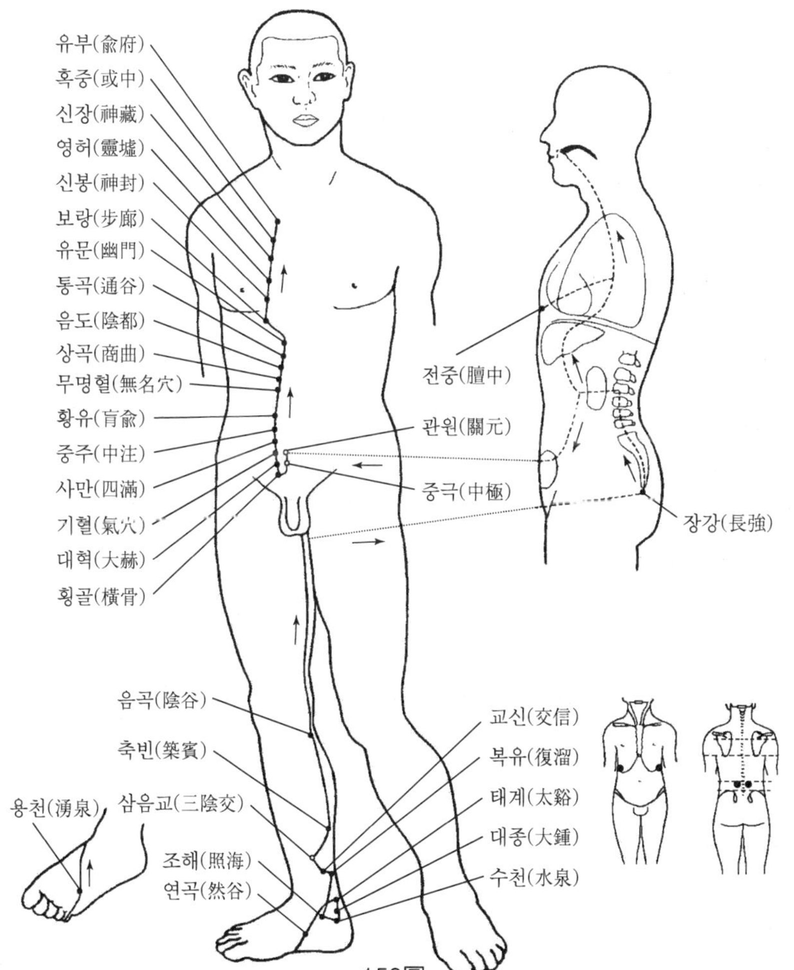

153圖
신경(腎經)

럽고 혀가 마른다. 목 안이 붓고 아프고 숨이 차며, 식도 연축현상을 잘 일으킨다. 기침을 할 때 침에 피가 섞이는 수가 있다. 배는 고프나 식욕이 없고 심하(心下)에 힘이 없으며, 설사하기 쉽고 몸이 야윈다. 공포감이 있고, 등에서 둔부, 고내측(股內側)에서 하퇴내측(下腿內側)에 걸쳐 아픔과 냉이 있고, 발바닥이 화끈거리며 아프다.

◆ 체색

방광경의 증상과 같으며, 신과 방광은 표리일체로 같은 기능을 하고 있다(153圖).

(9) 심포경(心包經)

◆ 증상

얼굴이 상기하여 붉고 눈이 노랗다. 가슴에서 옆구리에 걸쳐서 아프고 저릴 때도 가끔 있다. 상완(上腕)에서 전완(前腕)에 걸쳐서 수장(手掌) 쪽으로 당기는 것 같은 아픔이 있으며, 저릴 때도 있고, 손바닥 쪽이 화끈거린다.

◆ 체색

심경(心經)과 소장경(小腸經)의 증상과 같으며, 정치적으로 말하면 심(心)은 군주이고, 심포(心包)는 수상 관계에 있다(154圖).

(10) 삼초경(三焦經)

◆ 증상

귀가 잘 들리지 않고, 눈꼬리가 아프고, 목이 아프다. 목 안이 붓

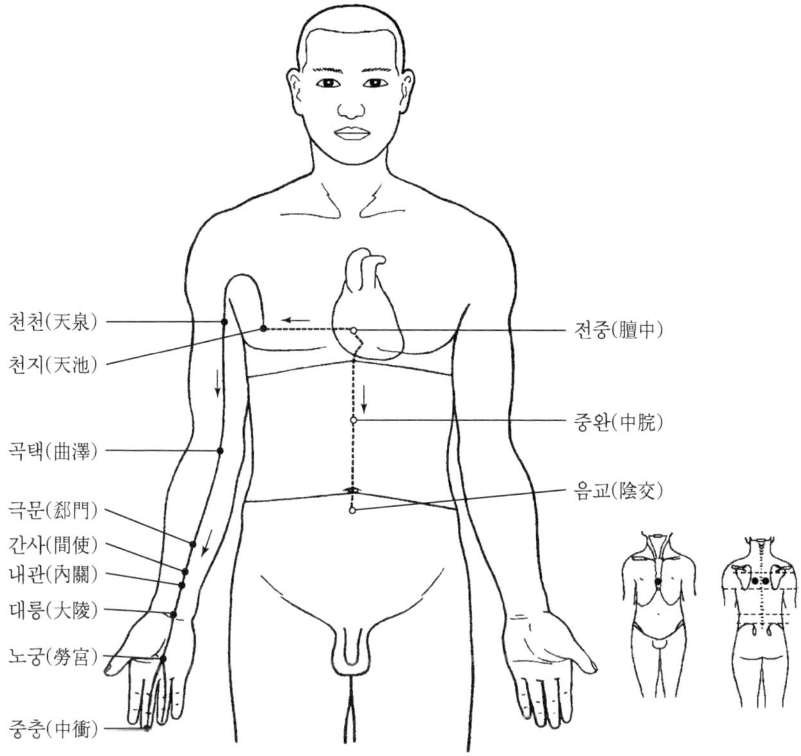

154圖
심포경(心包經)

고, 목에서 아랫턱, 어깨에서 상완(上腕) 발굽, 전완(前腕)의 손등측 제1지(指)에 걸쳐서 아프고 땀을 잘 흘린다.

◆ 체색

소장경(小腸經)의 증상과 같으며, 심경(心經)과 소장 심포(心包)와 삼초(三焦)가 서로 표리일체의 상관관계에 있다(155圖).

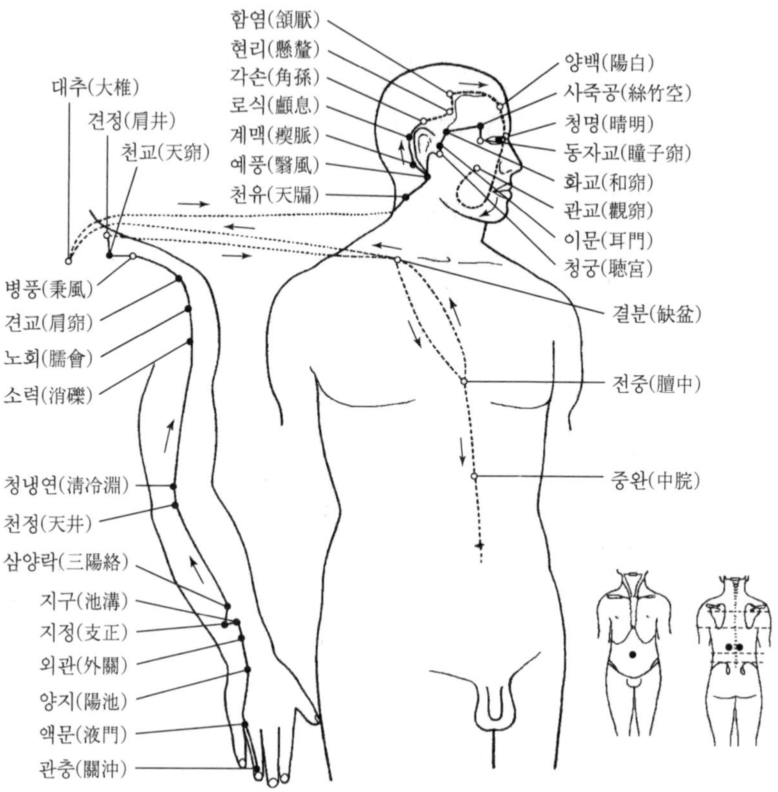

155圖
삼초경(三焦經)

(11) 담경(膽經)

◆ 증상

두통이 있고, 얼굴과 피부에 윤기가 없고 지저분한 느낌을 준다. 측두부에서 눈꼬리 경근(頸根)에 걸쳐서 통증이 생기고 입맛이 쓴 현상이 일어난다. 귀 앞뒤와 목에 걸쳐서 임파 종창이 있고, 심하

(心下)와 겨드랑이에서 옆구리에 걸쳐 아프다. 측흉부(側胸部)에서 고관절, 무릎에서 하퇴외측 족외과(足外顆)에 걸쳐 아프고, 발의 외연이 후끈거리고, 족 제4지(指)가 아프다. 때때로 한기가 들며, 미열이 생기고 땀을 흘리는 경우가 많다.

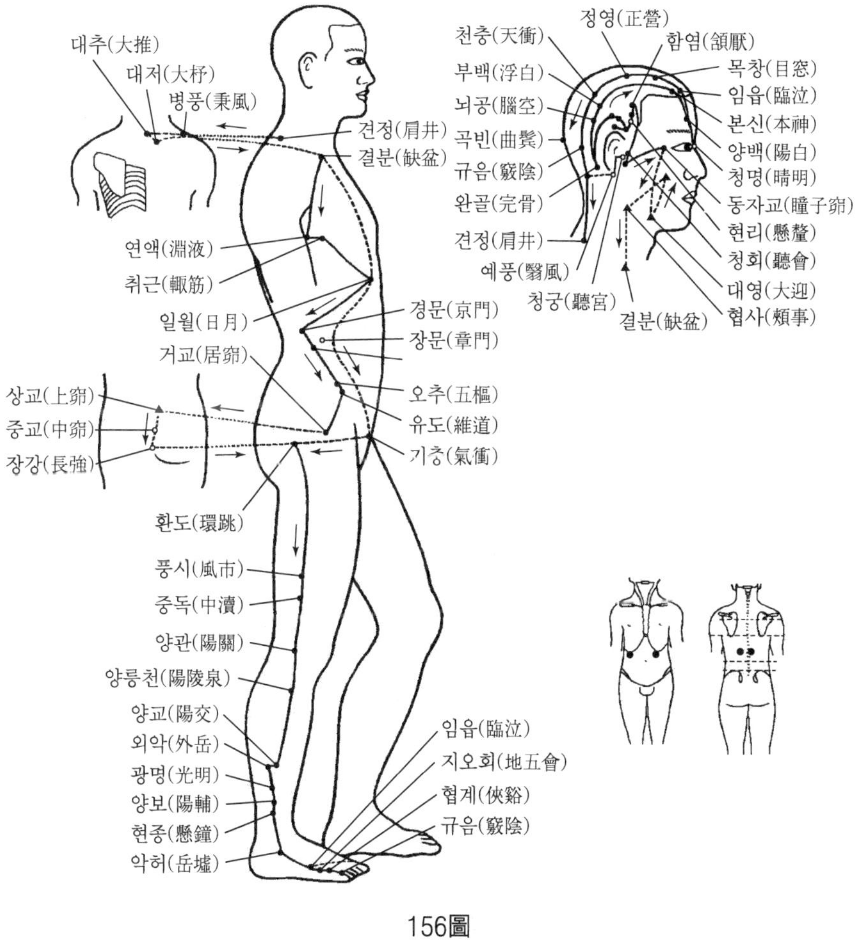

156圖
담경(膽經)

◆ 체색

눈이 푸르고 손목과 발목의 건부(腱部)가 아프다. 높은 목소리이며, 'ㄱ' 발음이 분명치 않다. 일을 시작할 때는 완만하나 인내심이 있어서 오래 간다. 감정적으로 성내기 쉽고 흥분을 잘 한다. 신것이나 중국요리 같은 기름기 음식을 좋아하며, 오래 걸으면 발목 아킬레스건이 아파온다(156圖).

(12) 간경(肝經)

◆ 증상

얼굴이 지저분하고, 목이 마르고 가슴이 답답하며, 구토를 하고 허리가 아프다. 낮에는 소변이 나오지만 밤에는 잘 나오지 않는다. 남자는 서혜부(鼠蹊部)에서 음부에 걸쳐서 아프고, 한기가 잘 들며 발열할 수 있다.

◆ 체색

간(肝)과 담(膽)은 표리일체로 그 기능을 담당하고 있으며, 양 경(經)의 증상은 동일하다(157圖).

10) 경락(經絡) 교정법

각 경락선(經絡線)을 따라 짚어가면서 ① 압통, ② 저림, ③ 도들도들한 감촉, ④ 망아리, ⑤ 시원한 느낌 등이 있는 부위는 반사가 투영되어 있는 부위이다. 다시 말하면 이 부위가 치료해야 할 부위이며, 소위 기혈이 막혀 있는 곳이므로 여기를 부비고 누르고 문지르고 해서 치료한다. 때에 따라서는 열자극을 5~6회 반복하면 회복이 빨라진다.

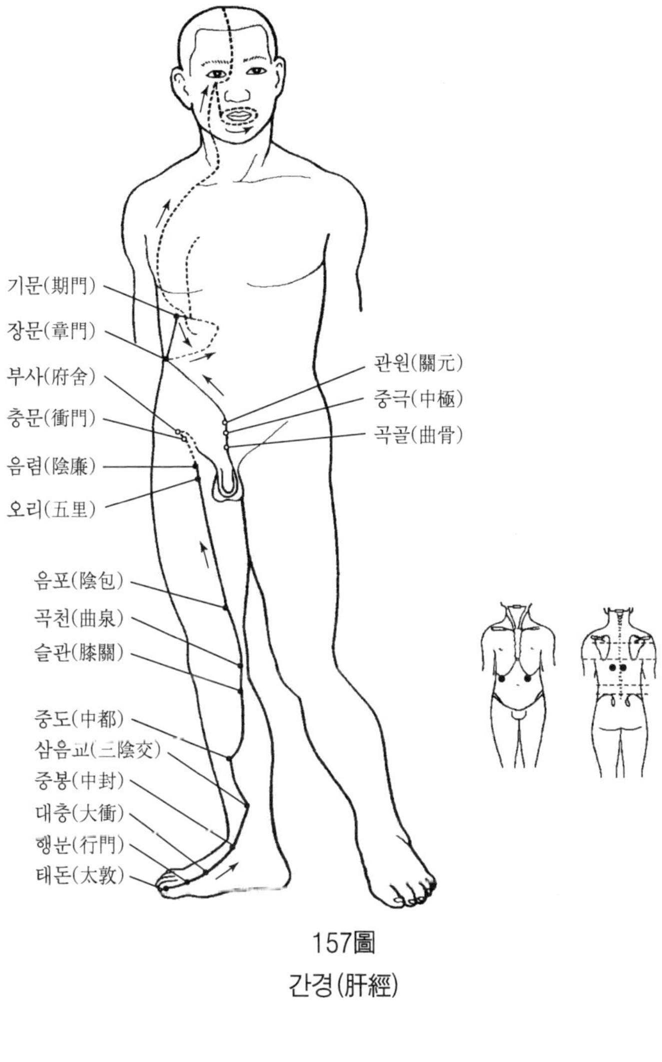

157圖
간경(肝經)

11) 경락(經絡) 조체

(1) 폐(肺)·대장

① 두 다리를 어깨보다 약간 넓게 벌려서 서고, 두 손을 몸 뒤에

서 두 손 엄지손가락을 마주 걸고 팔굽을 뻗쳐서 위로 올리면서 몸 전체를 앞으로 굽힌다.

② 몸과 팔의 동작은 한계점까지 그대로 멈췄다가 힘을 빼고 천천히 두 번 호흡을 한다. 엄지손가락이 더 많이 당김을 느끼는 쪽의 몸이 흐트러짐이 많은 쪽이다(306圖).

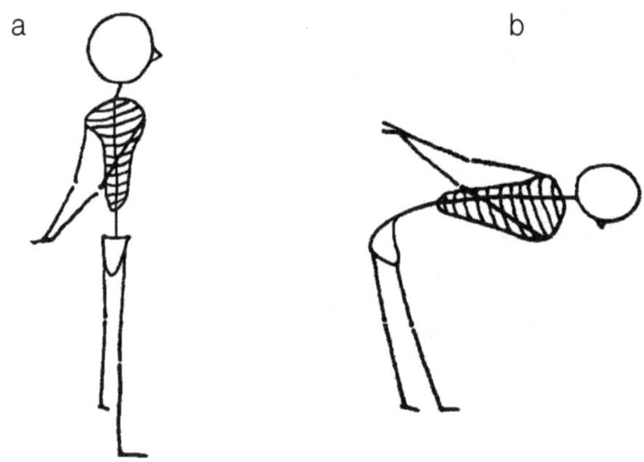

306圖

(2) 비(脾)・위(胃)

① 정좌를 한 다음 깍지손을 하여 위로 뒤집고 머리 위로 올려서 상체를 뒤로 젖히면서 그대로 넘어진다.

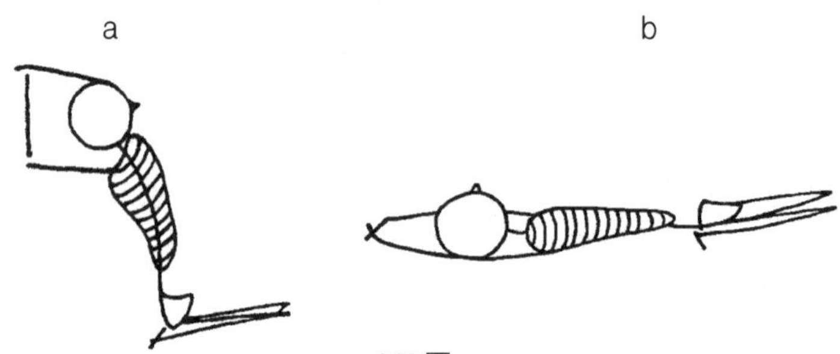

307圖

② 등이 바닥에 닿도록 몸통을 쭉 뻗고 두 손을 힘껏 뻗친다. 자극이가는 것을 느낄 수가 있을 것이다(307圖).

(3) 심(心) · 소장

① 무릎을 양쪽으로 벌린 다음 두 발바닥을 맞붙이고 가능한 한 몸쪽으로 당겨 붙인다.
② 두 손으로 발가락 부위를 감싸듯 잡고 팔굽을 양쪽으로 벌려서 발을 몸쪽으로 당긴다.
③ 두 무릎이 바닥에 붙도록 벌리고 머리는 발가락에 닿도록 굽힌다. 충분히 당겨지면 힘을 빼고 두 번 호흡을 천천히 한다(308圖).

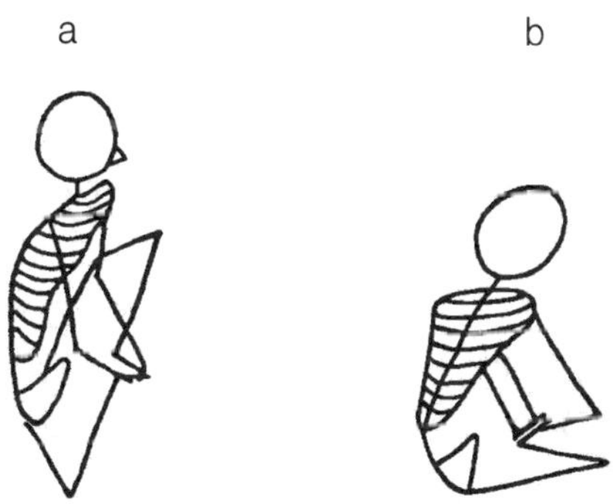

308圖

(4) 신(腎) · 방광

① 발끝을 모으고 무릎을 뻗은 다음 몸을 앞으로 굽히면서 두 팔을 뻗고, 두 손끝이 발바닥에 닿도록 한다.
② 얼굴이 무릎에 대이도록 굽히고, 등쪽이 충분히 뻗어졌을 때

힘을 빼고 두 번 호흡한다(309圖).

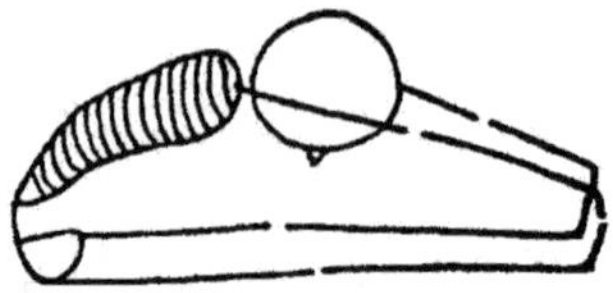

309圖

(5) 심포(心包) · 삼초(三焦)

① 결가부좌(結跏趺坐)하거나 반가부좌(半跏趺坐)하여 두 팔을 X자로 교차하여 손바닥으로 무릎을 누른다.

② 두 무릎을 끌어당기듯 하면서 상체를 앞으로 굽히다가 그 자세에서 힘을 빼고 두 번 호흡한다(310圖).

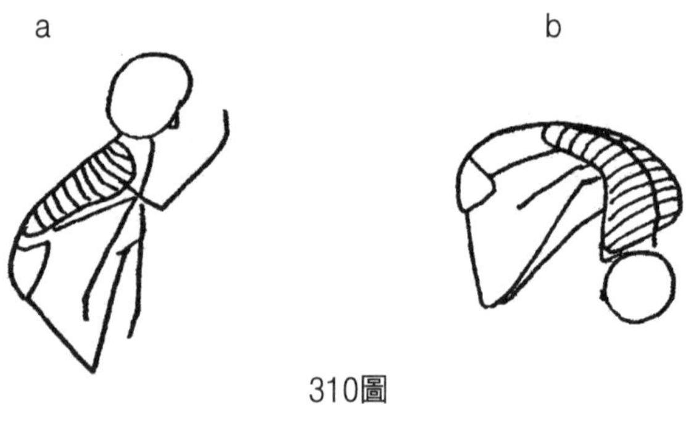

310圖

(6) 간(肝) · 담(膽)

① 두 다리를 45° 각도로 양 옆으로 벌리면서 무릎이 굽지 않도록 한다.

② 손가락을 깍지 끼워 손바닥이 바깥을 향하게 한 다음 몸을 한쪽 다리 위로 굽힌다. 이것을 좌우 교체한다(311圖).

a b

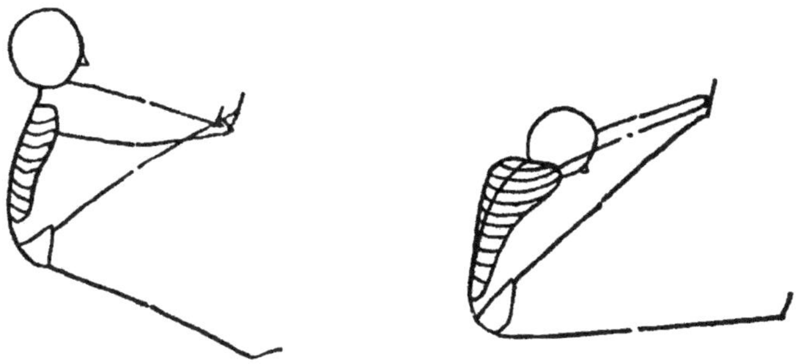

311圖

이 경락 조체(操體)의 요점은 리듬을 붙이는 것이 아니라 근(筋)을 늘어나게 한 다음 그대로 정지하여 심호흡을 하는 동안에 기혈이 흐르는 것을 느끼게 함에 있다. 그리고 하기 어렵거나 고통스러우면 그 기능이 저하되어 있다는 증거이다.

모든 조체는 내가 굽힐 수 있는 최대 한도로서 족하고, 거기에 자극을 주면 된다. 이것은 피로를 빨리 회복시키고 체내의 각 기능을 조정하므로 건강증진 유지의 목적을 얻을 수가 있다.

12) 체형별 조체교정법(操體矯正法)

이 조체(操體)는 모든 근육의 연동반사의 이용이며, 근육의 운동력과 골격근을 주관하는 운동신경의 생리학을 이해한다면 이 방법에 수긍이 갈 것이다. 예를 들면 제1종의 조체는 운동반사학적으로 발바닥과 아킬레스건의 반사운동이고, 제2종의 조체는 승모근 반사를 더하게 하는 것이다.

인체는 여러 체형으로 구분할 수 있다. 즉, 체형에는 기본형으로 3가지로 정리되는데, 이것을 동양적인 음양의 방식으로 구별하면 6종으로 구분된다. 더 세분하여 성격적인 것을 또 음양으로 분류하면 12종으로 구별되는데, 각기 그 체형과 심리에 관해서 여러 각도로 교정하는 것을 설명하면 이 12종 중의 한 체형과 심리와 심성은 개성으로 인식되고 있다.

이러한 분류에 따라 내 자신이 교정하고자 하는 점이 있다면 어느 하나의 조체를 선택하여야 한다. 그 중에는 공존하는 성격도 있겠지만, 이 경우에는 하나를 완료하고 다음 하나로 넘어가는 것이 그 방법이다. 이들 조체는 운동계의 조정으로 체형(體型)과 성벽(性癖)을 유도하는 것을 목적으로 하고 있다.

인체의 운동계와 내장계는 에너지 평형이라는 견지에서 보면 똑같은 것이다. 이들이 상충하여 체질이 이루어진다. 체질은 성격과 더불어 가장 인간의 본질적인 면을 형성한다. 이와 같은 각도에서 운동계의 이상(異狀)을 교정함으로써 인간을 교정할 수 있고, 그 이론과 방법은 확고한 것이다.

이 조체법을 시행할 때의 유의점을 들어보면 다음과 같으며, 이것을 지키지 않으면 그 효과는 거의 없다.

① 자기 몸에 맞는 것을 해야 한다. 왜냐하면 몸에 적합하고 이로운 것은 행하기 어렵거나 고통스럽기 때문이다. 반면에 쉬운 것은 필요가 없는 것이다.

② 조체를 종료하고 호흡이 평상 상태로 돌아올 때까지 움직이지 말아야 한다. 왜냐하면 종료하고 난 다음에 체내에서 효과가

나타나기 때문이다.

③ 조체의 효과가 있었다면 깊이 잠이 들고, 다음날 아침 일찍 잠에서 깨어날 수 있다. 잠이 깨면 이 조체는 계속할 필요가 없다.

④ 1일 1회, 1종만을 취침 직전에 하고 그대로 잠들도록 한다. 두 번 이상이나 두 가지 이상을 하지 말것이며, 낮에 해서는 안 된다.

⑤ 얇은 요나 깔개 위에서 행해야 하며, 두터운 깔개는 효과가 없다.

⑥ 이 조체 중 떨어뜨릴 때는 자연스럽게 빠른 속도로 낙하하라. 속도가 느리면 형이 잡히지 않는다.

⑦ 좌우 중심의 구별 방법은 2개의 체중계로 한 발씩 밟고 서서 숫자가 많은 쪽이 중심이 있고, 직립해서 손을 관골 끝에 대어 골반이 높은 쪽이 중심이 있다. 구두창이 많이 닳은 쪽이 중심이 있고, 앙와(仰臥)해서 이완했을 때 낮은 허리 쪽에 중심이 있다.

⑧ 모든 조체의 시작 자세는 똑바로 누워 시작한다.

(1) 제1 체상(體相)

◆ 체형(體型)

① 상흉(上胸) 배부에서 경부에 걸쳐 힘이 충만하여 굳어 있고, 상요추부(上腰椎部)가 긴장되어 척추가 대나무 같다.

② 평상시는 머리를 위로 쳐들고 있으나 긴장하면 더욱 치켜드는 경향이 있다. 얼굴이 적고, 목이 굵거나 아니면 목이 길고 가늘다. 신장보다 몸통 성장이 빈약하다.

③ 동작할 때는 무릎으로 몸을 조절하고, 몸의 중심을 발끝에 두고 있다. 양 귀의 가장 높은 언저리를 연결한 직선과 안구 중심점에서의 수직선이 두정부(頭頂部)에서 교차하는 부분을 두정측점(頭頂側点)이라고 하는데, 그 선 부위가 부드러우면 복직근이 굳어 있고, 반대일 때는 부드럽다. 제 9흉추와 제 1요추에 힘이 모인다.

◆ 성벽(性癖)

① 현실은 보지 않고 공상에만 빠진다. 한 가지에 신념을 갖지 못하고 감정적이며, 희망적인 경향이 강하다.
② 모든 것을 두뇌로 받아들이고, 먹는 것 역시 영양의 존재 여부에 따라 섭취하기 때문에 머리와 직결된 동작만을 하는 경향이 있다.
③ 자극적인 충동이 있다면 자기 자신은 관계가 없다는 태도로 한 걸음 비켜서서 생각에 잠긴다.

〈 교정 조체법 〉

① 골반 넓이로 다리를 벌린다.
② 발등 쪽으로 발목을 구부려 뒤꿈치를 아랫방향으로 뻗친다.

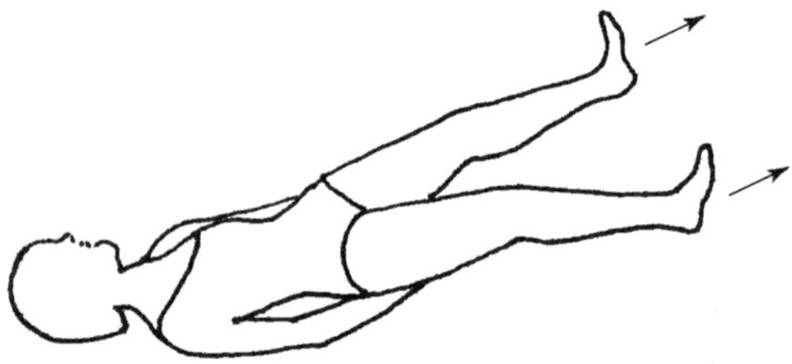

44圖

③ 아킬레스건에 힘을 주는 자세로 발꿈치가 바닥에서 2 cm 정도 올라오게 한다.

④ 호흡을 자연적으로 5~6회 한 다음 숨을 다 내뱉는 순간에 발을 급격히 낙하하고 그대로 잠이 든다(44圖).

(2) 제2 체상(體相)

◆ 체형(體型)

① 두상이 크고 목이 짧으며, 몸이 둥글고, 비만 체구가 많다. 반대로 두상이 적고, 목이 길고 가늘며, 힘이 없어 보이고, 피곤하지 않으면서 축 늘어져 있다.

② 흉부가 길고 좁으며, 제 10흉추가 늘어나서 늑골 하수의 경향이 있고, 상흉배(上胸背)와 견부(肩部)에 힘이 모여서 굳어 있다.

③ 요배상부(腰背上部)에 힘이 빠져 있고 부드럽다. 비만하여 4지(指)가 굵고 손가락이 짧다. 또는 4지(指)가 길고 가늘며, 손가락은 가늘고 길다.

④ 동작을 할 때는 제 1요추부에 힘이 집중되어 무릎으로 조절하고, 몸이 뒤로 기울어져 발꿈치에 중심이 걸려 있다.

⑤ 두정측점(頭頂側点)과 복직근이 긴장하고, 제 5흉추 제 1요추부에 힘이 모인다. 이 체상과 비슷한 것으로 제 7, 9형이 있다.

◆ 성벽(性癖)

① 비만한 이 체질은 여성인 경우 심한 사람은 질투심이 많고 토라지기를 잘 하며, 잠이 깬 이후에도 일어나기 귀찮아서 다시 잠들기를 좋아한다.

② 항상 수동적이며, 뇌가 피로하기 쉽고, 노이로제 경향이 강하며, 쓸데없는 근심을 많이 한다. 타인의 이야기를 그대로 받아들이지 못하고 반발심이 강하며, 자기 머리를 거친 것이 아니면 납득하지 않는다.

③ 세심하고 겁이 많으며, 의지는 있으나 행동이 완만하다. 그러나 일상생활 동작은 규범적이고, 자기의 생각과 하는 행동 이외는 인정하지 않는 경향이 있다.

④ 머리가 피곤하며 무의식 중에 다리를 뻗는다. 겉보기에는 건강하나 한 번 병들면 회복이 느리다. 생식기가 약하고, 당뇨병·뇌일혈에 걸리기 쉽다. 자극적인 강한 충격을 받으면 온몸이 굳어지고, 이후에 목과 어깨가 굳는다.

〈교정 조체법〉

① 골반 넓이로 다리를 벌린다.

② 두 팔을 90° 굽혀서 위로 올려놓고 양 견갑골을 가운데로 모아 붙인다.

③ 상체를 젖히고 아킬레스건을 잡아당기듯이 다리를 쭉 편다. 이때 발등을 위로 굽힌다.

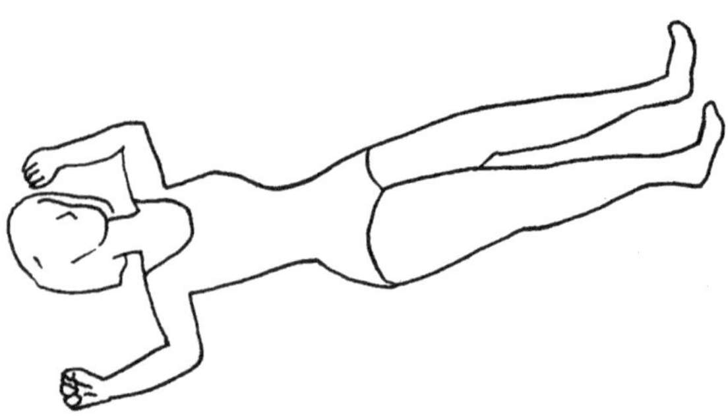

33圖

④ 다리를 20 cm 정도 올려 5～6회 호흡을 하고, 숨을 들이마신 다음 순간적으로 다리를 바닥에 떨어뜨린다(33圖).

(3) 제3 체상(體相)

◆ 체형(體型)

① 체간 사지가 둥근 느낌이다. 상경부(上頸部)가 굳어 있고, 오른쪽 어깨가 올라가고 머리는 같은 쪽으로 굽어 있다. 중흉배부(中胸背部)가 두툼하게 나오고 소화기의 발달이 좋다.
② 복와(伏臥)하면 왼쪽 장골이 늑골로 올라와 있고, 서거나 바로 누우면 쳐져 내린다.
③ 왼발의 족관절이 늘어나고 왼발에 중심이 걸린다. 제 2요추부와 제 6흉추부 좌측에 힘이 모인다.

◆ 성벽(性癖)

① 아무리 먹어도 먹고 싶고, 맛이나 영양분보다는 양으로 먹는다.
② 앉아서 졸기를 잘 하고, 머리가 단순하며, 만사를 감정으로 받아들이고, 흥분하면 몸에 필요 이상으로 힘이 들어간다.
③ 원래는 대단히 쾌활하지만 말이 없는 편인 사람은 영양 과잉이고, 당뇨병 · 정신병을 일으키기 쉬운 경향이 있다.
④ 여성에게 비교적 약하고, 자극적인 충동에는 어리둥절하고 회피할 궁리를 찾는다.
⑤ 이후에는 심하부(心下部)의 굳음이 그대로 남아 있고, 발목을 잘 삐는 버릇이 있다.

〈 교정 조체법 〉

① 앙와(仰臥)하여 중심이 없는 다리를 골반 넓이로 벌린다.
② 중심이 있는 다리를 굽혀서 옆 윗쪽으로 당겨 올린다.
③ 호흡을 자연적으로 5~6회 한 다음 숨을 다 내뱉는 순간에 다리를 떨어뜨린다(34圖).

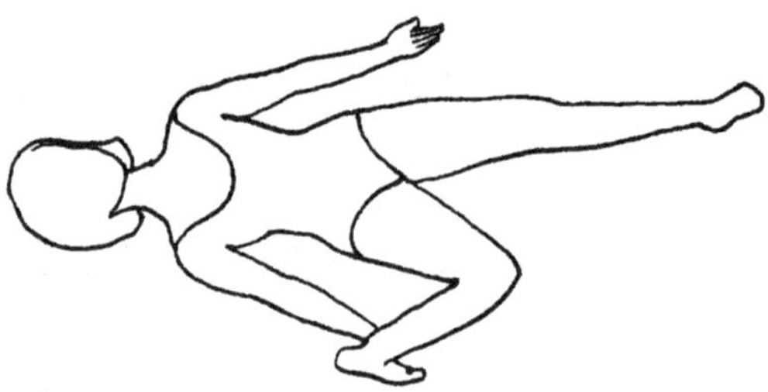

34圖

(4) 제4 체상(體相)

◆ 체형(體型)

① 상경부(上頸部)가 굳어 있고, 왼쪽 어깨가 올라가고 머리를 그쪽으로 굽히고 있다. 체간은 두툼하고, 오른쪽 중흉배부(中胸背部)는 두툼히 올라오고, 소화기부는 굳어 있다.
② 복와(伏臥)하면 오른쪽 장골(腸骨)이 늑골로 올라오고, 서든가 앙와하면 내려가 있다.
③ 오른발 관절이 펴져 있고 오른발에 중심이 있으며, 제 2요추부와 제 1흉추부 우측에 힘이 모여 있다.

◆ 성벽(性癖)

① 몸과 머리의 여러 가지 영향이 소화기 계통에 파급되어 나타

난다. 몸이 고르지 못하면 곧바로 식욕을 잃고 모든 것이 식욕부진과 직결되어 있다.

② 음식은 분량보다는 맛으로 먹고, 침착하여 말이 적으나 술을 마시면 평소에 먹은 마음을 거침없이 하는 경향이 있다. 믿지 못하면 행동하지 않고, 이해득실보다는 명분을 소중히 한다.

③ 자극적인 충격에는 심(心) 하부가 굳어지며, 발을 잘 삔다.

〈 교정 조체법 〉

① 골반 넓이로 다리를 벌린다.

② 중심이 가는 다리의 무릎을 조금 굽힌 다음, 이 다리 전체를 바닥에서 조금 들어올린다.

③ 다른 다리를 뻗친 대로 조금 들어올리고 그 자세로 5~6회 호흡한 다음 숨을 다 들이마신 순간 뻗어 있는 다리를 떨어뜨리고, 3~5초 있다가 구부린 다리를 떨어뜨린다(35圖).

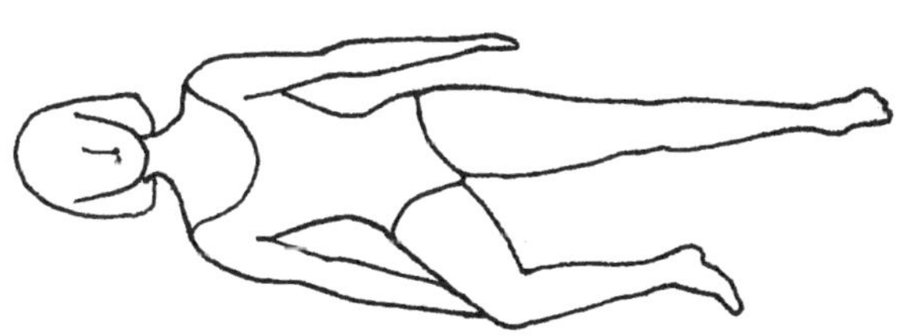

35圖

(5) 제5 체상(體相)

◆ 체형(體型)

① 모발이 풍부하고 연령보다 용모가 젊어 보이고, 어깨가 삼각근

내연에서 분명한 곡선으로 흉부와 대하고 있다.

② 견갑부위 전체가 두툼하고 위로 올라가 있으며, 후두부가 처져 있다. 턱이 앞으로 내밀고 목이 앞으로 기울어서 짧게 보인다. 흉부가 두텁게 발달해 있고 상흉배부가 나오고 어깨가 뒤로 젖혀져서 동작이 특이하다.

③ 치골이 앞으로 나오고 둔부가 뒤로 나와 있다. 전체의 느낌은 몽땅하고 얼굴이 넓어 보인다. 중심이 전후로 기울어지고, 제 5 요추 제 1흉추부에 힘이 들어가 있다.

◆ 성벽(性癖)

① 긴장하면 어깨를 앞으로 밀어내고, 이유도 없이 초조하고 쫒기고 있는 것 같다. 식욕이 있어도 적게 먹고 집중력이 있으며, 만사에 열심이다.

② 이성적이지만 곧잘 앞일을 근심하고, 소심하므로 불안해하고, 침착하지 못하여 몸 전체를 움직이는 습관이 있다.

③ 집요하고 의지적이며, 갑자기 감정적으로 변한다. 감기 몸살은 잘 걸리지 않지만 걸리면 오래 간다.

〈 교정 조체법 〉

① 앙와(仰臥)하여 굽힌 두 다리의 무릎을 양손으로 잡는다.

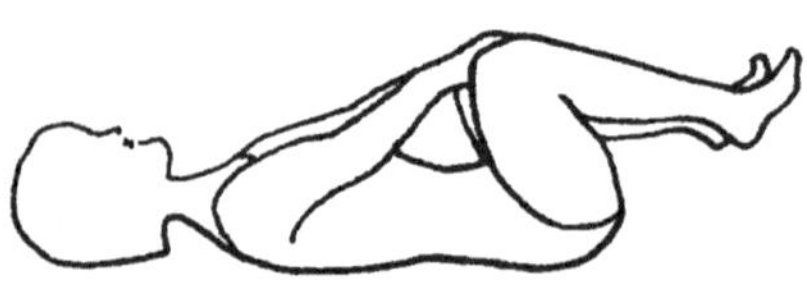

36圖

② 다리를 아래쪽으로 힘주어 밟아 내리고 두 손은 이것을 잡고 내려가지 못하도록 당기면서 반대 저항을 준다.
③ 최대한 견딘 후 숨을 자연스럽게 호흡하여 다 내뱉은 순간 손을 풀면서 발뒤꿈치로 바닥을 친 다음 다리를 편다(36圖).

(6) 제6 체상(體相)

◆ 체형(體型)

① 이 체상의 변형은 어깨가 넓고 흉곽이 판자같이 평평하며, 복부가 처져 있고, 이완시에는 어깨를 앞으로 내민다. 어깨가 앞으로 나와서 쇄골이 들어가 있는 경우가 많고, 흉곽이 앞으로 기울어져 있다.
② 목이 약간 앞으로 붙어 있고, 이 자세를 조절하기 위하여 제5흉추부가 돌출하고 상요추부가 굳어지며, 제5요추부가 함몰되어 풀려 있다.
③ 일어섰을 때 제5요추부가 놀출하고, 제5요추 제5흉추부에 힘이 들어가 있다.

◆ 성벽(性癖)

① 몸의 여러 가지 변동이 호흡기 계통에 파급된다. 가령 피로하면 호흡하기가 곤란해지고 감기에 걸리기 쉬운 체질이다.
② 편식이 심하고 고집스러우면서도 심약하고, 사람들 앞에서 잘난 체하는 경향이 있다.
③ 자극적 충동에는 움직일 수 없게 되어 버리고, 시간이 지나면 전신의 힘이 빠진다.

〈 교정 조체법 〉

① 바로 누워 두 무릎을 두 손으로 잡는다.

② 서서히 다리를 뻗쳐서 두 발꿈치가 바닥으로부터 2 cm 높이까지 올린다.

③ 이런 자세로 있으면 고관절에 긴장이 오므로 그동안 계속적인 호흡을 한다. 숨을 들이마신 후 마지막 순간에 다리를 떨어뜨린다(37圖).

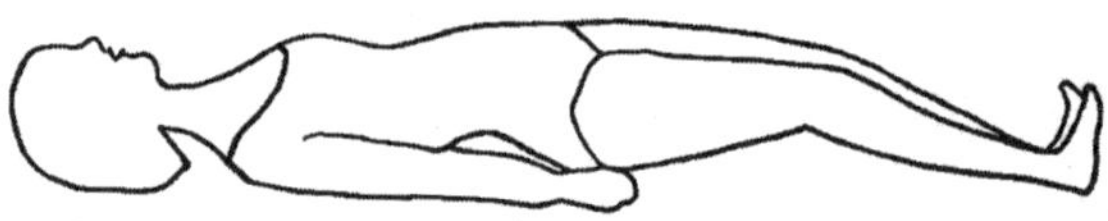

37圖

(7) 제7 체상(體相)

◆ 체형(體型)

① 정면에서 보면 목에서 어깨에 걸쳐 사선을 긋고 있다. 손과 어깨넓이가 두껍고 넓으며, 하반신보다 상반신이 발달해 있다. 골격이 견고하고 허리선이 굵으며, 상체가 길고 다리가 짧다.

② 제3요추부를 받침점으로 몸의 균형이 비뚤어지고, 오른쪽 발꿈치와 왼쪽 발가락에 중심이 걸려 있다.

③ 제 3요추와 제 11흉추부에 힘이 들어가 있고, 긴장하면 몸을 틀어서 중심을 잡는다.

◆ 성벽(性癖)

① 긴장하게 되면 소변의 배설에 원근이 생기며, 고집스러워서 마음의 방향전환이 잘 되지 않는다. 감정이 단순하고 과단성이

있는 것이 본질적이지만 그것이 둔해지면 더욱 고집스러워진다. 자극적 충격에는 재빨리 접근하여 확인한다.

② 일종의 노쇠적 증후이지만 그 질이 달라 승부에 민감하고, 행동력이 강한 투쟁형으로 패배를 대단히 싫어한다.

③ 만사를 의지로 받아들이고 몸의 변조가 허리에 나타난다. 긴장하거나 피로해도 허리가 아프고, 특히 아침 기상시는 허리가 굳었거나 아프거나 한다.

〈 교정 조체법 〉

① 앙와(仰臥)해서 골반 넓이로 다리를 벌린다.

② 중심이 가 있는 쪽으로 둔부를 들어올린다.

③ 긴장이 제3요추에 왔을 때 숨을 내쉰 후 순간적으로 둔부를 떨어뜨린다(38圖).

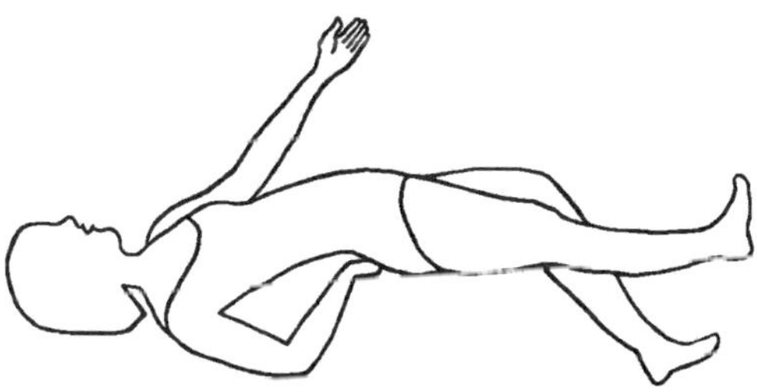

38圖

(8) 제8 체상(體相)

◆ 체형(體型)

① 좌측 후두부와 안면에 긴장도가 높고 몸이 둥글다. 얼굴에 기미가 생기기 쉽고 골격이 크며, 몸의 힘을 빼면 허리가 틀어진다.

② 한쪽 발꿈치에 힘이 가해지고, 다른 발의 바깥쪽에 힘이 가해진다.
③ 제 3요추, 제 7흉추부에 힘이 가해져 있다. 몸의 힘을 빼면 몸을 돌려서 중심을 잡는다.

◆ 성벽(性癖)

① 차멀미를 잘 하고, 긴장 · 피로 · 과식에 얼굴이 잘 붓는다. 다리가 붓기 쉽고 팔다리가 잘 결린다.
② 몸의 변동이 비뇨기 계통에 파급된다. 배뇨 종료시 수축이 없고 오줌 줄기가 갈라지며, 끝이 분명치 않고 변비가 있다.
③ 우유부단하면서 고집이 강하고 공포에 예민하며, 허세가 강하다. 자극적 충동에는 허리의 힘이 빠지며, 이 시기가 지나면 온몸이 굳어 있다.

〈 교정 조체법 〉

① 중심이 있는 다리를 약간 굽혀서 올린다.
② 그 다리에 체중을 가하지 말고 둔부를 올려서 보통 호흡으로 견딘다.
③ 긴장이 제 3요추에 왔을 때 숨을 들이마신 후 순간적으로 떨어뜨린다(39圖).

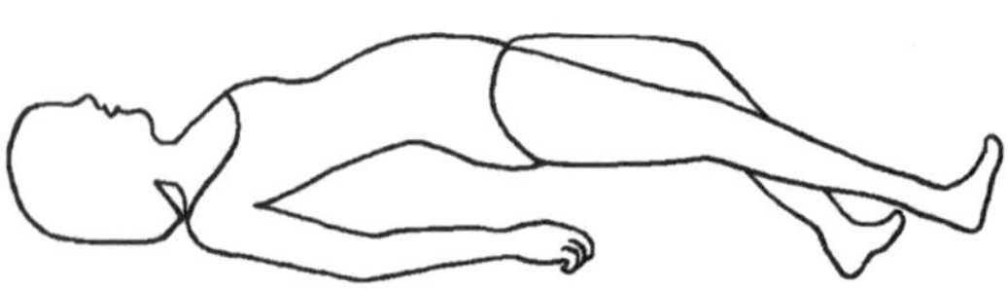

39圖

(9) 제9 체상(體相)

◆ 체형(體型)

① 갸름한 얼굴로 어린이 같은 얼굴이고, 몸의 무게 성장이 억제되어 있다.
② 손목과 발목 골반이 탄력적으로 조여 있고, 둔부는 둥글고 튀어나와 있다. 다리의 안쪽 힘이 준수하고 몸은 일반적으로 작다.
③ 중심이 발의 안쪽에 가해지고, 제 4요추, 제 12흉추부에 힘이 모여 있다.

◆ 성벽(性癖)

① 끈기가 있고 생활력이 왕성하다. 아무리 먹어도 살이 붙지 않고 정력이 넘치는 활동가이다. 60~70세를 넘어도 성욕이 강하거나 다른 욕망으로 바뀐다.
② 집념이 강하고 애정이 강하며, 지칠 줄 모르고 무엇이든지 잘 견딘다. 자기의 의견을 굽힐 줄 모르고 타인의 의견도 받아들이지 않는다.
③ 여성은 다산 장수형이고, 만사에 연기 연출이 절묘하나 능숙한 사람에게 걸리면 잘 넘어간다. 자극적 충동에는 우선 돌진하는 형이다.

〈 교정 조체법 〉

① 중심이 가해져 있는 다리를 구부린 다음 그 바깥에 중심이 없는 다리를 구부려 놓고서 두 무릎이 바닥에 닿도록 힘을 쓰면 자연히 둔부는 들려 올려진다.

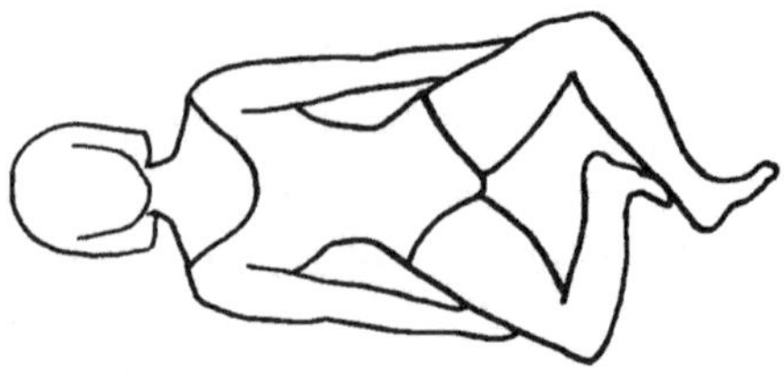

40圖

② 그 자세로 5~6회 호흡을 하다가 숨을 내뱉은 후 순간적으로 다리를 떨어뜨린다(40圖).

(10) 제10 체상(體相)

◆ 체형(體型)

① 사지(四肢)가 둥글고 부드러우며, 근육과 골격의 윤곽이 분명하지 않고, 얼굴이 둥글다. 손목과 발목이 굵고 장골이 벌어졌으며 발달해 있다.

② 신체가 좋고 비만형이다. 골격이 크지만 지방질의 비대와는 다르다. 다리의 외쪽에 장력이 준수하고 발 바깥쪽에 중심이 가해진다. 제 4요추, 제 3선추부에 힘이 모인다.

◆ 성벽(性癖)

① 청춘시절에는 날씬하고 윤기가 있으며, 예쁘고 매력적인 몸매이다. 분주하며 피로를 모르고, 피로해도 개의치 않는다.

② 사람이 좋고 남의 일을 잘 봐주고 활동가이며, 만사에 대범하나 이해득실에는 민감하다.

③ 미신에 빠지기 쉽고 너무나 명랑하고 덤벙거리는 편이며, 때로

는 그의 이야기 소재는 화려하여 터놓고 즐긴다.

④ 자극적 충동에는 대단히 침착하고 신중하게 생각하며, 이 시기가 지나면 후두부가 무겁게 긴장한다.

< 교정 조체법 >

① 다리 자세는 제9 체상(體相)과 같다.

② 두 팔을 어깨와 수평으로 뻗친 다음 다섯 손가락을 펴고 동시에 두 손등을 몸쪽을 향하게 젖혀 세우고,

③ 5~6회 호흡하는 동안 견디다가 숨을 들이마신 후 순간적으로 떨어뜨린다(41圖).

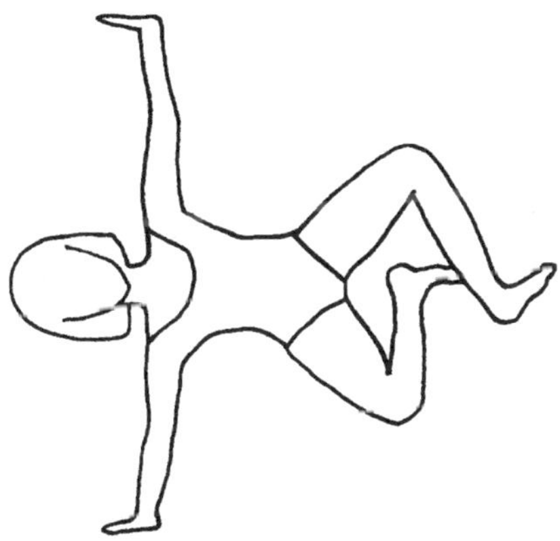

41圖

(11) 제11 체상(體相)

◆ 체형(體型)

① 피부가 조밀하고 근육이 부드럽다.

② 음성이 적고, 두부가 크며 두피가 부드럽다. 장골이 쳐지고 전

신근육에 탄력이 적다. 제11흉추, 제2선추부에 힘이 모인다.

◆ 성벽(性癖)

① 자발적인 행위를 취할 수 없고 타인의 지시에 따라 움직이는 수동적 성격이다. 유혹에 빠지기 쉽고, 알면서도 빠져 나오지 못하는 경향이 있다.

② 사고력이 풍부하고 소극적이며, 과단성이 없는 것이 본질이다. 내면에 과단성이 없는 고집이 있고, 갑작스럽게 중한 병에 걸리거나 대수롭지 않는 질병으로 급사하는 경향이 있다.

③ 자극적 충동에는 다 죽은 시늉을 하다가 이후에 갑작스럽게 돌변, 오히려 힘이 솟는다.

〈교정 조체법〉

① 앙와(仰臥)하여 두 무릎을 굽힌다.

② 발바닥을 둔부 밑에 넣고 두 손으로 발꿈치를 잡는다.

③ 상체를 조금 일으켜서 손과 잡고 있는 발꿈치를 바깥 쪽으로 벌린다.

④ 5~6회 호흡을 견디다가 숨을 내뱉는 순간 동시에 갑자기 떨어뜨린다(42圖).

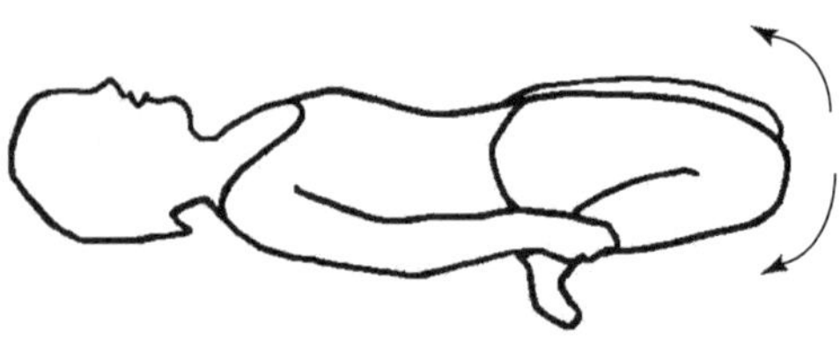

42圖

(12) 제12 체상(體相)

◆ 체형(體型)

① 대퇴부의 내연(內緣)이 회음(會陰)을 향하여 한 줄로 합류하지 않고 따로따로 붙어 있다.
② 전신의 근육이 굳어 있고, 장골은 올라가 있다. 늙음이 눈에 띄는 노화형이다.
③ 성적 불만, 불임 여성, 혼기를 넘긴 여성이 이 형에 속하지만 그 본질은 다르다. 제 11, 7, 3흉추부에 힘이 모인다.

◆ 성벽(性癖)

① 자발적인 행동 이외는 할 수 없고, 타인의 행위를 그냥 보고 넘길 수가 없다.
② 완고하고 인내력이 강하며, 융통성이 없는 것이 본질이다.
③ 자극적 충동이 있어도 긴장할 줄 모르다가 그 시기가 지나고 나서야 공포에 겁을 먹는다. 이후에 기(氣)가 빠지고, 다음 날까지도 몸이 굳어 있다.

〈 교정 조체법 〉

① 앙와(仰臥)하여 두 팔을 머리 위로 뻗친다.
② 다리를 뻗되 발가락을 안으로 굽혀서 손발에 힘을 힘껏 준 다음 뻗친다.
③ 숨을 내쉰 다음 순간적으로 갑자기 떨어뜨린다(43圖).

인체의 운동계는 중심(中心)의 중심적(重心的)인 허리를 기점으로 하고 있으며, 호흡이 율동적이면 여러 동작이 쉬워진다. 이것이 운동계를 안정시키는 요령이고, 또한 모든 것의 근부 원칙이기도 하

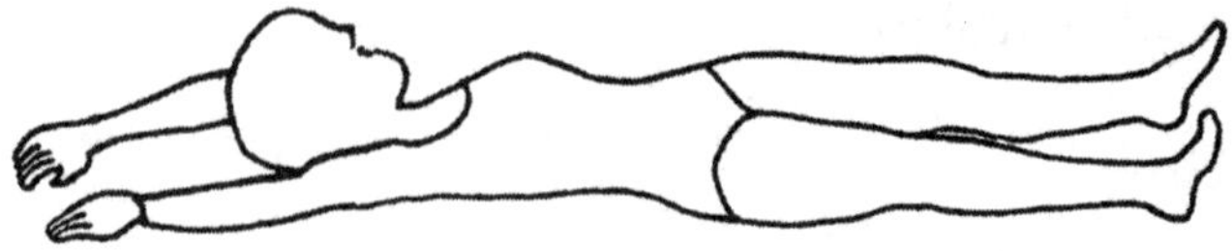

43圖

다. 그 기점의 중심(中心)은 중심(重心)이다.

인체의 중심(重心)을 측정하면 체형, 이상 부위, 가동 범위, 가동량이 판명되고, 중심을 조절하므로 모든 동작 즉, 운동・예술・무예 등이 익숙해지고 체위향상을 기대할 수 있다. 중심(重心) 측정은 발바닥 면을 4등분하여 측정할 수 있는 중량계를 이용한다.

13) 자동 조체법(操體法)

각종 조체법 중 치병(治病)에 가장 잘 적응되는 것이 이 방법이다. 대개의 경우는 건강도가 높아지면서 내포된 질환이 호전하는 것이지만, 이 방법은 각각의 영역에서 질병이 회복되면서 건강도가 높아진다. 따라서 치병운동법(治病運動法)이라고 해도 좋을 듯하다. 그러나 원래의 목적은 치병(治病)이 아니라 건강에 있는 것이다.

치병(治病)을 목적으로 하는 데는 활발히 행하며, 가볍고 율동적으로 해야 한다. 연속 3주 정도 계속하면 육체와 정신상에 변화가 오고 있음을 자각하게 된다.

부위별로 선택하여 실시해도 좋고 전 종목을 매일 반복해도 좋으나, 이것을 결정하는 것은 자기 자신이거나 지도를 받아서 하면 더욱 합리적일 것이다.

(1) 두경부(頭頸部) 조체법

〈자세〉

다리를 30 cm 정도 벌리고 이완된 상태의 앙와위(仰臥位)

〈행법〉

① 양손을 후두부(後頭部)에 대어 머리를 받친다.
② 코로 숨을 들이마시고 숨을 보류하여 아래턱을 가슴에 접촉하는 자세를 취한 다음 머리를 들어올려 앞쪽으로 굴곡한다. 이때 상체가 들려 올라가지 않도록 하고 머리만을 구부린다.
③ 이 조작을 세 번 거듭한 다음, 후두부를 받치고 있는 손의 팔꿈치가 바닥에 닿도록 하고 입으로 숨을 강하게 내뱉는다. 호기(呼氣)는 2회 하는 것이 좋다(1圖).

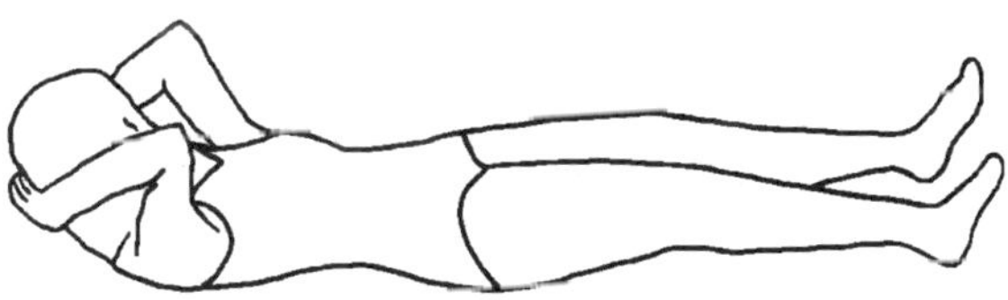

1圖

(2) 흉배(胸背)·늑골(肋骨) 조체법

〈자세〉

양쪽 다리에서 발꿈치까지 붙이고, 발가락 끝만 벌린 앙와위(仰臥位)

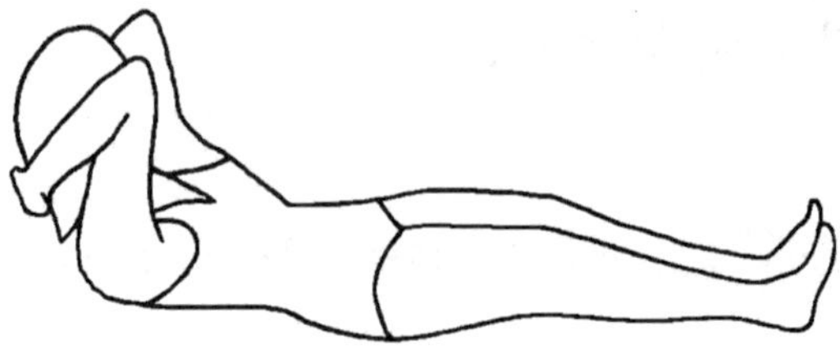

2圖

〈행법〉

① 양손을 후두부(後頭部)에 대어 머리를 받친다.
② 코로 숨을 들이마시고 숨을 가다듬은 다음 머리를 들어올려 흉부를 굴곡한다.
③ 전신에 힘을 빼고 숨을 보류한 채 세 번 거듭한 다음, 팔꿈치를 바닥에 닿도록 벌리고 입으로 숨을 강하게 내뱉는다. 호기(呼氣)는 2회 하는 것이 좋다(2圖).

(3) 견부(肩部) 상지(上肢) 조체법

〈자세〉

다리를 30 cm 정도 벌리고 이완된 상태의 앙와위(仰臥位)

〈행법〉

① 좌측 조체시에 얼굴을 좌측으로 돌리고, 왼쪽 팔꿈치를 굽혀서 손바닥을 우측 가슴 아래에 댄다.
② 오른손으로 굽힌 왼쪽 팔꿈치 부위를 잡는다(우측 조체시에는 좌측 조체시의 반대 자세를 취한다).

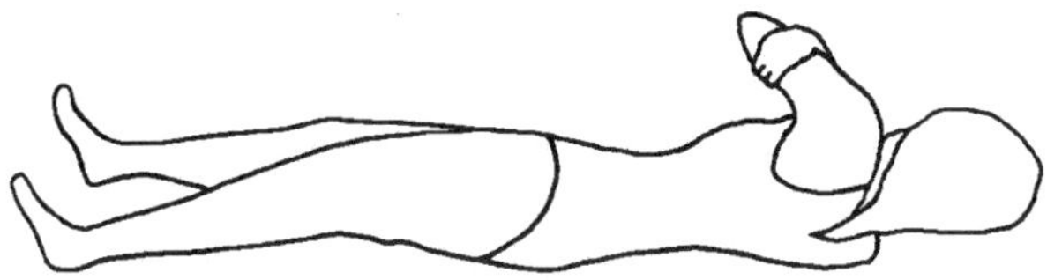

3圖

③ 이 자세에서 코로 숨을 들이마시고 숨을 보류한 채 몸을 가능한 한 이완시킨다.
④ 왼쪽 팔꿈치를 오른손으로 우측방향으로 당기면서 상체가 들어올려지도록 세 번 거듭한 다음 입으로 숨을 강하게 내뱉는다. 좌우측 공이 2회씩 하는 것이 좋다(3圖).

(4) 반신(半身) 신장 조체법

〈자 세〉

이완된 상태의 앙와위(仰臥位)

〈행 법〉

① 조체하는 쪽의 다리를 굽혀 그 발바닥을 엉덩이 밑에 깔고, 코로 숨을 들이마시고 숨을 보류한다.
② 조체하는 쪽 다리의 손을 반원형으로 두부(頭部) 상방(上方)의 바닥에 닿도록 뻗침과 동시에 굽힌 다리는 무릎 부위가 바닥에 닿도록 무릎을 아래쪽으로 뻗는다.
③ 세 번 거듭하고 입으로 숨을 강하게 내뱉는다. 좌우 반신(半身) 공이 2회씩 하는 것이 좋다(4圖).

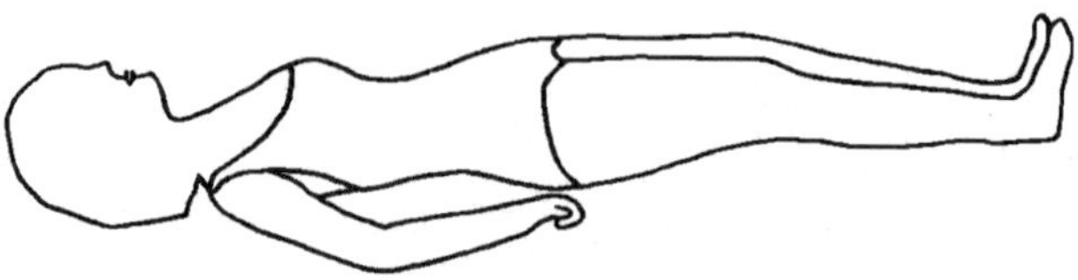

4圖

(5) 전신(全身) 신장 조체법

〈자세〉

이완된 상태의 앙와위(仰臥位)

〈행법〉

① 두 다리를 접어서 발바닥을 둔부 밑에 깔고, 두 손은 반원을 그리듯이 머리 위쪽 바닥에 손이 닿도록 뻗는다.

② 동시에 굽힌 무릎이 바닥에 닿을 만큼 무릎 부위를 아래쪽으로 뻗는데, 이 조체를 율동적으로 거듭한다.

③ 손과 무릎을 뻗칠 때는 코로 숨을 들이마시고, 손을 제자리로 내릴 때는 입으로 숨을 강하게 내뱉는다.

④ 이와 같은 교호호흡법(交互呼吸法)을 3회씩, 신전조체(伸展操體)를 6회씩 거듭한다. 이 6회를 1조체로 하여 3조체를 하면 좋다(5圖).

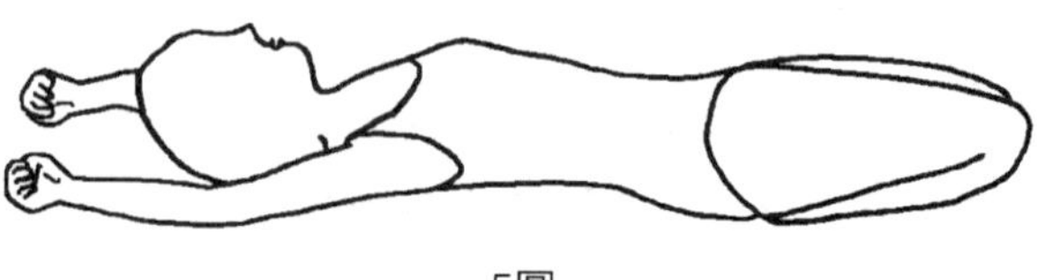

5圖

(6) 하흉추(下胸椎)·요추(腰椎) 조체법

〈자세〉

이완된 상태의 앙와위(仰臥位)

〈행법〉

① 교정해야 할 쪽으로 얼굴을 돌리고, 교정해야 할 쪽의 팔을 어깨와 수평으로 뻗는다.

② 코로 숨을 들이마시면서 교정해야 할 쪽의 무릎 관절을 굽힌다.

③ 반대쪽 손으로 굽힌 무릎 바깥쪽을 잡고 복부에 80^{0} 각도로 당긴 다음 입으로 숨을 단숨에 강하게 내뱉는다.

④ 몸을 이완시킴과 동시에 무릎 관절부를 반대쪽 하늑골(下肋骨) 방향으로 교정측의 하반신이 틀어지게끔 잡아당긴다.

⑤ 이 조체를 2~3회 거듭하면 하흉(下胸)·요추(腰椎) 변위가 교정된다(6圖).

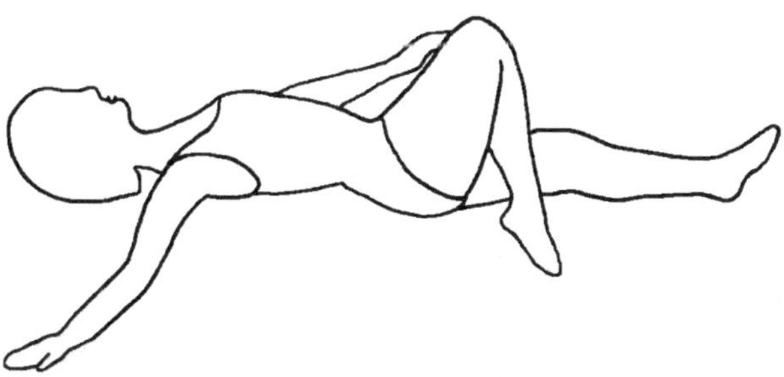

6圖

(7) 선부(仙部) 골반 조체법

〈자 세〉

양다리를 앞으로 뻗치고 앉은 자세

〈행 법〉

① 양팔을 어깨 넓이로 머리 위로 올리고, 두 다리를 약 30 cm 넓이로 벌린 다음 무릎을 굽혀서 뒷발꿈치를 약 20 cm 지점으로 당긴다.

② 코로 숨을 들이마시고 입으로 숨을 강하게 내뱉으면서 몸을 이완시킴과 동시에 양팔을 머리 위로 뻗쳐 올린 그대로의 자세로 상체가 다리 사이에 들어가도록 가능한 한 굽힌다.

③ 이것을 율동적으로 5~6회 거듭하면 교정될 수도 있다. 선골(仙骨) 골반에 변위가 없을 시는 일상 조체(操體)에서 제외하는 것이 좋다(7圖).

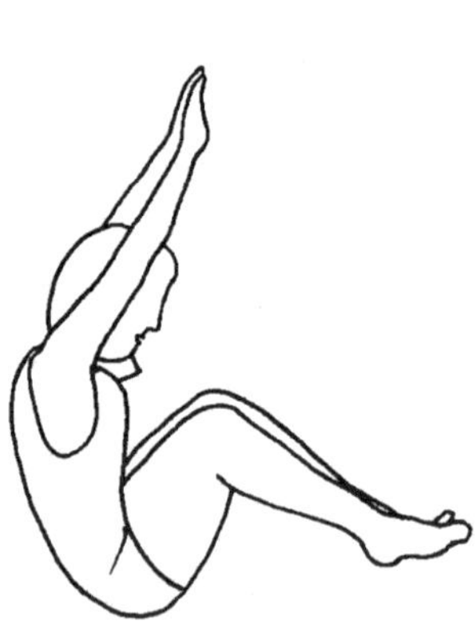

7圖

(8) 중흉부(中胸部) 하흉추골 조체법

〈자 세〉

서거나 똑바로 앉은 자세

〈행 법〉

① 양손을 흉배부에 돌려서 교정할 추골(椎骨) 극돌기 측방에 엄지손가락을 고정하고, 코로 숨을 들이마시고 입으로 숨을 강하게 내뱉는다.

② 전신을 이완시킴과 동시에 엄지손가락 고정 부위를 지점으로 동체(胴體)를 뒤로 젖히면서 엄지로 지지부를 전방으로 가압한다. 이 조체의 반복으로 교정되며, 일상 조체에서는 제외함이 좋다.

③ 상흉추(上胸椎)의 변위는 기상시에 이 흉배골(胸背骨) 조체법으로서 교정된다(8圖).

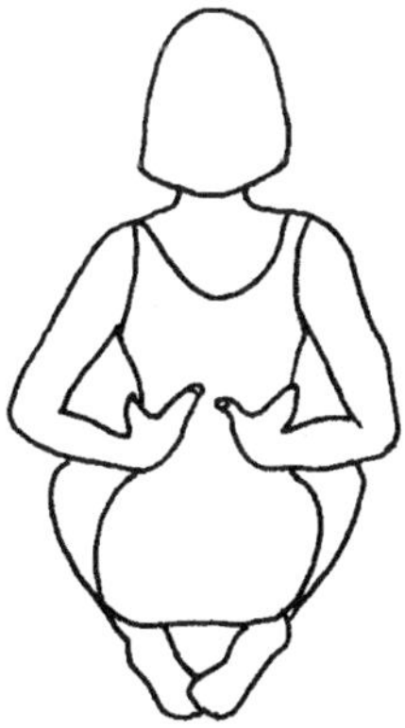

8圖

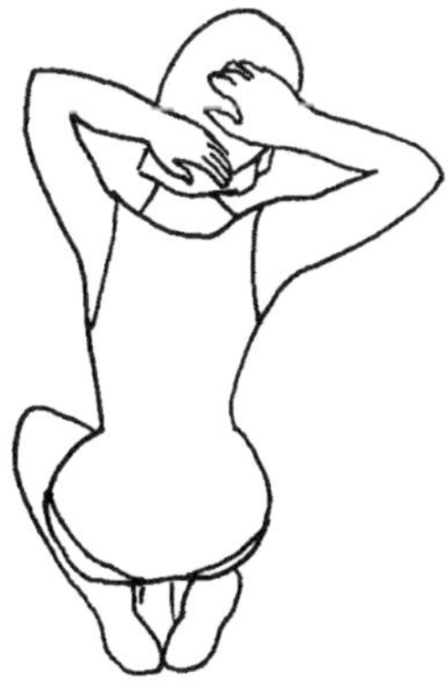

9圖

(9) 경추(頸椎) 조체법

〈자 세〉

서거나 똑바로 앉은 자세

〈행 법〉

① 한쪽 손가락 끝을 반대쪽 경추에 고정하고, 또 한 손의 손바닥으로 반대쪽 후두부를 받친다.
② 코로 숨을 들이마시며 흉복부에 80% 정도 흡입됨과 동시에 머리와 목을 지지하고 있는 손 방향으로 당긴다. 왼손은 좌측으로, 오른손은 우측방향으로 당긴다.
③ 이 조체의 반복으로 교정되며, 일상 조체에서는 제외함이 좋다(9圖).

(10) 배신전(背伸展) 조체법

이 조체법은 잠에서 깨어난 순간부터 시작함이 좋고, 그렇지 않으면 효과가 반감된다. 방광이 충만되어 있어도 안 되고, 기상하여 보행 후에도 효과는 적다. 이 조체는 전신적으로 정체(整體)되고, 키가 커지고, 복부의 혈행이 개선되며, 변비가 해소되고, 고령자라도 신장이 성장한다.

〈자 세〉

앙와위(仰臥位)

〈행 법〉

① 양팔 손가락을 깍지손으로 손바닥을 위로 향하게 뻗친 다음

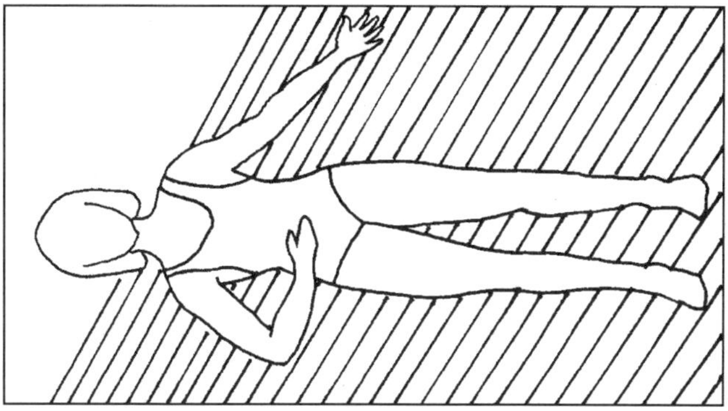

10圖

입을 벌리고 팔을 머리 위로 뻗는다.

② 발뒤꿈치와 발가락의 순서로 뻗는 배신조체(背伸操體)를 거듭한 후 그 자세에서 몸통을 좌우로 튼다.

③ 척추와 기관이 직선이 되도록 베개를 제외한 수평위(水平位) 앙와루 두 다리를 골반 폭으로 벌려서 뻗는다.

④ 양팔의 손바닥을 위쪽으로 향하게 하여 몸 옆 40～50^0 방향으로 뻗친 자세에서 복부 외곽주부(外廓周部)를 시계방향으로 원을 그리듯 쓰다듬기를 30～40회 정도 하고, 가벼운 호흡을 1분 정도 하면서 심신을 이완시킨 다음 일어난다(10圖).

14) 담력 조체법(操體法)

인간의 생활에서 소위 담력을 양성한다는 것은 생명에 대한 가장 본질적인 것이다. 동서고금을 통하여 이와 같은 담력을 양성하는 방법으로는 좌선(坐禪)이 유일무이한 방법일 것이다. 어떤 운동이나 체조이든 간에 모두가 치병(治病), 근육 강화, 건강 증진 등의 목적에서 행하고 있다.

담력을 양성하는 데 좌선(坐禪)을 권하고 싶지만 과연 다양한 생활인의 개체에서 그것이 용이하게 실천할 수 있을 것인가에 대하여는 의문이 있다. 여러 가지 조건이나 의미에서 그 실행이 제약받을 수 있고, 설사 수련을 했다 하여도 각자의 생활면에서 실제로 효험을 볼 수 있을 만큼 정확히 해낼 수 있을 것인가에 대하여도 의문이 없지 않다.

고전적인 좌선 외에 현대에 적용될 수 있는 담력 양성의 방법을 모색해본 결과가 이 조체방법이다. 우리나라에서 전승되어 온 무술과 예술도 이 담력 양성과 통한 방법으로, 동공(動功)에 속한 것으로 잠재의식에도 깊이 관련되어 있다. 일기(一技)에 능하면 백기(百技)에 통한다는 옛말은 이것을 표현한 말인 것 같다.

이 담력 양성 조체(操體)는 생태학적으로 본다면 중심력(中心力)이라고도 할 수 있다. 이 방법은 서서 하는 것이지만 앉아서 한다면 곧 좌선(坐禪)이다. 좌선 이외의 모든 수도(修道)에서 이 방법이 도입되는 자세가 구성되면 광대한 자극이 중심부에서 팽발하여 선골신경총(仙骨神經叢)에서 척수신경을 통해 대뇌 사고중추의 기능을 기계적으로 정지시키므로 무념무상(無念無想)의 경지가 생리학적으로 나타나게 된다.

이 조체는 철봉, 목봉, 죽봉 어느 것이든 좋으나 길이 60~70 cm, 무게 2,000~3,000 g의 것이 적당하다. 조체의 기본적인 동작은 다음과 같다.

① 허리에 힘을 준다.

② 둔부를 후상방(後上方)으로 올린다.

③ 상반신의 힘은 가능한 한 뺀다.

④ 몸은 수직으로 움직인다.

⑤ 호기(呼氣)는 강하게 뱉는다.

(1) 요복(腰腹) 수행법 - 상체 -

① 어깨 넓이보다 조금 넓게 발을 밖으로 벌리고 서고, 손바닥은 정면을 향하게 해서 철봉을 잡은 다음 상체의 힘을 빼고 허리를 젖힌다.

② 극히 조용하고 자연스럽게 흡기(吸氣)하여 약 3초간 숨을 가다듬은 다음 팔을 몸에 붙인 채로 앞팔을 굽혀서 봉을 앞팔 길이대로 올린다. 이 때 급한 동작은 하지 않아야 한다.

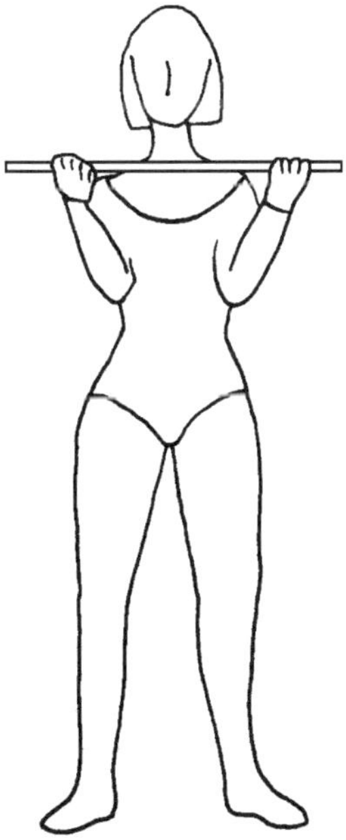

30圖

③ ②에서 양 앞팔을 올리면서 조용히 힘차게 호기(呼氣)하고 팔을 다 올렸을 때 양 손에 힘을 주어 봉을 약간 강하게 쥔다. 과하게 힘이 들어가면 안 된다. 그리고 3초간 호흡을 정지한다.

④ 조용히 양 팔을 내리면서 가늘게 흡기(吸氣)한다. 팔을 올렸을 때 숨이 남아 있다면 양 팔을 내리면서 그 전부를 뱉어내고 양 팔을 아래로 드리운 채 흡기(吸氣)한다. 그리고 3초간 호흡을 정지한다.

⑤ 이 방법을 10회 반복한다.

어느 동작에도 전신에 힘을 주어서는 안 된다. 초보자는 호흡 도중 조금씩의 호흡으로 보충하면 편하다. 두 눈을 크게 뜨고 시선을 정면에 고정하여 깜박질을 적게 한다. 이것은 정신 집중에 유효하다(30圖).

(2) 요복(腰腹) 수행법 – 하체 –

① 봉을 쥐고 자세를 취한다. 두 발은 양 무지 15 cm, 안쪽 복숭아뼈 간 폭을 7～8 cm로 하되 좌우 안쪽은 밀착하는 것이 더 효과적이다. 허리를 반듯이 젖히고 둔부를 뒤로 밀어내면서 상반신의 힘을 빼면 자연히 단전(丹田)에 기력이 충만해진다.

② 조용히 흡기(吸氣)하여 3초간 숨을 가둔 다음 순간 힘차게 가속도로 내뱉으면서 양 무릎을 굽히고 상반신을 수직으로 덜컹 낮춘다. 양 대퇴부(大腿部)는 평형되게 밀착한다.

③ 둔부는 다 내리지 않고 발뒤꿈치에서 10 cm 정도 떼고 허리를 젖힌다. 이로써 허리와 배의 역학적 긴장도는 같아진다.

④ 철봉을 잡은 손은 팔을 뻗친 채 슬관절(膝關節) 위 5 cm 거

리에 머물게 하고 양 팔에 힘을 주지 않는다.

⑤ 호흡을 3초간 정지한 다음 남은 숨을 내뱉으면서 조용히 일어서서 본 자세로 돌아간다. 자세가 상·하로 움직일 때 올바른 인력법칙에 따르고 신체의 중심이 수직선에 따라서 해야 한다.

⑥ 숨을 전부 내뱉고 또 다시 조용히 들이마시고, 호흡을 3초 가다듬었다가 평상 호흡으로 돌아가서 휴식한다.

⑦ 이 방법도 10회씩 반복한다.

특히 주의해야 할 점은 하복부에 힘을 주지 않는다는 것이다. 허리를 충분히 젖힌 자세에서 전신의 힘을 빼면 자연히 복부에 힘을 넣지 않으면 체제가 일그러진다. 또한 호흡도 중요하다. 상체·하체에서 행하는 수행법에서 10회씩 20~30초 간에 이루어지는 수행이 정확하다면 그 효과는 크다. 그러나 얼마 되지 않은 수행으로 그 정확성을 갖는다는 것은 불가능하지만 그 원리를 알고 실천하면 더욱 유익하다(31圖).

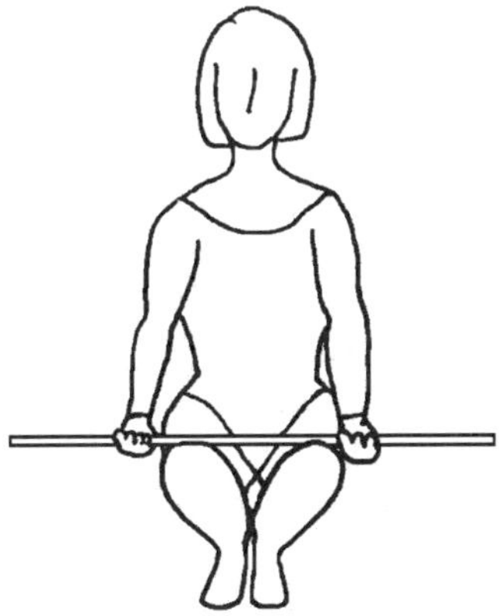

31圖

(3) 요식(腰式) 수행법

① 손바닥을 자기 쪽으로 하여 봉을 잡고 어깨 넓이보다 약간 넓게 다리를 벌리고 선다.

② 양 팔을 올려서 봉을 머리 위로 들어올려서 목 뒤로 내려서 자세를 잡는다.

③ 숨을 들이마시면서 양 팔을 가볍게 올려 봉을 머리 위에 수평으로 한 다음 숨을 입으로 뱉으면서 봉을 후두부(後頭部)에 수평으로 가속적으로 내린다.

④ 조용히 코로 숨을 들이마시면서 봉을 머리 위로 올리고, 이 때 목을 뒤로 젖혀서 봉을 응시하고, 봉을 내렸을 때는 정면을 본다.

⑤ 이 방법을 5회 반복한다.

(4) 복식(腹式) 수행법

① 손바닥을 정면에 향하게 하여 봉을 잡고 양 다리를 30 cm 벌리며, 눈은 정면의 한 점을 응시하고 허리와 복부에 중력감을 넣는다.

② 조용히 코로 숨을 들이마시고 30% 정도 숨을 입으로 내뱉고는 호흡을 멈춘다.

③ 왼손을 올리고 오른손은 아래로 하여 봉을 수직으로 세운다. 이 때 왼손은 힘을 빼고, 오른손은 봉을 꼭 잡는다.

④ 이 자세에서 호흡을 멈추고 오른손을 올리고 왼손을 내려서 봉을 반대 수직으로 하여 오른손 힘을 빼고 왼손으로 봉을 꼭 잡는다.

⑤ 이와 같은 방법으로 좌우 조체(操體)를 4번 반복한다.

이러한 동작을 하는 동안은 호흡을 멈추고, 소요시간은 약 8초 가량으로 4번 하고 한 번 호흡한다. 총 횟수는 16회이고, 결코 손발에 필요 이상의 힘이 들어가면 안 된다.

5. 도인법(導引法)

1) 도인(導引)

도인술을 도술(道術)이라고도 하고, 이것을 전문적으로 하는 사람을 도사(導士)라고 한다. 또 이와 같은 행동학의 근원인 사상을 추구하는 사람을 도가(道家) 또는 은사(隱士)라고 한다.

도인이 건강을 증진하고 병을 고치기도 하지만 업으로 하고 있는 의술은 아니다. 정공(静功)에 속하는 이 도인은 체내의 기류(気流)를 자연에로 돌리는 데 그 목적이 있으므로 기류를 더 분명히 돌리려면 동공(動功)인 무술과 병행함이 좋다.

무위자연(無為自然)은 도가(道家)의 철학이고 노자(老子)의 사상인데, 이것을 추구하는 사람을 행자(行者) 또는 도가(道家)라고 한다.

도인법은 장기 와병자나 허약한 사람은 하지 못한다. 체력이 있는 사람이 할 경우에도 열이 오른다. 눈, 코, 기침, 담, 근육의 당김, 설사, 피부의 가려움 등등의 반응작용이 나타나면 도인이 올바르게 되어 가고 있음을 짐작하고 기뻐할 일이지만, 이와 같은 반응을 약물로 억제하거나 중단시키면 안 된다. 반응이 강하고 계속된다면 격일로 한다든가 일시 중단함이 좋다. 그러한 것들이 남김없이 배출된다면 몸 안이 깨끗해져서 모기도 달라붙지 않게 된다.

이 도인법은 동작을 시작하면서 호흡을 코로 들이마시고 동작을 풀기 시작하면서 입으로 내쉰다. 동작에 따라서 길게 내쉰 것도 있고 강하게 일시에 토하는 것도 있으나, 이것은 해보면 자연히 알게 된다. 1일에 몇 가지를 해도 좋으나 한 가지를 한 이후는 반드시 몇 초를 쉬었다가 다시 시작해야 한다.

무수히 많은 도인법 중에서 몇 개를 기능별로 설명하면 다음과 같은 것들이 있다.

(1) 1행법(行法)

① 똑바로 선 자세에서 의식을 통일한다.

② 오른손가락을 조금 벌려서 위쪽으로 반원을 그리며 올리면서 무거운 물건을 떠받치는 자세를 취한다.

③ 몸을 약간 뒤로 젖혀서 오른손등을 주시한 다음 그대로의 자세에서 왼손을 반원을 그리며 위쪽으로 올려 뻗치고 두 손등

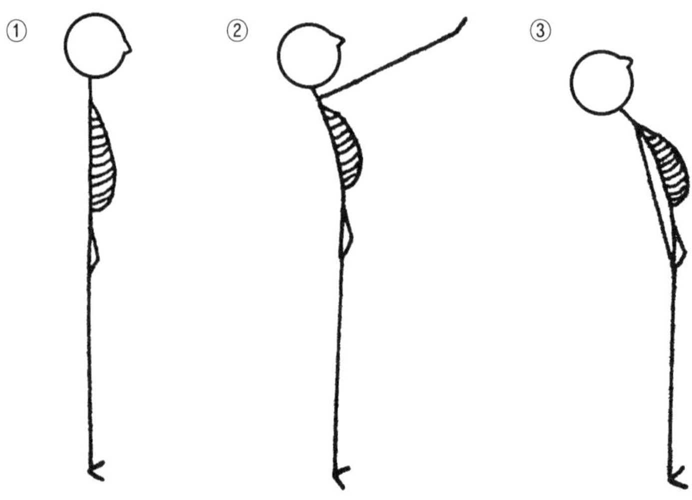

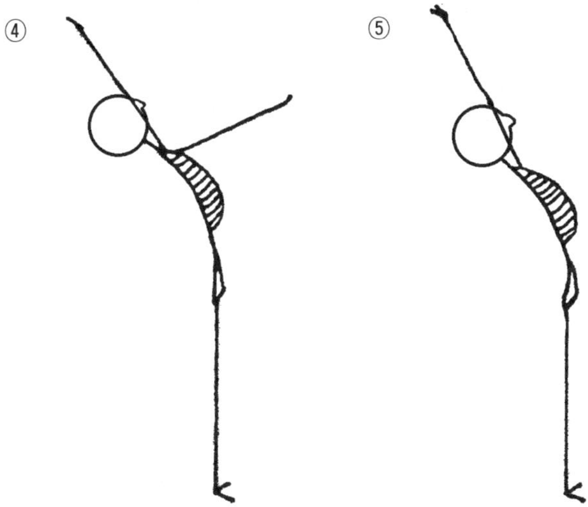

300圖

을 나란히 간추려서 손등을 주시한다.

④ 몸을 바로 하면서 먼저 올렸던 손부터 차례로 내린다.

⑤ 반대 손부터 다시 시작하면서 5~6회 거듭한다.

이것을 매일 아침에 한 번씩 하면 부정맥, 류마티스열, 위염, 방광염, 감기, 편두통, 고혈압 등이 좋아진다(300圖).

(2) 2행법(行法)

① 단좌(端坐) 자세로 의식을 통일한다.

② 오른손으로 오른발바닥을 강하게 누르면서 왼팔을 옆으로 벌려 원을 그리면서 머리 위로 올린다.

③ 머리 위에서 손바닥으로 무엇인가를 떠받치듯이 하면서 손등을 응시한다.

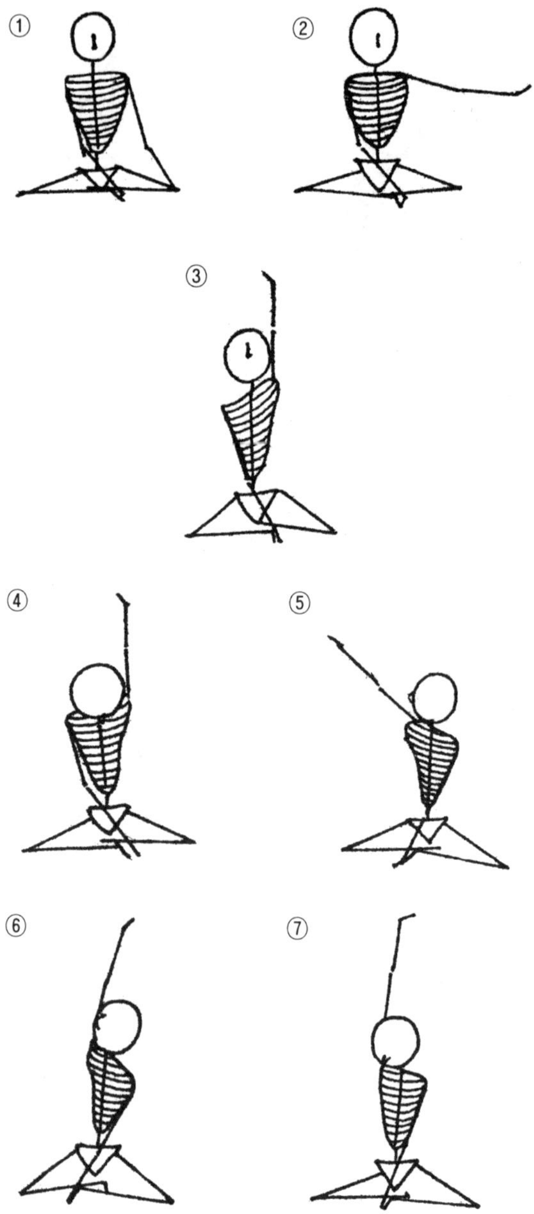

301圖

④ 목에 힘을 주어 턱이 가슴에 닿도록 목을 굽힌다.
⑤ 단좌하고 있던 발을 교체한 다음 왼손으로 왼쪽 발바닥을 누른다. 오른손은 손가락을 펴고 위로 올린다.
⑥ 무거운 것을 떠받치는 형태로 팔을 뻗고 손등을 똑바로 본다.
⑦ 목에 힘을 주어 턱이 가슴에 닿도록 강하게 당긴다. 이것을 좌우 교대로 각각 5회씩 반복한다.

이 행법은 위염이나 위장궤양, 식욕부진, 췌장염, 간염, 간암, 간경변, 심막염, 협심증, 심근경색, 기면증 등이 좋아진다(301圖).

(3) 3행법(行法)

이 행법은 두 팔을 뻗은 방법과 한 다리씩 뻗은 방법으로 되어 있다.

①, ② 앉은 자세를 정면(A)·옆면(B)·뒷면(C)에서 본 것이며, 여기에서 의식을 통일한다.
③ 둔부를 발뒤꿈치에서 조금 올린다.
④, ⑤ 두 손을 벌리고 팔을 위로 뻗친다.
⑥ 팔굽을 굽히지 말고 팔 전체에 이완이 없도록 뻗친다.
⑦ 제자리 자세로 돌아간다.
⑧ 두 손으로 바닥을 짚고 둔부를 바닥에 댄다.
⑨ 오른발바닥에 두 손을 걸어 잡는다.
⑩ 팔굽과 무릎을 쭉 뻗는다.
⑪ 왼발바닥에 두 손을 걸어 잡는다.
⑫ 팔굽과 무릎을 쭉 뻗는다. 이것을 좌우 교대로 5~7회씩 거듭한다.

① A

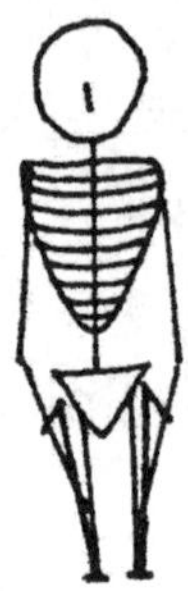

B

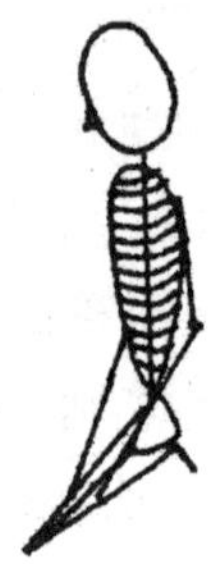

C

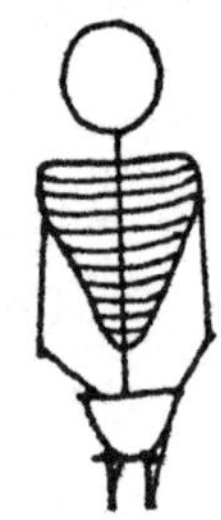

②

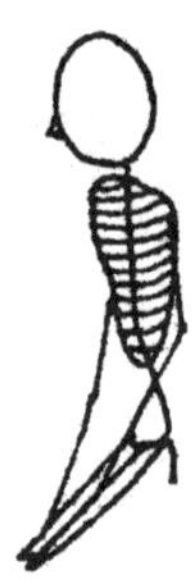

③

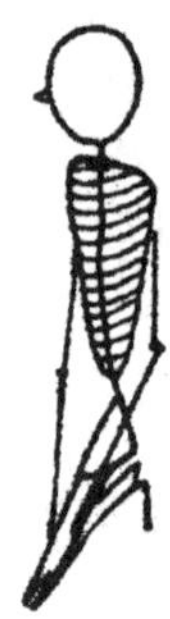

④

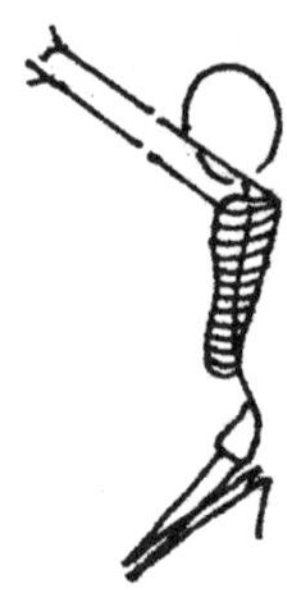

⑤

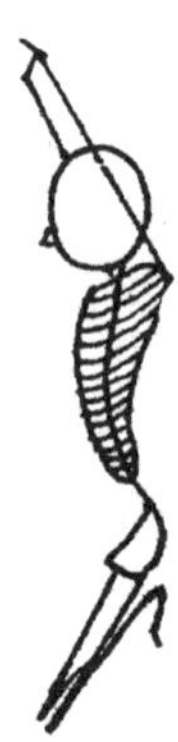

⑥

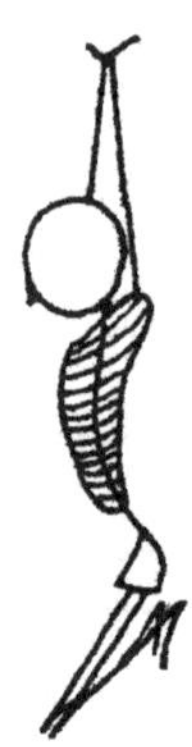

⑦

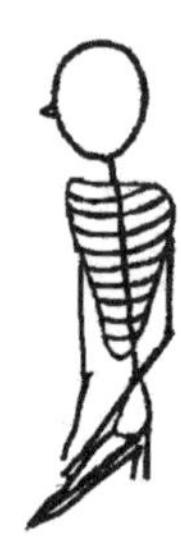

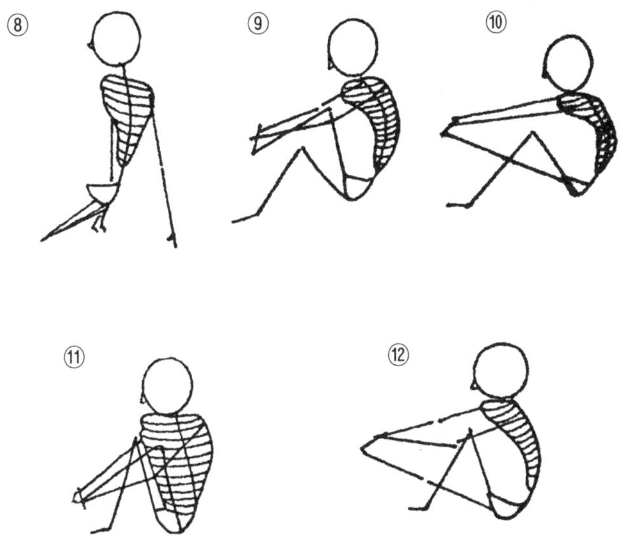

302圖

이 행법은 추간판 디스크, 급성 요통, 변형성 요통, 요추 칼리에스 분리증, 신결석, 각종 신경통 등에 적응한다(302圖).

(4) 4행법(行法)

① 반좌자세를 취한다.
② 머리를 왼쪽으로 굽힌다.
③ 머리를 오른쪽으로 굽힌다. 이것을 좌우 각각 6회씩 거듭한다.
④ 다시 반좌자세로 돌아간 것을 옆에서 본 것이다.
⑤ ④의 자세에서 엄지손가락을 안에 넣고 주먹을 쥔 채로 팔굽을 굽힌다.

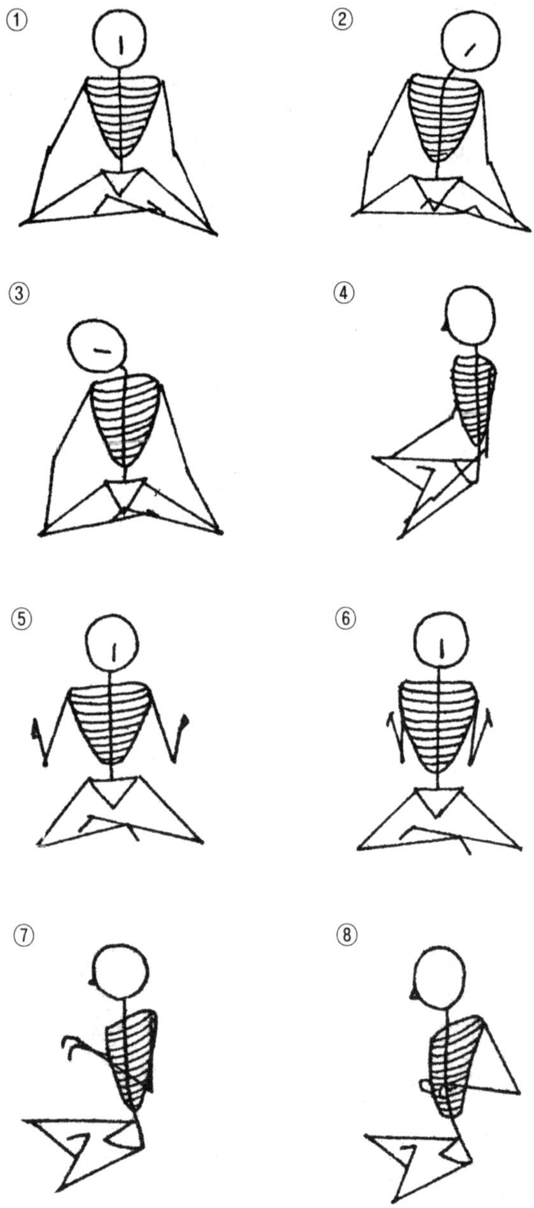

303圖

⑥ 재빨리 뒤로 당긴다. 당길 때 손바닥 쪽을 위로 하여 주먹을 불끈 쥐면 효과는 더하다. 5～6회씩 거듭한다.

⑦ 팔꿈치를 굽혔을 때 옆에서 본 것이며,

⑧ 팔굽을 뒤로 당긴 것을 옆에서 본 것이다.

이 행법은 급성 요통, 요추 디스크, 백내장, 홍체염, 야맹증, 코피, 인두염, 각막염, 구강염 등에 좋다(303圖).

(5) 5행법(行法)

① 다리를 포개지 않고 앞뒤로 간추린 자세에서 입을 다물고 눈을 감는다.

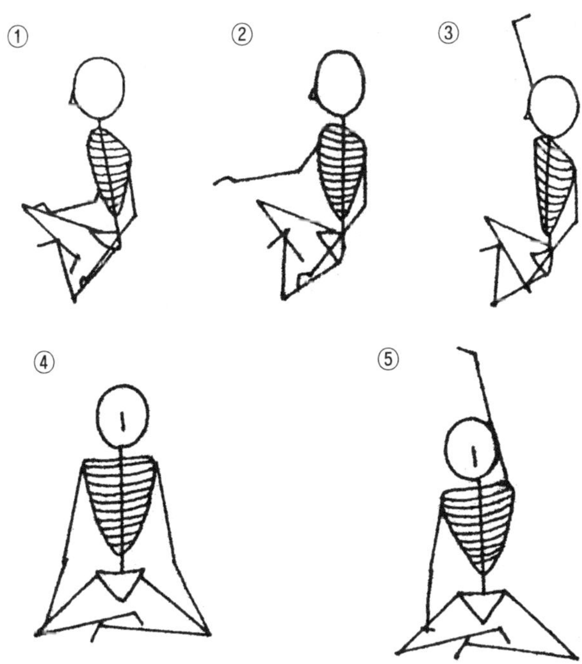

304圖

② 오른손으로 물건을 받들 듯이 위로 뻗는다.
③ 오른손을 위로 뻗는 것과 동시에 왼손으로 대퇴부 상부를 누른다.
④ 원자세로 돌아간다.
⑤ 왼손은 위로, 오른손은 대퇴부를 누른다.

이 행법은 폐염, 기관지염, 흉막염, 부정맥, 고혈압, 류마티스열에 적응한다(304圖).

(6) 6행법(行法)

① 발가락을 굽히고 발바닥을 세우며, 발뒤꿈치에 둔부를 얹은 자세에서 의식을 통일한다.
② 두 손바닥을 몸 뒤쪽 바닥을 짚고 바닥에서 무릎을 뗀다.
③ 갑자기 오른발을 앞으로 뻗친다.
④ 오른발 뒤꿈치와 두 손바닥의 3점으로 몸을 받치듯이 힘을 준다.
⑤ 오른발을 거둬들이고 원자세로 돌아가서 무릎을 바닥에 닿지 않도록 띄운다.
⑥ 갑자기 왼발을 앞으로 뻗는다.
⑦ 왼발 뒤꿈치와 두 손바닥으로 몸을 받친다.

이 행법은 설염, 불면증, 신경통, 류마티스, 장 폐쇄, 간경변, 위염, 소화불량, 위확장 등에 적응한다(305圖).

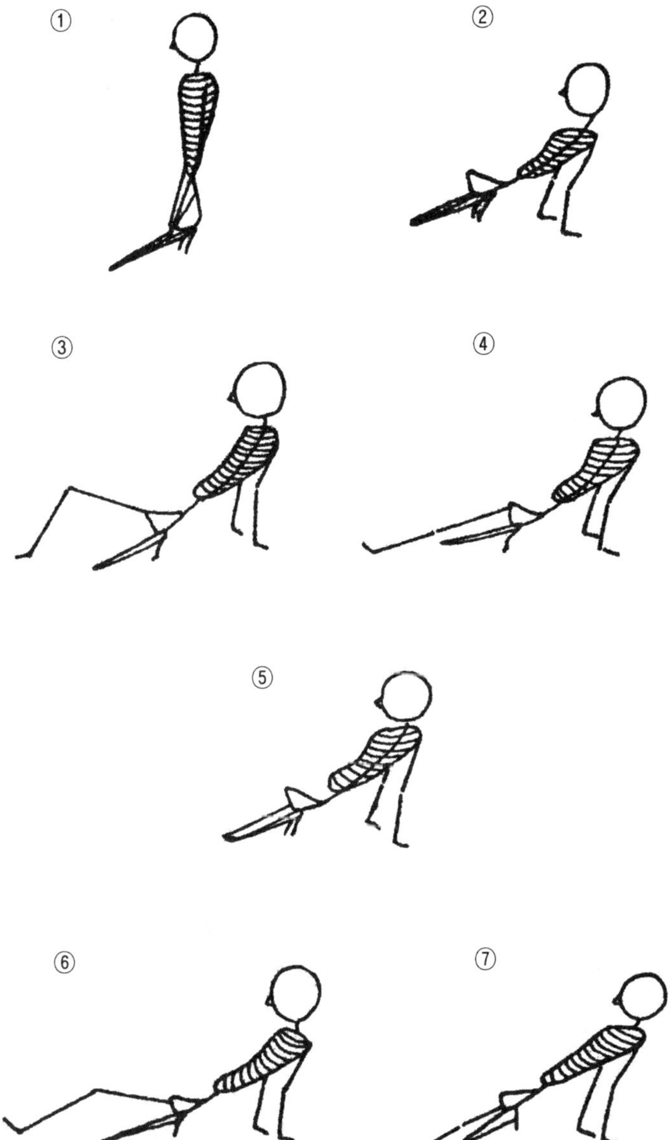

305圖

2) 楊氏 팔단금법(八段錦法)

여기에 소개하는 팔단금이라는 도인법은 중국에서도 가장 오래된 것으로 알려져 있다. 진씨(陳氏), 장씨(張氏)의 것보다 희귀한 존재이며, 12세기 전반 북송시대에 양씨가(楊氏家)에서 사용된 정리적 운동으로 개발된 것이다.

이 팔단금이 성립되기 이전에는 토납술(吐納術)이라는 것이 있었다. 여기에 움직임을 가한 것이 곧 도인술(導引術)이고, 토납술은 고대 도교(道教)의 수행법인 호흡법이다. 여기에 도인(導引)과 토납(吐納)을 흡수 통합하여 가일층 효과적으로 체계화한 것이 팔단금(八段錦)이다.

팔단금은 원래 발단근(拔断筋)에서 변용되어 사용된 것이다.

(1) 동작과 호흡

팔단금(八段錦)은 관절의 굴신운동으로, 혈행이 좋아지고 단전에 정신을 집중하여 기를 충만케 하므로 생명력을 강하게 한다. 몸의 동작과 호흡과 정신이 통일되는 특징이 있다. 호흡은 코로 들이마시고 입으로 내쉬며, 부드럽고, 가늘고, 깊고, 길게 한다.

① 손을 위로 올릴 때 숨을 들이마시고 아래로 내릴 때 내쉰다.
② 뻗친 손과 팔을 굽힐 때 들이마시고 뻗칠 때 내쉰다.
③ 몸을 굽힐 때 숨을 내쉬고 굽힌 몸을 펼 때 들이마신다.

(2) 준비 자세

팔단금(八段錦)은 8개 형(型)으로 성립되어 있는데, 각기 독립된 성능으로 존재하고 있으므로 8개 형(型)을 일괄해서 할 필요는 없다.

준비 단계로서 입선(立禪)이 있고, 유연체조인 소와이쇼가 있다. 각자의 필요에 따라서 자유롭게 선택해서 손쉽게 할 수 있는 오래된 옛것이지만 생리학적 이론에 합당한 현대적 방법이다.

◆ 입선(立禪)

이 동작은 팔단금(八段錦)의 첫머리와 끝맺음에 하는 것이다.

① 두 발을 어깨 넓이로 벌리고 선다.

② 전신의 힘을 빼고 어깨와 팔의 힘을 뺀 채 두 팔을 아래로 드리운다.

③ 얼굴은 전방 10 m 지점을 눈을 감고 응시하면서 호흡을 깊고 길게 반복한다. 한 번 호흡에 30초 가량, 5회 이상을 계속한다(312圖).

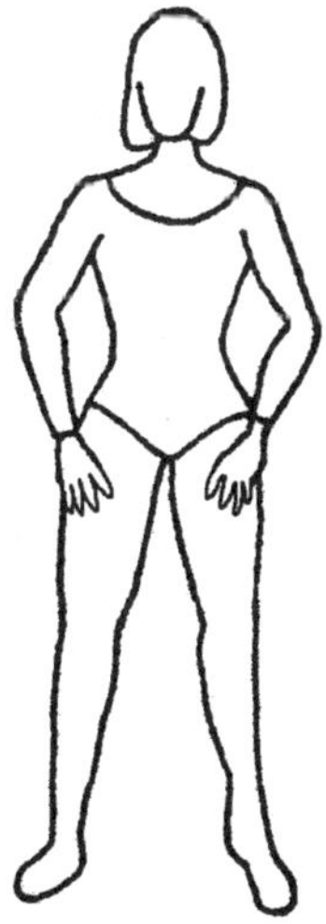

312圖

◆ 소와이쇼

① 허리를 약간 낮추고 다리를 어깨 넓이보다 약간 넓게 벌린 다음 두 팔의 힘을 빼고 아래로 드리운다.
② 허리에서 아래를 고정하고 두 손을 동시에 좌로 흔들어 돌린다. 그 손목이 몸에 닿도록 돌리면서 동시에 숨을 깊이 들이마신다.
③ 다음 순간에 두 손을 우로 흔들어 돌린다. 동시에 숨을 깊이 내뱉기 시작한다.
④ 이와 같은 동작을 거듭하면서 시선은 좌우의 손을 따른다. 속도는 완만하게 → 천천히 → 중간 정도 → 조금 빠르게 →빠르게 순으로 서서히 가속되며, 한쪽으로 돌리는 시간은 좌동흡(左同吸), 우동호(右同呼)이므로 이 범위 내의 속도이다.
⑤ 이러한 호흡동작을 30회 이상을 하고 난 이후 완만한 속도로 돌아가서 마친다(313圖).

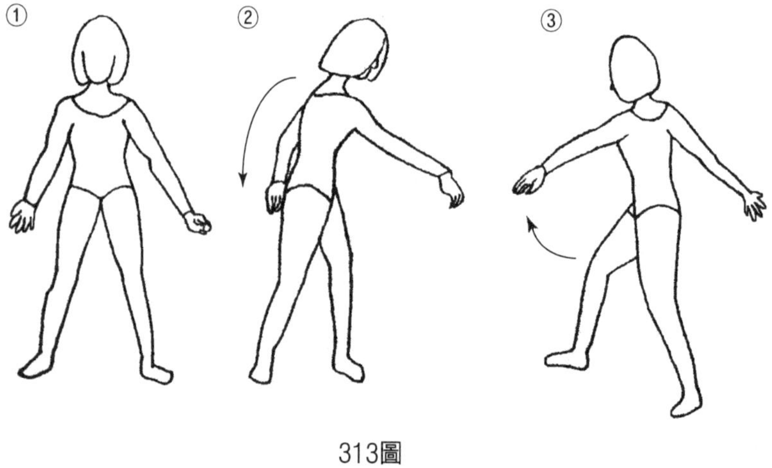

313圖

(3) 본단(本段)

◆ 第1段

① 두 발을 어깨 넓이로 벌리고, 허리 위는 수직이어야 한다.

② 손의 동작과 동시에 숨을 들이마시기 시작하여 어깨 높이에서 손바닥을 잡는다.

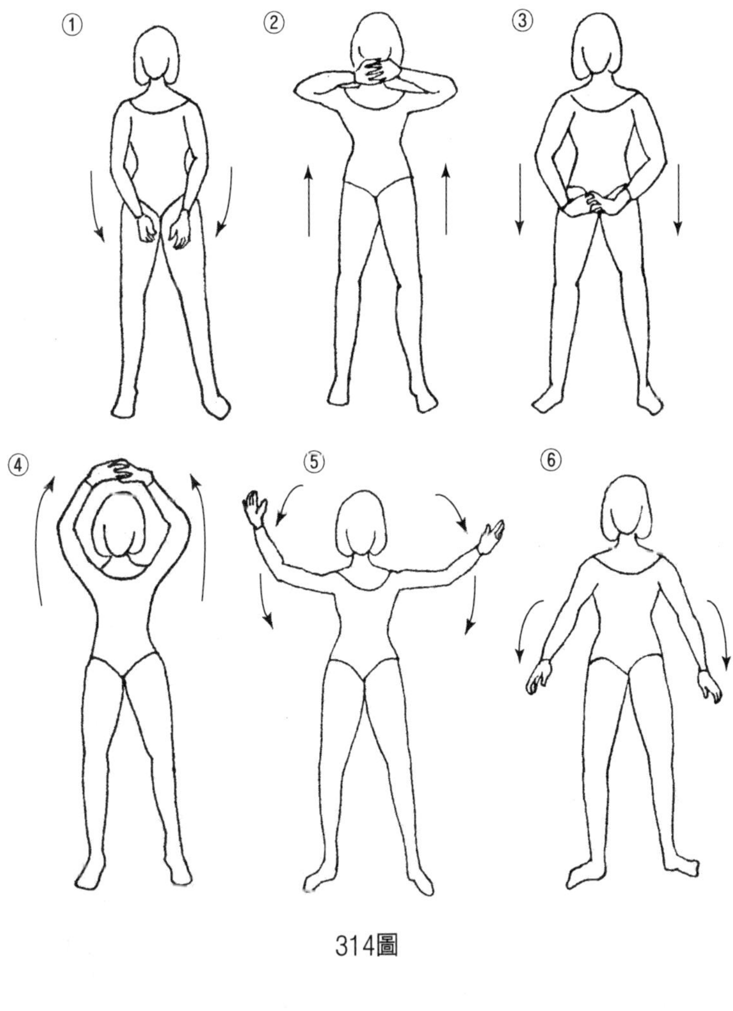

314圖

③ 숨을 내쉬면서 손을 내린다.
④ 두 번째로 손을 올리면서 숨을 들이마시면서 머리 위로 올린 다음
⑤ 숨을 내쉬면서 두 손을 반월형으로 뻗치면서 양옆으로 내린다.
⑥ 동시에 숨을 다 내쉬고 전신의 힘을 뺀다. 1회에 두 번 호흡하며, 두 번 동작한다.

이 운동은 배복(背腹)의 긴장과 이완을 반대로 해서 순환과 신진대사를 촉진하여 에너지 발생을 항진케 하며, 장점막 아래에 있는 신경총(神経叢)을 자극하여 내장(大腸)과 직장(直腸系)를 자극한다(314圖).

◆ 第 2段

이 동작은 내뱉는 숨으로 한다. 준비 자세에서 기(気)를 통일한다.

① 기마자세에서 손을 늘어뜨리고 숨을 깊게 쉬기 시작한다.
② 어깨 높이까지 두 손을 올려서 왼손으로 V자를 만들고, 오른손은 가볍게 쥔다.
③ 느리게 숨을 내쉬면서 왼팔을 뻗친다. 이 때 왼손 V자 끝을 주시하면서 시선을 집중한다.
④ 숨을 깊이 들이마시기 시작하면서 천천히 ②의 자세로 되돌리면서 들이마시는 숨을 마친다. 천천히 깊게 숨을 내쉬면서 ①의 자세로 돌아간다.
다음은 같은 동작으로 오른손에 V자를 만들고, 대칭운동을 하고 ①의 자세로 돌아간다.

이 운동은 기립근군(起立筋群)의 건강 강화와 심근(心筋)의 바

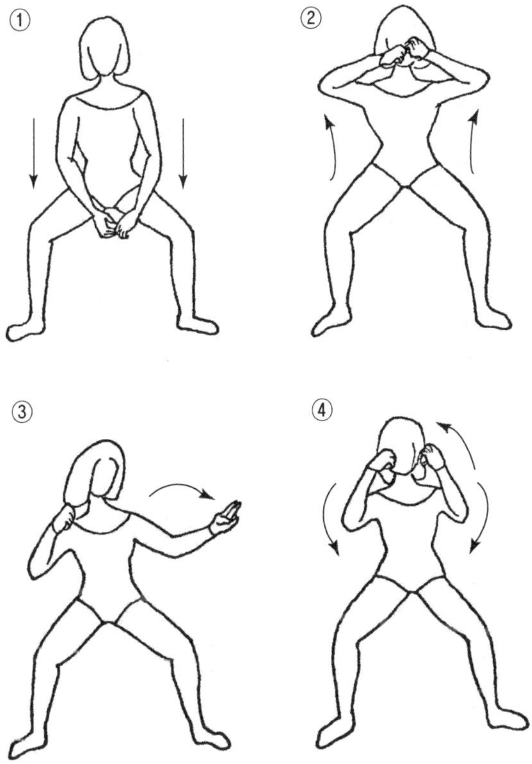

315圖

이패스[bypass, 부행로(副行路)] 형성과 혈관의 노화를 방지한다(315圖).

◆ 第 3段

① 준비자세인 자연 체위에서 두 손을 올리면서 숨을 들이마신다.
② 가슴높이에서 손바닥을 뒤집어서 오른손은 아래로 내리면서 숨을 내쉬고,

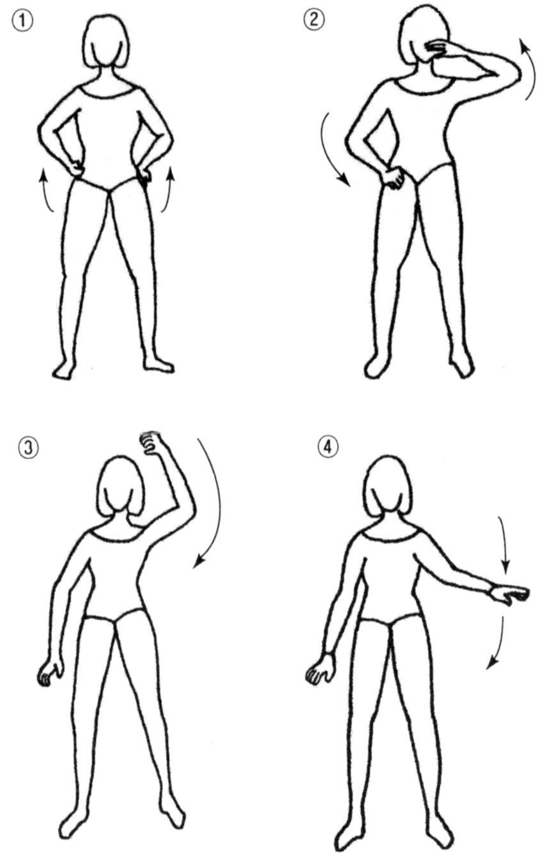

316圖

③ 숨을 들이마시면서 왼손을 머리 위로 올린다.

④ 여기에서 숨을 내쉬면서 준비자세로 돌아간다.
다음은 오른손으로 같은 동작을 한다.

이 운동은 4호흡으로 한다(316圖).

◆ 第4段

① 발을 벌린 준비자세에서 숨을 들이마시면서 두 손을 올리기 시작함과 동시에 얼굴을 옆으로 90° 돌린다.

② 머리 위에서 두 손을 내리면서 얼굴이 정면을 향하게 90° 되돌려지고,

③ 준비자세로 돌려지는 순간 내쉬는 숨은 끝난다.

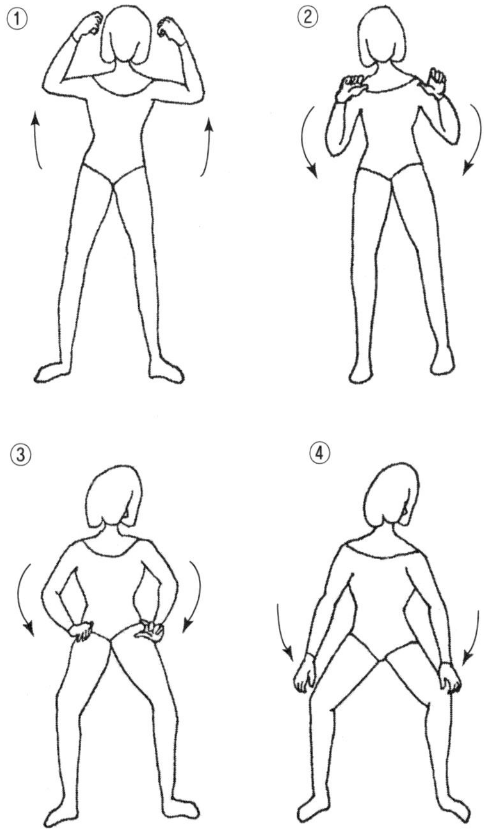

317圖

다음에는 얼굴 돌리는 방향을 반대로 한다.

이 운동은 기립근군(起立筋群) 중에서도 목 근육의 운동효과로 대뇌자극 → 자율신경, 중추신경, 중추자극 → 자율신경조절로 발전하여 발성(發聲) · 미성(美聲)이 되고, 혈압이 강하한다(317圖).

◆ 第 5段

① 준비자세에서 숨을 들이마시면서 상체를 옆으로 돌린다.

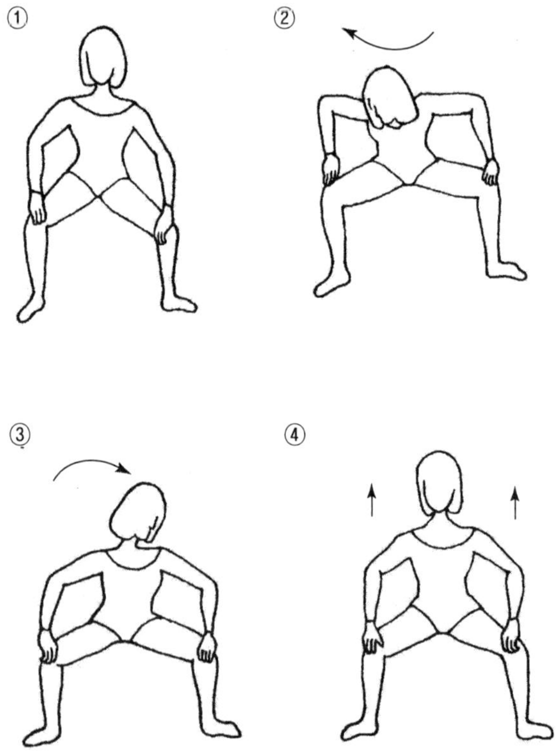

318圖

② 정면으로 돌아올 때는 숨을 가두고, 준비자세로 돌아올 때 숨을 내쉰다.

다음은 같은 방법으로 방향을 반대쪽으로 바꾼다.

이 운동은 교감신경 흥분을 부교감신경 자극으로 조절하는 동작이다(318圖).

◆ 第6段

① 손을 올리면서 숨을 들이마시기 시작하여 손이 머리 위에서 힘껏 뻗어질 때까지 계속한다.

② 숨을 내쉬면서 몸을 앞으로 굽혀서 두 손을 바닥에 댄다. 여기에서 발목을 잡고 3～4초간 숨을 내쉰다.

③ 숨을 들이마시면서 일어선다.

이 운동은 신장부(腎臟剖)를 자극하고 대뇌 자율신경을 자극하며, 허리를 강화한다(319圖).

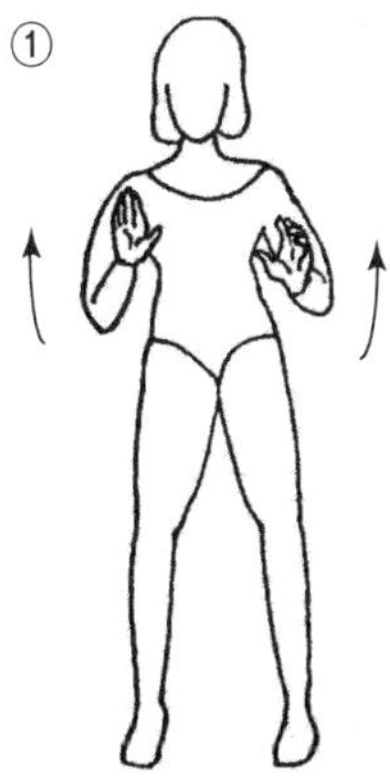

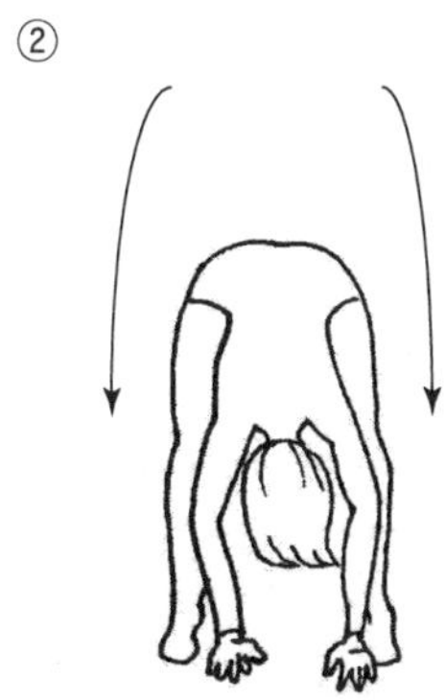

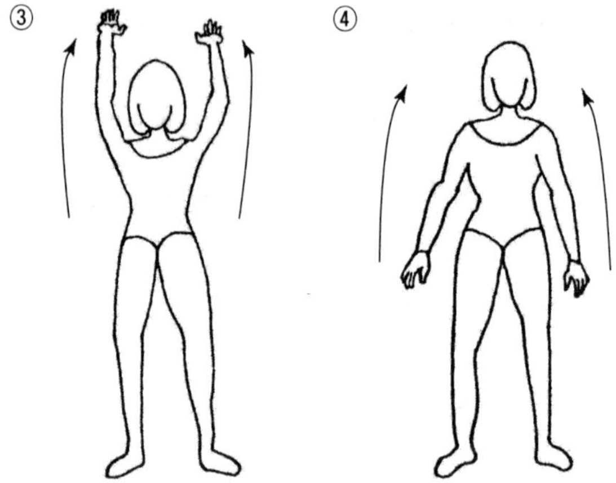

319圖

◆ 第 7段

① 자연자세에서 오른발을 옆으로 벌리고 무릎을 굽힌다.
② 두 손을 주먹 쥐고 가슴높이까지 올린 다음 왼손 주먹을 좌전방으로 내밀고, 오른손 주먹은 뒤로 당기면서 시선은 왼손을 주시하면서 힘을 준다.
③ 숨을 들이마시면서 두 손 주먹을 느리게 가슴 앞으로 되돌리고 머리 위까지 올린다.
④ 주먹을 풀면서 숨을 내쉬며 크게 원을 그리면서 두 손을 양옆으로 내린다.

다음에는 같은 동작으로 반대 손과 교대한다.

이 운동은 긴장과 이완의 자동조절로 육체와 정신의 균형이 조절되고 기력이 증대되는 효과가 있다(320圖).

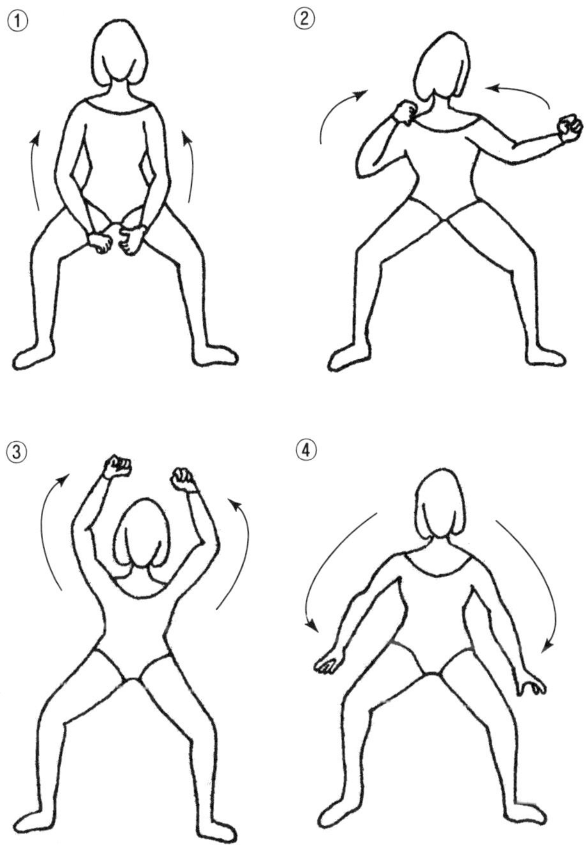

320圖

◆ 第8段

① 두 발을 모우고 무릎을 굽히지 않는다.

② 손바닥은 땅을 누르듯이 아래로 향하게 하고 숨을 들이마시면서 발뒤꿈치를 들어올린다.

③ 몸의 밸런스를 취하면서 발뒤꿈치를 더 높게 올려서 멈추고,

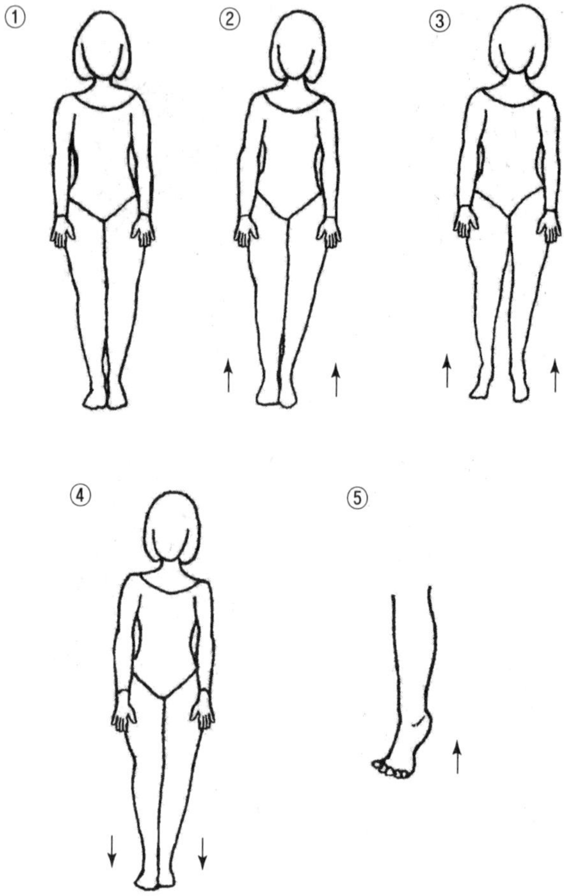

321圖

④ 숨을 한꺼번에 토하면서 몸의 힘을 순간적으로 빼고 발뒤꿈치를 분명하게 낙하한다.

이 운동은 경락적으로나 생리학적으로 보아 광범한 영역에 자극을 주는 동작이다. 약하거나 노쇠해서 잃은 몸의 밸런스의 회복에 매우 좋다(321圖).

이상의 8단 운동은 1단에서 8단까지를 일련의 순서로 해도 좋고, 아니면 필요에 따라서 어느 것이든 선택적으로 하여도 그 효과는 동일하다. 호흡계와 운동계를 통하여 모든 기능을 교정하는 방법 중의 하나이다.

제3장

생리편(生理編)

(1) 운동 원리

조체편(操體編)에 있는 여러 가지 교정조체(矯正操體)를 해봐서 느끼고 있을 것으로 생각되지만, 그 중 어느 것은 움직이기 어려운 것을 해야 하는 것도 있고, 어느 것은 움직이기 쉬운 쪽으로 하는 것이 있다. 이와 같이 상반된 방법과 이론은 그런 대로의 합리성이 있다.

분화된 전문지식을 모두 이해한다는 것은 거의 불가능한 일이지만, 교정의 경우 교정의 근본원리를 파악하고 그것을 적용하면 좋은 결과를 얻을 것이다.

인체는 그 구조에서도 상상할 수 있듯이 하나가 움직이면 따라서 다른 것들도 움직이게 되어 있다. 이것을 동시상관(同時相關) 연동성(連動性)이라 하며, 여기에는 일정한 운동법칙이 있다. 이것을 무시한 움직임에서 골격이 틀어지고, 이것이 파급되어 질병으로 발전한다.

인체의 운동 중심은 허리에 있고, 골격의 중심은 척추이다. 척추를 받치고 있는 것이 골반이고, 어떤 운동일지라도 그 중심은 골반이며, 이것이 허리이다.

여기에서 운동 중 주된 몇 가지를 예로 들어본다.

① 앞으로 굽힐 때

서있는 자세에서 그대로 앞으로 굽히려면 쉽지 않고, 억지로 굽히면 근의 과신장으로 다치게 되지만, 허리를 조금 뒤로 내밀고 상체를 앞으로 구부리면 무리없이 굽어진다.

② 좌우로 굽힐 때

허리를 꼼짝하지 않고 굽히는 쪽 다리에 중심을 걸고 굽히려면 무리가 가지만, 허리를 굽히는 반대쪽으로 내밀고 그쪽 다리에 중심을 걸고 상체를 굽히면 충분하고 용이하다.

③ 다리운동 때

엄지발가락 제 1관절의 조금 뒷부분의 발바닥에 중심이 오도록 하고 허리를 약간 낮추면 가장 안전한 자세이다. 다리운동은 다리의 내측에 중심이 오도록 해야 하나, 반대로 새끼발가락 쪽에 힘이 가는 자세는 무릎이 불안정하고, 따라서 허리가 불안정하므로 운동중에 장애받기 쉽다.

④ 손운동 때

엄지손가락에 힘이 들어가면 팔꿈치가 몸통에서 멀어지고 힘이 바깥쪽으로 작용하므로 모든 힘을 다 낼 수가 없고, 어깨에 필요 이상의 힘이 들어가서 어깨 결림이 일어나기 쉽다. 그러나 새끼손가락에 힘을 모으면 팔꿈치가 몸에 붙고, 몸의 중심선(中心線)에 힘이 모아지므로 있는 힘을 모을 수가 있다.

⑤ 좌우 손잡이

오른손잡이가 정면 바닥에 있는 물건을 오른손으로 잡을 때 오른발에 몸의 중심을 걸고 동작한다면 이 방법은 법칙에 어긋나는 동작이다. 이럴 때 왼다리에 체중을 걸고 허리를 좌후방으로 내밀고 동작하는 것이 이치에도 맞고 편안하고 용이하다. 따라서 오른손잡이는 오른발을 약간 뒤로 당겨서 동작하면 무리가 없다.

인체운동의 중심점이 골반이므로 고관절운동(股関節運動)이 실질적인 중심점이 된다. 그러므로 말단적인 적은 움직임도 골반의 움직임과 일치해야 하므로 어떠한 운동도 골반에 지점(支点)이 집약되어야만 능률이 높아질 수가 있다.

골프를 할 때도 무릎을 밖으로 벌려서는 채를 휘두를 수도 없고 공이 멀리 가지도 않는다. 무릎을 정중선(正中線)으로 모으기 위해서는 엄지발가락에 힘을 주고 골프채는 새끼손가락에 힘을 주어 쥐어야 한다.

승마할 때도 고삐는 새끼손가락으로 잡고 있어야 한다. 우리나라의 씨름은 신체 중심이동을 최고도로 이용하는 경기로서 유도나 레슬링 이상으로 절묘하다.

이 씨름에서 엄지발가락에 힘이 들어가서 중심선에 힘이 모이지 않으면 경기가 되지 않는다. 능률적이고 형태차(形態差)가 나타나는 모든 동작은 이 중심선에 힘이 모인 동작이다. 사방팔방으로 근육을 발달시키는 보디빌딩도 국소적인 정형적 목적에 시종하여 이 원칙을 벗어난다면 대성할 수 없게 된다.

운동의 원칙에 가장 중요한 것이 또 하나 있다. 이것은 운동계의 조직은 중력이 걸려 있는 쪽이 뻗어지고 뻗쳐야 한다는 것이다. 이 원칙에서 문세진은 좌우 중심의 기울윾이 문제가 된다.

이것은 야구투수의 모션을 보면 일목요연하다. 골반을 중심으로 하여 왼발을 앞으로 내딛고 오른팔을 크게 뒤로 당겨서 준비자세를 취한다. 던질 때는 오른팔이 앞으로 뻗고, 왼발은 골반보다 훨씬 뒤쪽으로 뻗쳐진다. 그리하여 동점(動点), 중심 지점, 반동점(反動点)이 일직선상에 놓이는 것이 원칙의 이상적 상태인 것이다.

이상과 같은 운동원리 중의 몇 가지를 알고 평소의 동작에 유의하면서 교정에도 이것을 이용하면 도움이 될 것이다. 대부분의 사람들은 이러한 원리를 무시함으로써 피로의 누적 외에도 질병의 원인을 발생시키고 있다.

(2) 기초대사

인간이 생명을 유지하려면 에너지가 필요하고, 그 에너지는 주로 포도당에서 얻어진다. 그 밖에도 단백질이나 지방질, 기타 요소가 있으나 주된 것은 포도당이다. 포도당이 연소 소모하면서 부족하면 지방이 분해 연소되므로 비만한 체구도 야위어진다.

우리의 일상생활에서 섭취된 당분이 포도당으로 흡수되어 혈액에 들어가서 글리코겐이 되어 근육이나 간장에 축적된다. 이 글리코겐은 필요에 따라서 다시 포도당으로 분해되어 이것이 물과 탄산가스로 분해되면서 에너지가 발생한다.

이와 같은 일련의 과정을 대사라고 한다. 여기에서 기초대사란 인간이 편안하게 누워 있어도 대사작용은 이루어지고 있는데, 인간이 생존하는데 필요한 최저에너지 대사를 말한다.

기초대사는 근육조직 내에서 이루어진다. 문헌에 의하면 마라톤선수의 평상시에 필요한 기초대사량은 표준치보다 적지만 42km를 달린 다음 날에는 높다고 한다. 또 근육이나 심장이 잘 단련된 육상선

수는 일반적으로 그 값이 적다.

이것은 연습에 의한 미주신경(迷走神経)의 긴장이라는 운동선수의 특이 체질로 근육이 완전한 이완상태가 되므로 오는 현상이라 생각된다. 이와 같은 사실은 운동선수 뿐만 아니라 모든 사람이 몸을 움직이는 일상 습관이 있는 사람에게도 적용되는 원리로서 기초대사가 적으면 소모되는 에너지도 적어진다.

따라서 소비하는 것이 적으므로 그만큼 재고량의 여유가 생기게 되는 것이다. 이 여유야말로 일할 수 있는 힘의 양이고, 건강할 수 있는 힘이며, 오래 살 수 있는 장수의 힘이 된다고 할 수 있다.

(3) 근육작용의 생리

인간의 근육은 수축과 이완작용을 하고 있으므로 동작하거나 운동할 수가 있다. 근육이 수축하면 근육 내의 혈액은 그 부위에 일시적으로 적어지고, 따라서 산소가 부족하게 된다. 이런 현상을 혐기성 상태(嫌気性 状態)라 하고, 반대로 근육이 이완되있을 때 근육 내에 충분한 혈액이 있는 상태를 호기성 상태(好気性 状態)라고 한다.

이 두 가지 상태에서 포도당이 분해된다면 혐기성에서의 포도당 분해보다도 호기성에서의 분해가 18만 칼로리나 더 많이 발생한다고 한다. 따라서 항상 호기성에서 포도당이 분해되도록 운동하는 것을 조절한다면 이것이 생체에 유리함은 더 말할 나위 없다.

(4) 근육 수축

인간의 운동은 근육의 수축으로 이루어지는 일면이 있다. 수축상태의 근육 내에서 혈액은 어떤 상태가 될까? 원래 근육이란 혈액에

잠겨 있는 조직체이다. 이와 같은 근육이 수축하면 근육 내에 있는 혈액은 밀집되어 있는 혈관 속으로 밀려들어 간다. 이와 같은 근육 수축상태에서의 혈액은 근육 내에서 압출되므로 함유 혈액이 적어진다.

산소는 혈액 중의 헤모글로빈이라는 물질로서 운반되므로 혈액이 적다는 것은 헤모글로빈이 적다는 것이 된다. 헤모글로빈이 적다는 것은 산소가 적다는 것과 같은 뜻이 된다. 이와 같은 상태가 무산소 상태이고 혐기상태인 것이다. 이러한 무산소 상태의 근육 내에서는 포도당이 다음과 같이 반응하므로 유산(乳酸)과 고에너지 화합물인 ATP를 발생한다.

$$\underset{\text{포도당}}{C_6H_{12}O_6} \longrightarrow \underset{\text{유산}}{2C_3H_6O_3} + 2ATP$$

이 ATP는 아데노신 3인산이야말로 근육 수축에 필요한 에너지를 내는 물질이며, 이 ATP가 분해될 때 포도당 1분자에 약 5,000 kcal의 에너지가 발생한다. 유산(乳酸)이나 기타 초산류가 근육 내에 축적되면 근육에 강직이 오는데, 이것을 피로라고 한다.

(5) 근육 이완

근육의 이완된 상태를 설명하면 다음과 같다. 근육의 수축으로 인하여 혈관으로 밀려나간 혈액은 근육이 길어지므로 이것을 신전이완(伸展弛緩)이라 하는데, 근육 안에 음압(陰圧)이 발생하므로 혈액은 왈칵 근육 속으로 되돌아온다. 이렇게 되면 근육 내에 혈액이 충만해지며, 여기에는 헤모글로빈이 풍부해지고 따라서 산소도 충분히 보충된다. 이 상태를 호기성 상태라고 하며, 여기에서 포도당

$$C_6H_{12}O_6 \longrightarrow 2C_3H_4O_2 + 4H + 2ATP$$

포도당 　　　　뻴빈산

↓

TCA사이클

↓

36AAP

은 위와 같이 분해된다.

이와 같이 포도당은 피루빈산과 2개의 ATP를 발생하고, 피루빈산은 TCA 사이클이라는 당분해과정으로 들어가서 포도당 1분자가 연소하게 되면 36～38개의 고에너지를 발생한다. 이와 같이 혐기성과 호기성의 포도당 반응은 다르다. 그 결과로 발생되는 에너지 물질인 ATP의 수는 혐기하에서는 2개가 발생한데 비하여 호기하에서는 38개나 발생한다. 이것을 칼로리로 환산하면,

$$38 \times 5{,}000 - 2 \times 5{,}000 = 180{,}000\ \text{kcal}$$

호기성하의 반응이 18만 칼로리나 많이 생산되므로 호기하의 것이 18배나 강력한 힘을 내고 있다. 이 책에서 소개한 모든 조절 교정조체는 이러한 호기성하의 교정방법이다.

동물의 혈관은 식물의 뿌리와 같이 미로모양으로 분포되어 있다. 그러므로 하나의 장기를 양생하는 데는 몇 줄기의 혈관이 준비되어 있다. 이것을 의학적으로는 바이패스[bypass, 부행로(副行路)]라고 하며, 이는 도로의 바이패스(bypass)와 같은 뜻이다. 이것을 이용한 치료방법으로는 운동치료가 있다.

한 개의 혈관이 막혀서 장기의 일부가 침해당했을 때 부행로(副行路)로서 혈액이 공급되어 회복되는 조직이다. 그러나 뇌나 심장은 그 부행로가 아주 적다. 그러므로 심전도를 보면서 할 수 있다면

그 이상 좋을 수가 없지만, 관부전(冠不全) 직전까지 운동을 거듭함으로써 이 부행로의 발달을 촉진한다. 이것이 근(筋) 재교육의 일면이고, 이것이 발달되면 생명의 안정도는 높아진다.

이 바이파스(bypass) 발생효과는 혐기하에서 하는 것이 효과적이고, 체력 위주의 동작에는 호기하에의 호흡법을 연구하는 것이 앞으로의 과제이다.

1. 0.05mg의 이온칼슘

의학적인 관점에서 보면 한 때 "만병의 원인은 세균에서 온다"라고 한데 이어 "체질이 병의 원인일 수도 있다"라고 하였다. 이것은 세균설보다는 월등하게 과학적인 사고방식이다. 세균에 감염되어도 발병하지 않은 사실은 질환이 숙명적인 것이 아님을 증명해 주고 있다.

그렇다면 질병이란 무엇일까? 일반적으로 병으로 인식되고 있는 것은 두통, 열, 굴신(屈伸) 부자유 등이 있다. 그러나 이러한 것들은 증상이지 병이 아니다. 신체에 이상이 발생하면 이를 바로 잡으려고 자연치유력을 발동할 때 여러 증상이 발생한다.

이상에 대한 적응반응으로서 배제·회복·방위운동 등이 증상으로 나타나고 있는데, 이와 같은 반응이 예민할수록 정상적인 신체이다. 따라서 이론적으로 급사나 급병이란 있을 수 없고, 전 단계적인 구동은 반드시 있다. 단계적인 자각이 없다면 그것이 벌써 전 단계적 증상인 것이다.

'세균 병인설(病因說)'이 일세를 풍미한 것은 사실이나 그 뒤 '체질 병인설(病因說)'로 알려져 왔으며, 이것이 산·알칼리 평형의 이론으로 굳혀지고 있다. 이 학설로 보면 대부분의 병은 혈액 조직액인 체액의 산성화에서 발생한다고 명백한 결론을 내리고 있다.

인간의 몸에는 체액이 항상 산성과 알칼리성으로 동요하고 있다. 그러나 산성으로 간 체액이 알칼리 쪽으로 돌아오지 않는데 문제점이 있다. 혈청 100 ml에는 건강한 사람이든 병자이든 대략 10 mg의 칼슘이 있는데, 이 칼슘이 바로 알칼리성으로 변해지는 것은 아니다.

신체에 있는 칼슘에는 두 가지 형이 있다. 단백결합형이라는 안정성이 있는 것과 이온형이라 하여 전기를 띈 예민한 형의 두 가지가 있다. 이 이온형 칼슘이 많으면 체액의 알칼리도가 높은 건강체라고 하며, 이 두 가지 칼슘 비율은 6 : 4이다. 몸에 변조가 오면 이 비율은 크게 흐트러진다.

조금 화학적이지만 pH 7을 초과하면 알칼리성이고, 미치지 못하면 산성, pH 7 정도면 중성이다. 건강한 사람 혈액의 pH는 7.35 정도이고, 병자는 pH 7.30까지 내려간다. 만약 pH가 7.30의 수치를 내려가면, 다시 말해서 산성으로 기울면 살아 있을 수가 없어진다. pH 0.05의 차가 그 사람의 삶을 좌우하는 셧이다.

체액이 산성으로 기울면 어떻게 될까? 크로오드 베날이 '체질 병인설'을 제창하였다. 병의 원인은 세균이기도 하지만 성장환경일 수도 있다는 것을 증명하는 것이 산·알칼리 평형설이다.

병인(病因)인 세균이 신체에 침입하더라도 그것이 번식하는 데에는 조건이 있다. 번식하기 좋은 몸이 약한 신체이고, 번식하지 못하게 되는 몸이 건강체이다. pH 7.30 수치의 신체는 병원균으로서는 번식하기에 좋은 체질이다.

심리와 신체의 과용·오용 등이 누적되어 체액이 산성으로 기울게 되면 이것을 애시도시스(acidosis, 산독증)이라 하고, 그 반대를 알칼로시스(alkalosis)라고 한다. 이 산독증이 만병을 유발하고 있다. 여기에 가세하는 마그네슘에는 인산효소를 활성화하는 작용이 있으므로 혈청 마그네슘의 증가는 무기인을 증가한다.

이를 정리하면 혈청 칼슘 감소 → 혈청 마그네슘 증가 → 무기인 이온이 증가하고, 혈청 칼슘이온 감소가 된다. 한 번 칼슘이 감소되면 과잉 마그네슘이나 인(燐)의 작용으로 병세가 진행한다는 것은 쉽사리 추측할 수 있으며, 건강체의 조건을 생각할 수 있을 것이다.

2. 산 · 염기 평행론

모든 생물에는 각기 발육생존에 필요한 수소이온의 농도가 있다. 인간이 건전한 생활을 하려면 혈액, 다시 말하면 체액의 농도를 생리적으로 바른 상태로 유지해야 한다.

인체의 적정 수소이온 농도는 pH 7.35 전후로서 약간 알칼리 쪽이다. 흔히들 사람들은 피가 탁하다고 한다. 이것은 사실상 눅직눅직한 피를 볼 수 있는데 이것이 애시도시스(acidosis) 혈액이다. 고기 · 육류 · 계란 · 백미 등은 산성의 원료이고, 야채 · 과일 · 우유 등은 알칼리성으로 피를 맑게 한다.

인간의 생활에서 일조기(日照期)에 활동하면 체내에서 산화작용이 일어나 방전하는 결과가 되어 체액이 산성으로 기운다. 이는 체액 속에 들어 있는 물질이 분해되어 화학적 에너지가 각종 물질적 에너지로 전환되어 연소함으로써 소모되어 체액 전체의 에너지 양이 줄어드는 상태가 된다. 이와 반대로 야간에는 부교감신경이 주도하여 에너지를 축적하며 휴식한다.

체내에는 산의 과잉발생을 미리 짐작하여 이것을 중화하려는 알칼리성 물질이 있다. 이것이 저장알칼리이다. 우리 몸에는 뼈와 치아에 9%의 칼슘이 있고, 체액·혈액·연무 조직에 2% 정도를 보류하여 산의 과다를 중화하는 데 대비하고 있다.

우리의 일상생활에서 음식물을 통하여 알칼리 물질을 보급하면서 산의 중화와 신체조직의 자원으로도 충당하고 있다. 그러나 인간의 생활은 항상 체액의 산성화가 연속되므로 중화에 필요한 알칼리 물질이 소비되는 결과, 조직이 연약화되거나 파괴되어 병적으로 변화한다.

여기에 관한 학설을 산·염기 평형학설이라 하며, 이를 요약하면 인간의 건강은 혈액 중의 산·알칼리 작용에 좌우된다는 것이다. 그 요점은 혈액은 생리적으로 약알칼리 쪽이라야 하고, 산성으로 기울면 병이 되며, 반대로 알칼리 쪽이라도 마그네슘이 많으면 불건강하다는 것이다.

체액이 산성으로 기우는 애시도시스성 체질을 살펴보면 뼈 계통의 발육이 장애되어 골취약증(骨脆弱症)으로 키는 콩나물 같고, 얼굴이 길며, 흉곽이 길고, 가슴이 돌출하거나 움푹 들어가 있다. 골반은 좁고 편평족이며, 고관절(股関節)은 내번증(内飜症)이든가 또는 그 소인(素因)을 형성한다. 자연골절이 잘 일어나고 근육발달은 불량 상태이며, 근육 긴장력의 저하로 이완되고, 근육의 작업능률이 저하되며, 피로하기 쉽고 회복이 어렵게 된다.

병적 알칼로시스(alkalosis)의 증후로는 골 계통과 근육은 별로 문제가 없지만 신장은 중 정도이고, 얼굴이 짧으며, 흉곽은 조금 길고 골반이 좁으며, 근육 발달이 좋지 않다. 근육 긴장력은 저하하여 이완되고, 근육 작업능률이 저하하며, 피로하기 쉽고 회복이 느리다.

애시도시스(acidosis)를 일으키는 조건으로는 단백질 · 지방 · 함수탄소 · 백설탕 등의 편식, 과식, 칼슘 결핍식과 비타민 A · B · C · D 결핍식, 과음, 야채 · 해조식의 회피, 피로, 번민, 질투, 분노, 독물 섭취 등의 질환이 있을 때이다.

정상적인 알칼로시스(alkalosis)의 조건으로는 단백질 · 지방 · 백설탕의 적절한 섭취, 소식, 칼슘이 풍부한 음식물의 섭취, 비타민 A · B · C · D가 풍부한 음식물의 섭취, 야채 · 해조 · 과일류의 섭취, 칼슘제의 복용, 적당한 근육운동, 구김살 없는 정신상태, 유쾌한 대화와 음악 등이 있다.

인간의 기능이 정상적인 대사를 하고 있을 때라도 체내에서는 끊임없이 대량의 산성 물질이 생산되고 있으며, 그 양은 1일 1인이 농염산(濃塩酸)으로 환산하여 대충 2ℓ 정도에 이르고 있다. 이를 바르게 유지하기 위하여 완충계의 기능이 있으며, 호흡과 배뇨작용으로 끊임없이 산을 줄이고 있다. 이 두 가지 작용은 대부분의 산을 체외로 배출하고 있으며, 이 두 기능이 정지한다면 체액은 삽시간에 강렬한 애시도시스로 변한다.

그러나 이와 같은 생리적 기능에 의존하고만 있을 수가 없다는 것은 생리작용이 산을 중화하는 일을 맡고 있기는 하지만, 어떤 식품이든 먹기만 하면 좋은 것은 아니다. 산이 많아서 처리에 골몰하고 있는 몸에 산이 그대로 작용하는 식품을 공급한다는 것은 비과학적이다.

인간은 매일 식품을 섭취하고, 이것을 소화 · 흡수하여 에너지화하고 있다. 식품은 3요소를 비롯하여 모든 것이 대사 중에 각종 산근(酸根)으로 변형되어 산화하고, 결국에는 탄산가스와 물로 바뀐다. 이 탄산가스도 말할 것 없이 산성이므로 엄밀히 따진다면 어떤 식품도 넓은 의미로는 산성식이 아닌 게 없다.

그러나 대사가 진행되면 유기물은 전체가 탄산가스로 되어 호흡 작용으로 배설되므로 그 대부분은 중성으로 돌아간다. 단백질과 같은 함질소 화합물도 결국에는 요소로 분해되어 중성으로 변한다.

3. 산성과 비만

비만은 중년 이후의 건강으로 본다면 일대 위협이다. 특히 여성은 건강과 미용에 결코 좋은 것이 되지 못한다. 이러한 비만은 지방물질이 에너지로 연소되지 않고 체내에 축적되는 현상을 말한다.

이것은 지방대사를 맡고 있는 간뇌하수체(間腦下垂体)의 장애로 산소나 호르몬 신경계에 이상이 있는 것으로 보고 있다. 이 점에 관해서 체액의 산·염기 평형이 가장 문제라고 볼 수 있다. 그 이유는 혈청 중의 이온칼슘량이 적어져서 체액이 애시도시스 상태가 되면 혈중 지방분이 많아져 지방과혈증(脂肪過血症)이 되는 것이다.

육류, 팥, 기타 맛이 상한 우엉, 재래종 감자, 가지 같은 것을 많이 섭취하면 혈청 중에 무기질과 마그네슘이 증가하여 칼슘을 많이 배설시킨다. 그래서 이온칼슘이 부족되고, 더구나 마그네슘의 증가는 인(燐)을 만들고, 인의 과잉으로 혈액을 더 한층 산성으로 기울게 한다. 결국 지방연소가 저하되어 비만이 시작된다. 여기에 스프나 설탕을 좋아하고, 운동 부족, 야채·해조류를 멀리 하고, 정신적 긴장이 계속되면 비만에서 벗어나지 못하고 뇌졸중·암·당뇨병·심장병 등의 노인성 질환을 유발한다.

이온칼슘에 의한 알칼리성 체질로 바꾼다면 비만도 없어지고 질병의 예방도 가능해지는데 이것은 골반과 관계가 있다. 골반을 벌어지게 하면 비만이 오고, 조이게 하면 야위어진다. 그 이유는 복압력과 내장기관의 기능에 있다.

4. 식 품

인간은 어떤 것을 먹어도 체내에 들어가서 소화・흡수, 배설과정 중에 일단은 산성으로 바뀐다. 어떤 식품이 좋은가에는 개인차가 있다. 원시적 감각이 예민하다면 먹어 봐서 맛있게 먹을 수 있는 것이 제일 좋은 것이지만, 여러 가지 조건으로 음식의 참맛을 모르고 먹고 있는 것이 현대인의 식생활이다.

영양학적 분류에도 문제점이 있으므로 음양의 체질 구분으로 식품을 결정하고 1주일에 한 번 산・알칼리의 검사를 해가면서 식품을 바꾸고 조절하는 것이 가장 합리적이다. 원래 식욕이란 본능적 작용이므로 먹고 싶으면 먹고, 먹기 싫으면 안 먹는 것이 좋지만 지금의 생활양식과 습관은 그렇지 못하다.

5. 음성 체질과 양성 체질의 구분법

① 음양(陰陽)의 조화가 이루어진 체질은 저항력과 회복력이 강하다.
② 현재 내 몸의 상태가 어느 편인가를 알아야 한다.
③ 만약 양성 체질이면 음성식품을, 음성 체질이면 양성식품을 섭취한다.

1) 음성 체질

① 추위를 잘 탄다.
② 움직여도 땀이 잘 나지 않는다.
③ 말이 없고 유순하다.
④ 노인과 같이 거의 움직이지 않는다.
⑤ 뜨거운 것을 좋아한다.
⑥ 감기에 걸려도 열이나 아픔이 없다.
⑦ 무르게 비만했거나 야위어서 키가 크다.

	강양성 식품	양성식품	중성식품	음성식품	강음성 식품
탄수화물	메밀, 갈근, 오리	밤, 벌꿀, 완전 소맥분, 옥수수	현미, 흑설탕, 현맥	고구마, 카스테라, 비스킷	감자, 백설탕, 초콜릿
야채해조류	된장지, 각종 해조	호박, 당근, 연근, 우엉, 파, 파슬리		청채, 양배추, 백채, 콩나물, 참외, 죽순, 송이버섯, 무	오이, 가지, 토마토, 고추
어육류	소금절임, 햄, 베이컨, 육류	소시지, 치즈, 우유, 어패류	보유, 굴	어묵, 라아드	
두류	간장, 식물류	깨, 팥, 밤, 두부	듬북장, 콩, 해바라기씨, 호도, 낙화생	콩나물콩 외의 모든 콩	
과일류		딸기	곶감	감, 귤, 사과, 포도	배, 복숭아, 수박

2) 양성 체질

① 추위에 강하다.
② 땀을 잘 흘린다.
③ 명랑하고 떠들썩하다.
④ 몸이 가볍고 잘 움직인다.
⑤ 미지근한 것을 즐긴다.
⑥ 감기가 들면 열이 나고 마디마디가 쑤신다.
⑦ 몽땅한 키에 근육이 굳다.

6. 자율신경

산·알칼리 평형설과 같이 일반적으로 특정 장기의 혈액만이 산독증을 일으킬 수가 없다. 전신이 산성으로 기울면 어느 장기엔가에 증상이 나타난다. 근본적으로 그 증상을 치유하려면 전신적인 산독증을 해결해야 한다. 이러한 견지에서 보면 산·알칼리 평형이론과 더불어 각광을 받는 것이 자율신경이다.

자율신경은 전신의 내분비선에서 나오는 각종 호르몬과 자율신경 자체의 말단에서 직접 분비하는 신경호르몬의 양을 조절하여 상태 변화에 대처하고 있다. 또한 자율신경은 피부온도 조절, 혈액순환, 호흡, 소화흡수, 배설(排泄), 생식작용, 자연치유 작용 등의 생명활동을 담당하고 있다. 이 중 어느 한 가지라도 그 기능이 상실되면 생명이 위험하다.

자율신경에는 교감과 부교감의 두 신경체계가 있으며, 한쪽이 긴장하면 다른 쪽이 이완된다. 가령 심장에 교감신경이 긴장되면 수축력이 강해지고 맥박수가 많아진다. 반대로 부교감신경이 긴장되면 수축력은 약해지고 맥박수는 적어진다. 이것이 위(胃)에는 정반대로 역전한다.

위장은 교감신경이 긴장하면 동작이 느려지고 분비도 감소되지만, 부교감이 긴장하면 움직임이 빨라지고 분비가 증대된다. 일반적으로 교감신경은 기관의 활동력을 항진시키고 활동에 필요한 에너지를 공급한다. 이것을 영양소의 이화작용(異化作用)이라 한다.

정신적인 활동을 하고 있으면 뇌에서 척수를 따라 부신피질에 자극이 전달되어 아드레날린이 부당하게 분비되어 근육의 긴장과 혈압을 높인다. 분개하거나 초조하거나 근심이 계속되면 아드레날린이 나와 혈관·심장에 작용함으로써 동공은 산대(散大)되고, 침이 마르고 가슴은 두근거리며, 체액은 산성으로 기울어 심각한 영향을 준다.

그러나 이 아드레날린이 분비되지 않으면 남과 다투거나 싸움질도 할 수 없게 되고, 사고시에 심장이 빨라지고 혈행이 좋아져 위급사항에 대처할 능력이 없어진다. 따라서 무조건 아드레날린이 나쁘다고만은 할 수 없다.

이와 같은 교감신경에 대하여 부교감신경은 피로한 기관을 회복시키는 작용을 하며, 에너지를 축적하는 동화작용(同化作用)을 한다. 부교감이 자극되면 노르아세틸콜린과 아세틸콜린을 분비하여 체액을 알칼리성으로 한다.

교감과 부교감이 일정한 흥분상태로 그 평형이 잡혀 있으면 각 기관은 정상적인 활동을 할 수 있고, 우리의 능력은 가장 잘 발휘된다. 다시 말하면 피로가 적고 정력적으로 될 수가 있다. 자율신경의 평형이 잡히고 피로가 적은 체질이 되려면 건강은 마음에서 온다는 것을 인식해야 한다. "신체적 변화는 정신적 변화도 일으키고, 그 역설도 옳은 것이다." 이것은 생리학자인 '랑게'의 학설이다.

7. 피부자극

수장조작(手掌操作)은 수기조작(手技操作)의 대부분을 차지하고 있다. 손바닥과 피부의 접촉으로 체내에는 여러 가지 반사작용이 발생하는 것을 건강과 치료에 응용하고 있다.

손 자체와 반사작용을 살펴보면 치료적 조작을 하는 손은 청결하고 부드럽고 따사로운 것이라야 한다. 인간의 손에서는 일반적으로 (-)전기가 있기 때문에 전기분리적인 손가락이나 손바닥으로 신경・근육・장기 등의 환부에 가압하면 이것이 반응하여 환체(患體) 내부에서는 플러스이온이 활동한다. 플러스이온의 대표적인 것이 칼슘이므로 활성 칼슘이온이 증가되고, 이로써 애시도시스도 해소되며 질환이 치유되어 간다.

인간의 수지(手指)에 (-)전기가 있음은 셀로판이나 나일론의 포장지 같은 것이 손에 붙어서 잘 떨어지지 않는 것을 경험하는데, 이러한 물질에는 (+)전기가 있어서 서로가 끌어당기기 때문이다.

그 밖에도 손에는 어떤 방사(放射)가 있는지 규명되지는 않고 있으나, 식물의 성장을 촉진시켜 국화가 처마 끝까지 무성하게 할 수 있는 특수한 능력이 있는 사람을 알고 있다. 이 분은 팔순 노인이다. 대개의 경우 이와 같은 능력은 젊을수록 강하고 쇠약하면 약한 것이 사실이지만, 건강해지고 수련을 연마하면 누구나 얻을 수 있는 것으로 생각된다.

이상과 같은 능력의 상승으로 신경을 자극하여 혈행을 촉진하고, 피로물질을 배제하는 등의 행위가 보다 본질적으로 인간의 생명현상에 직결되어 있다. 따라서 이러한 능력을 치병(治病)에만 이용할 것이 아니라 보다 건강하고 능률을 높이기 위하여 그 구체적인 방법을 고안한다면 건강과 생활의 능률은 항상 지속될 것이다.

피부자극이라면 지장가압(指掌加壓)이 있고, 체조나 의료행위로는 전기·광선·온열·한냉·침구(鍼灸)·부압(負壓)·욕법(浴法) 등의 이학적 방법이 있다.

인간의 피부는 방위소(防衛素)와 면역소(免疫素) 같은 물질을 몸 안에서 방출하고 또는 신경충동을 전달함으로써 내장기관의 기능을 항진케 하여 적극적으로 대내 방위작용을 한다. 그러나 과도한 자극으로 병적 변화가 발생하면 현저한 침해작용도 있다. 대내 침해가 유력하면 기능저하나 병을 유발하고, 자기 방위작용이 열세화하면 기능항진이 온다. 이것이 과도하면 항진 이상이 야기된다.

더욱더 고려할 점은 내장기관이 자기 방위작용 물질을 신생 방출하고, 이것이 혈청 중에 옮겨져서 피부자극의 과도로 인한 대내적인 침해적 작용물질에 대항하게 된다. 피부자극과 내장기관의 관계는 정형행위(整形行為)의 자극 강도, 시간, 부위, 속도의 원칙적인 조건결정의 근간이 된다.

피부에 자극이상이 생기게 되면 당대사(糖代謝), 지방대사, 단백질대사에 장해가 오고 조직변화가 나타나며, 혈청과 피부항체의 산출조성(産出助成)이 생긴다.

히스타민의 방출은 부위 피부를 막론하고 혈액, 뇨, 각 장기 등에 증집되는데, 이것은 혈관을 수축 및 확장시키는 두 가지 작용이 있다. 말초를 확장하고 내장을 수축시키며, 생리적 작용으로는 위액분비를 항진시킨다. 그리고 이뇨작용 및 췌액·담즙·아드레날린 등을 항진 분비시킨다.

피부를 자극하는 것은 그 부위의 자연치유 능력을 유발시킬 뿐만 아니라 여러 가지 물질이 분비되어 혈액으로 전신에 수송되어 다른 부위까지도 자극한다. 자극방법은 무엇이든 상관 없으나 어떤 방법보다도 인간의 수지가 가장 좋으며, 적합도를 결정하는 것이 중요하다. 오랜 시간에 걸쳐서 손발을 누르거나 주무르면 좋고, 타박・절상(折傷)에는 손바닥을 조용히 얹고 있어도 효과가 있다.

피부와 내장 간에는 신경지배의 상관으로 반사관계가 존재하고 있다. 각종 임상에서 마찰자극은 위산과다・위장운동・긴장상태 변조를 몰고 오고, 피부의 한냉자극(寒冷刺戟)은 위액분비 증가를 초래하고, 온열자극(溫熱刺戟)은 위액분비 감소를 초래하고 있다. 이와 같은 차이의 기전을 화학적 물질의 자극이라고도 하고, 자율신경의 반사작용이라고도 하나, 중요한 것은 효능을 알아야 한다는 것이다.

피부의 입모근(立毛筋), 피부혈관, 피지선, 색소세포 등은 모두 자율신경의 지배하에 있으며, 자율신경은 피부조직 전반의 영양도 관장한다. 일반적으로 자율신경의 긴장은 각종 외적 자극에 대한 피부저항을 불안정하게 하고 있다. 약물・식품에 대한 과민이나 특이체질에 나타나는 홍반, 기타의 발진도 자율신경의 흥분이며, 특히 부교감신경의 긴장에서 오는 수가 많다. 반대로 피부에 자극을 가했을 때의 자율신경 상태를 보면 피부 말초혈관에 백혈구가 감소되고, 피부 영역의 부교감신경에 긴장상태를 초래하고 있는 것이 증명되고 있다.

여기에서 피부면을 가압하는 방법을 기술적 측면에서 요약해 보면, 우선 마사지는 맨손으로 체표(體表)에서 역학적 자극을 생체에 파급시키는 시술을 말한다. 이는 일정한 생체반응을 일으키게 되어 생체의 변조를 교정하여 질병을 치유 또는 건강을 증진하는 시술이며, 신체의 각 부를 구심점으로 행하는 것이다.

율동적으로 변화가 많은 다양한 자극은 판별성 감각을 자극하고, 운동기를 흥분시키는 교감신경 우위의 상태로 하기 때문에 동물성 기관에 체액순환을 촉진하고 심장의 진동수를 증가시키는 것이 증명되어 있다. 따라서 근육이나 관절과 같은 운동성의 기관에는 효과적으로 작용하므로 피로회복이나 반건강증후군(反健康症侯群)에 대한 자극요법적 효과가 있다.

한편, 같은 손으로 가압하는 것이지만 가압하는 방법에 따라서 이와 반대적 작용을 목적으로 할 수도 있다. 이것은 단순한 압(壓)을 기본으로 하고 있으며, 특성에 따라 수직압·일정압·지속압 등으로 행한다. 이러한 압력이 가해지면 판별성 감각은 그 자극으로 둔마(鈍痲)되고, 원시감각에 의한 압반응을 일으켜서 각 내기(內機)를 부교감성 우위의 상태로 유도한다. 따라서 근육이나 관절에 대해서 휴식을 촉진하고, 에너지 소모를 감소하여 내장이나 팔다리, 몸에 대한 치병효과가 있는 상태로 유도한다.

8. 저항력

"인명은 재천"이란 말이 있다. 오랜 전통으로 이어온 말이기는 하나 오명재오(吾命在吾)란 말로 시정하는 것이 옳을 것 같다. 왜냐하면 사망의 원인이 체내에 있기 때문이다. 간혹 교통사고와 같은 사망 원인이 외부 작용에 있다 해도 대개는 바이오리즘과의 관계를 알아보면 역시 내부적인 원인으로 해석될 수도 있다. 오명재오(吾命在吾)는 평소의 심신관리에서 건강도 유지되고 질환도 치유되기 때문에 잘 하면 인간은 병으로는 죽지 않을 수가 있다.

사람들의 습성은 여러 가지이지만, 그것은 생명력의 편차를 없이 하고 균형상태를 유지하려는 자연치유 능력의 표현이라 하겠다. 이 자연치유 능력은 생명의 법칙에서 출발하고 있다.

생명의 법칙이란,

① 생명・질환・사망의 법칙은 신체 내부에 존재한다.
② 신체의 원리는 주위의 원리를 지배하며, 주위의 지배를 받지 않는다.
③ 신체는 체내에 환경을 동화시키며, 그 환경에 동화되지는 않는다.
④ 발동력과 자연적 기능은 수동적 반응이며, 조형적 상태보다는 우월하다.
⑤ 신체는 그 독특한 능력으로 활용하는 하나의 작용이며, 약물학적 법칙이 작용하는 것과 같은 산물은 아니다.
⑥ 신체는 자가중독적(自家中毒的)이고, 자가강정적(自家強精的)이면서 스스로 야기하는 병적조건을 감소할 수 있다.
⑦ 신체는 생물학적이며, 화학적 작용력을 보유하여 약물학적・생물학적・화학적인 효용에 유사한 것을 자작할 수 있다.
⑧ 신체에는 건전 또는 발병할 모든 행정(行程)에 충분한 산출과 배근력(排斤力)이 있다.
⑨ 신체는 생명현상이나 병적현상을 창조한다. 그러므로 세균학이나 병리학은 변태 생리학이고, 세균은 폐퇴된 생물학적인 실질이다.
⑩ 병원(病原)은 신체 본질의 일부일 수가 있다. 한 병변세포의 배설물이 병독을 일으킨다.

결론적으로 질환, 체질저하 등의 시발과 종점은 자기 자신에 있다. 이것을 바로 잡는 것은 약도 주사도 아닌 자기 생명력이다.

일반적인 증상을 대증요법으로 억제하거나 통증을 진통하는 것에 급급하여 질병의 저항력의 저하됨을 망각한다. 치료는 증상을 보지 말고 전인(全人)을 보라는 것은 증상을 전인에 귀납하는 말이다.

의료는 치료에만 전념하고, 운동인은 운동 자체를 연습하며, 환자는 타력(他力)에만 의존하여 생명력의 증진을 망각하고 있다. 운동이 신체를 강하게는 하지만 그것이 생명력을 강화하지는 못한다. 운동선수로서 만성적인 이상이 전혀 없다는 사람은 극히 드물다. 생명력의 강화와 자연치유력의 발현은 생존의 자체 문제이고 평범한 진리이다. 진리라는 것은 원래가 단순 평범한 것이리라.

무의식에서 나타나는 자연능력 중에서 자기능력을 최대한으로 활용하는 기술을 습관화하여 이것을 치병, 건강증진, 운동능률을 위하여 이용해야 한다. 운동에서는 반사신경을 강화하고, 경기에 임해서는 주눅들지 않고 냉정하고 침착하려면 잠재의식의 보급로를 개설할 필요가 절실하다.

인간은 자기의 의식으로 생명의 기본 기능을 작용시키는 것이 아님을 잘 알고 있나. 그렇다면 사실상의 생존원인은 눈에 보이지 않는 무의식적 작용에 있는 것이 된다. 조직이나 세포의 활동, 혈액의 순행, 내분비의 절묘함과 신진대사와 산소의 작용 등은 어떤 학문으로도 알 수가 없다.

이와 같은 작용을 교묘하게 해내는 것이 자율신경이며, 육체생명의 비밀이다. 그리고 그 중추인 것이 태양총이며, 에너지의 보고로서 육체기능과 건강을 지배하고 있다.

태양총은 잠재의식의 중심부이고, 그 능력은 위대하다. 이것은 모든 체험을 정확히 기억하고 있으며, 그 지력의 정도는 현재 의식이라는 뇌작용과는 비교할 바가 안될 만큼 정교함은 상상을 불허한다고 한다. 내장과 분비를 작용시키고 전신을 조작하며, 균이 침입하면 백혈구를 출동시키고, 독이 발생하면 항독소를 마련하며, 외기(外氣)가 강하하면 입모근(立毛筋)을 수축시키고, 외기(外氣)가 상승하면 발한(發汗)하는 등 미묘한 작용은 수없이 많다.

잠재의식은 인체라는 복잡 정교한 동작체를 조종하면서 부단한 창조를 계속하고 있다. 이와 같은 일련의 능력을 자연치유라고도 한다. 이것을 저항력이라는 측면에서 볼 때 이 저항력의 감퇴가 온 것을 질병이라고 해도 좋다. 이것이 질환의 첫째 원인이다.

이와 같은 전인간적 소지(素地)에 과로나 병원균 등 외부 자극이 내습하여 발병하므로 생명력을 강화하는 것은 적극적이고 보다 능률적으로 생존하는 것이 되며, 질환의 근본적 원인을 완전히 배제하는 것이 된다.

pH 평행론에서 침입한 세균이 증식할 수 있는 조건은 산성으로 기운 체질인 것이다. 반대로 알칼리로 기운 체질에서는 침입균 자신이 여기에서는 생존할 수 없든가 인체 밖으로 도망해야 한다. 그래서 병의 근본적 원인이라면 일차적인 직접 소인(素因)이 병원(病源)인 것이다.

일반적으로 병인(病因)으로 생각되는 것은 대개의 경우 이차적인 것으로, 가령 감기에 걸리면 한냉을 원인으로 생각한다. 그러나 이것은 한냉이나 정신, 육체의 피로가 직접적인 원인이 아니고 유해수분의 과잉 보유로 한냉에 대한 저항력이 약했거나 혹은 신체 어딘가에 기능적 또는 기질적 질환이 잠재했기 때문인 것이다.

심신의 과로가 왜 왔을까를 생각해 보면 올바른 건강체라면 신체

가동력의 국한도가 조정되어 자기 능력의 한계를 알 수 있으므로 일시적 격심(激甚)으로 피로해 있어도 휴양으로 충분히 회복되므로 재활동의 활력은 보충된다.

만약 병원체가 침입하든가 병인에 접촉해서도 그것에 응대하는 저항력이 강하다면 질병에 이르기 전에 회복되고, 혹은 발병하더라도 저항력을 강화하는 방법을 취한다면 중병으로 이르지 않고 쾌유된다. 이 저항력의 결핍이 질병발생의 근본 원인이다.

저항력의 결핍이란 결국 완전치 않다는 것이다. 또한 완전하지 않다는 것은 신경의 충격 전도가 방해되어 있다는 것이 되므로 정상적인 신경전도를 방해하는 것이 모든 질병의 원인이 된다. 따라서 골격 부정위(不整位)에 의한 신경 압박이 질병 발생의 원인이 되고, 이와 같은 방해의 가능 부위는 추간공(椎間孔)이다. 다른 어떤 부위에서도 골격구조의 변화로 압박을 받는 데는 없다. 이것이 인체역학이나 정체교정에서 배추(背椎) 제일주의의 원인과 이유인 것이다.

추간공(椎間孔) 이외에서의 골격변위는 근육의 이상 및 긴장이나 이완을 주고, 혈액 임파의 유통을 저해하여 그 부위의 신진대사를 저하하고 기능을 감퇴시킨다. 이와 같이 신경작용이 완전하면 병원균이든 외부 자극이든 발병하지 않거나 발병하드라도 곧 회복되도록 되어 있는 것이 인체이다.

9. 인체의 순응력

유기체의 가장 생리적인 작용은 순응적 성질이다. 가령 외부 온도가 상승하면 혈관을 확장하여 진도 복사의 열량을 높이고, 발한과 호흡운동을 증가하여 증발을 높인다. 그리고 전신 근육은 이완되어 열 생산을 억제한다. 이에 반하여 외부 기온이 저하하면 온열 발생을 크게 한다. 이와 같이 유기체가 존재하는 주위 조건에 관계 없이 항상 일정한 체온을 유지하고 있다. 이 밖에도 기능별로 대별해 보면 다음과 같은 것들이 있다.

보호작용, 유지작용, 조정작용, 협동작용, 대상작용, 보정작용, 배제작용, 면역작용, 반사작용, 발육작용, 재생작용, 방위작용

교정의 원리는 생체가 원상태로 복귀하려는 것을 보조하는 데 있다. 생체에서 자연적인 정상성은 그것을 지배하고 있는 신경에 의탁하고 있다. 따라서 이환부(罹患部)에 관련하는 신경계통의 기능을 정복함으로써 항상성 능력이 병변을 방지하는 것을 조장한다. 불건강과 병은 별개가 아니고 같은 선상에 있는 것이다.

10. 교정의 생리학적 이유

인간의 건강기능과 지능까지도 체상으로 좌우되며, 체상의 질서가 직접적이든 간접적이든 균형을 잃으면 곧 병변을 일으킨다. 이것은 신경의 압박으로 자연능력이 쇠퇴하기 때문이며, 한 기관의 기능이 약해졌을 때 그 기관에 분포되어 있는 신경이나 신경중추를 자극하면 회복할 수가 있다. 이와 반대로 한 기능이 과도하게 항진한다면 관계 신경을 압박하여 그것을 억제함으로써 정상적으로 돌이킬 수도 있다.

이와 같이 조작을 타동적으로 실시함으로써 인체의 기기적(器機的) 장해를 제거하여 신경기능을 조절하며, 중독성과 패혈성 상태를 항독성과 방부성으로 바꿀 수도 있고, 심지어는 체상과 성벽(性

癖)까지도 교정함은 실질적으로 행하고 있는 일이다. 일부 인사 중에는 골격이상이 질병발생의 원인이라는 것을 부정하는 이도 있다.

이러한 주장은 근육에는 어느 정도의 유연성이 있어서 골격변위가 발생할 이유가 없고, 척추에는 추골간(椎骨間)에 이동의 여지가 있는 한 변위는 있을 수 없다는 것이다. 즉 골격은 수많은 근육과 인대로 얽히어 있고, 그 위치가 정해져 있으므로 필요 이상은 이동할 수 없게 되어 있으며, 추골은 각 관절돌기 간의 배치상태로는 아탈구(亜脫臼)가 일어나지 않는다는 것이다.

또 신경장애는 임상적으로는 심한 증상을 나타낸다. 가령 신경통의 발작이나 소아마비나 뇌졸중은 반신불수를 일으키는데, 이와 같은 중대 병상을 골격 복원만으로 해소시킨다는 것은 불가능하다고들 한다.

그러나 인체의 추간공(椎間孔)은 직경이 3～3.7 cm이고, 척수신경은 최소부가 2.5 cm이고, 최대부가 3.5 cm이다. 따라서 척수신경은 어느 위치에서도 추간공의 골질연(骨質緣)과 접촉되지 않도록 자리잡고 있는 추간공벽(椎間孔癖)과의 최대거리가 7mm 밖에 되지 않는다. 최단거리는 1mm에도 미치지 못하는 곳도 있다.

추간공에는 척수신경 외에 혈관 지방세포와 선유가 있으므로 추골이 조금이라도 움직이면 신경을 압박하게 되고, 압박은 신경의 전도성을 장애하게 된다. 추간공에 간극(間隙)이 있다 해도 추간공의 절단면이 현미경적이고 해부학적인 것이지 생리학적으로나 생명이 있는 움직이는 인체에는 없다.

이러한 점을 구체적으로 정리하면, 척추에서는 관절돌기 전면이 추간공 후벽이 되어 있으므로 추골이 전방으로 틀어지면 관절돌기는 추간공에 침입해서 척수신경을 압박한다. 궁근(弓根)은 추간공의 상부에 하벽을 이루고 있으므로 추골이 올라가거나 내려가게 되면 궁근(弓根)은 상방(上方) 또는 하방(下方)에서 추간공 내에 침입하여 압박하게 되고, 또 추골체가 추간공의 전벽이므로 추골이 후방으로 틀리면 추골체 척부가 추간공에 들어가게 되어서 신경을 압박한다.

추간공의 연각(緣角)은 예리하지 않고 원활하므로 추간공 주위의 틀어진 부분에 척수신경을 압박할 수는 있으나 절단될 수는 없으므로 그 감수가 전도성을 장해하게 된다. 신경에 가해지는 압박은 경미한 것이라도 그 전도를 방해하게 된다.

신경생리는 부자연한 기계적 자극이 가해지면 일차적으로 흥분하나, 2차적으로는 그 감수성이 감소하고 최종적으로는 마비상태에 이른다. 신경에 와닿는 충동은 신경의 모든 분지(分枝)로 전도되어 최종 착부위의 운동기능과 조직을 지배한다. 신경에 가해지는 압박은 충동 전도를 장해하지만 신경 자체에 기질적으로는 장해받지 않는다.

11. 교정의 임상학적 이유

골격변위는 임상적으로 운동시에 상하지(上下肢)에 동통・부조(不調)・경화・변형・기형 등으로 능률을 저하하고 전신활동을 제약한다.

견갑골이 앞으로 굽으면 기관・폐・심장・간장 등에 울혈이 생기고, 경근경화(頸筋硬化)・두통・치통・코・눈・인후에 이상이 오고, 상지운동을 저해하며 늑골은 하수(下垂)된다.

늑골하수(肋骨下垂)는 위하수(胃下垂)를 유발하고 내장하수를 병발한다. 하방경사는 편평흉(扁平胸)의 유인(誘因)이고, 편평흉(扁平胸)은 호흡동작을 방해하며, 폐활량을 저하시키고 결핵에 약하게 한다.

제12늑골에서 장골까지의 요망형근(腰亡形筋)이 강축되면 늑골 정열이 부정하고, 늑골근을 수축시켜 하방(下方)으로 경사케 하고 늑간 신경통을 유발케 한다.

편갑골(扁甲骨)이나 편평흉이 좌하수(左下垂)하면 심장 기능을 저해하여 횡경막 상하운동을 저해하며 위(胃)·간장기능을 감퇴시킨다.

골반이상은 요부추골(腰部椎骨)의 변위 원인이고, 대장·소장·생식기·항문·각부 질병을 유발하며, 골반이 좌우방향으로 과경사하면 자궁·난소 전위와 월경이상, 불임증을 초래한다.

① 골반이 벌어지면 비만하고, 오므라들면 야윈다.
② 견갑골의 위치 이상은 제4흉추를 긴장시켜 시력에 이상이 온다.
③ 우견갑골이 올라가면 식욕이 왕성해지고, 좌견갑골이 올라가면 양보다 미식(味食)을 좋아한다.
④ 엄지발가락의 이상은 제1요추를 변위하고, 제3, 4, 5 발가락의 이상은 제3요추를 변위한다. 족관절 이상은 제2요추를 변위한다.
⑤ 안쪽 복숭아뼈가 벌어지면 빈뇨, 자궁 출혈, 월경과다, 기타 출혈을 촉진한다.
⑥ 자위 상습자는 제1요추가 전하방으로 변위한다.
⑦ 오른다리에 체중이 걸리면 흉추 5~10의 좌측이 긴장되고, 그 방향으로 흉추가 당겨서 위병을 일으킨다.

⑧ 얼굴은 굽은 쪽이 퇴화하고 반대쪽은 증식되어 일그러진다. 이것을 두면 안면 신경통이나 두부 질환과 직결된다.
⑨ 목이 우경(右傾)이면 우측 목근육이 붓고 기침이 나며, 코를 골고, 귀울림, 편두통의 원인이 된다.
⑩ 간장의 이상은 우견(右肩), 위약(胃弱)은 좌견(左肩)이 앞으로 나와 있다.

신체의 각 부(部)는 상호골 ↔ 골반, 견 ↔ 요, 경 ↔ 족관절, 복 ↔ 두의 관계는 밀접하여 한쪽이 조정되면 대응부위가 정리된다. 골격은 정신과 관계가 있으며, 흉추 → 감정, 요추 → 욕망, 경추 → 사고를 조절하고 있다.

인체를 봐서 정중수평(正中水平), 전액상면(前額狀面)이 상하, 전후, 좌우로 균등한 것이 보통이다. 골격의 좌우가 같고 각 부의 좌우가 같아서 1호흡 대 4맥박의 호흡을 하고 있다면 직립위(直立位)에서는 족간 중심점에 신체 중심점이 위치하는 것이 표본형이다. 신체의 허약, 질환, 범죄, 지능 등의 전 신체적 개벽동작(個癖動作) 행위의 개성은 골격의 불균정, 각 부 좌우의 균형상의 부정(不整)으로 생기게 된다.

한편으로 골반의 이상, 골반의 긴축, 신경기능의 장해, 혈임파(血淋巴)의 정체, 내장의 전위 이상들은 신체와 지능의 불건강을 조장하는 조건이 되는 것들이다. 근육을 이완하고 긴장하게 하여 골격을 정상 위치로 복원하는 방법에는 여러 가지가 있다. 이와 같은 조정을 치료학적으로 설명을 하면 다음과 같다.

1) 골격이상 조정

골・관절・쇄골・흉곽・골반 등의 이상을 조정하는 방법은 여러 가지가 있다. 오수테오파시는 이것에 이용되며, 척추변위에 지장충극(指掌衝戟)으로 조작하는 카이로풀락딕이 있다.

이것은 직접 척수신경이나 교감신경의 기능을 부자연한 상태에서 정상작용으로 회복케 할 뿐만 아니라 간접적이고 부수적인 혈액이나 임파액의 순환을 순조롭게 한다. 또한 신진대사는 왕성해지고 신경은 충분한 산소나 영양이 공급되어서 그 지배하의 기관도 정상을 유지하게 된다.

2) 근육이상 긴축의 조정

근육은 내적으로나 외적으로 자극을 받으면 이것을 방위하고 극복하려는 생활현상이 자연적으로 일어난다. 여기에는 피로근・흥분근・연축근육(攣縮筋肉)・강강근육(強剛筋肉)이 있으며, 이러한 근육에 조정행위를 가한다.

이상긴장에는 수지의 압박자극으로 정복시키는 결과, 근육이상에서 오는 신경기능의 장애나 혈행 불량은 제거된다. 특히, 척추근의 이상 긴축정복은 척추골의 조정을 보충하여 신경기능을 완전하게 하며, 여기에는 마사지도 응용된다.

3) 신경기능의 조정

척추골이나 척추근의 이상 정복이 신경기능을 조정하는 것이 된다. 이것은 신경 중추부나 말초부에 압박이나 구타 등의 자극을 가함으로써 신경의 흥분작용이나 진정작용을 유발하여 그 기능을 일으키기 때문이다. 스폰지요법의 효과는 이와 같은 사실을 증명하고 있다.

4) 혈액순환의 촉진

맥관 신경중추에는 혈관 수축신경과 혈장신경이 있으며, 혈관수축신경섬유는 중추부의 자동적 흥분으로 혈관에 중등 정도의 수축을 주고 있다. 이러한 수축이 정상 상태라면 혈행이 순조롭고, 그렇지 못하면 건강을 해친다.

맥관 신경중추는 피부・근육・선(腺) 등에서 오는 자극에 따라 작용되므로 피부의 일부를 강압하면 그 부위의 체온은 상승하는데, 이것은 압박된 부분의 지각신경에 과도한 자극이 작용하기 때문이다. 이는 자극이 중추에 전달되고, 이 중추의 흥분으로 혈관확장 신경섬유를 자극하여 압박부위의 혈관을 자극함으로써 혈관이 확장되어 다량의 혈액이 집중되는 결과이다.

혈관에 압박을 가하면 혈관에 분포되어 있는 혈관 말초신경에도 자극을 가하는 것이 되어 이것이 중추에 도달되어서 작용을 활발하게 하므로 혈관에 대한 수지압박(手指圧迫)은 맥관 조정력을 양호하게 한다. 따라서 혈액순환이 조정되면 임파액의 순환 및 그 작용도 순조롭게 된다.

수지(手指)로 동맥부를 압박하면 혈관내 면적이 축소되므로 관중의 혈류속(血流速)은 증가된다. 혈관 면적을 반으로 한다면 혈류속(血流速)도 그 배가 되기 때문에 압력도 증대되어 혈관내 벽에 축적된 불순물도 함께 흘러나간다. 따라서 신선한 혈액이 흐르게 되는데, 이것은 혈액순환에 미치는 조작법의 이론이다.

5) 내장전위의 정복(整復)

수지(手指)로서 직접 이환장기에 자극을 가하여 중추신경의 조절로 기능을 촉진시켜 전위를 정복한다. 무력이든 전위이든 기능적 질환은 교정의 자동 및 타동 교정법의 일반적 대상이다.

12. 운동계와 내장계

내장의 이상은 운동계에 나타나고, 운동계의 부조(不調)는 내장계에 영향을 준다. 운동계의 이상은 운동장애가 되고 지각이상으로 이행하여, 이것이 내장기능 이상을 일으키며 기질장애로 몰고 간다. 그러나 이와 반대의 현상도 있을 수 있으므로 운동계의 강화로서 내장능력을 강화할 필요가 있다.

허약자는 근육적 발달이 부족하고, 골격근의 긴장도가 부족하기 때문에 자세의 부적응성이 강하여 내장근(内臟筋)의 수축력도 약하다. 따라서 대부분 소화기계의 장애가 있다. 소위 만성 소화불량이다.

허약체질은 항상 신체 운동계에 취약점이 있는데, 허약자의 대부분은 흉추 6, 7, 8, 9번에 변위가 있다. 허약의 원인이 식품이나 영향에 있는 것이 아니고 신체 구조에 있으며, 신체 운동계의 일부를 교정함으로써 회복될 수 있다.

신체 구조의 왜곡을 발견하는 방법은 간단하여서 체내 평형유지 운동 및 이상발생 자극을 수지(手指)로도 촉지할 수 있는 체중 부위에 병상이 나타나 있다.

간이 비대하면 흉추 9번 우측에 과민점이 발생하고, 요추 2번 우측에 압견점(压肩点)이 있다. 단 건강인도 흉(胸) 9번 우측을 급압(急压)하면 요(腰) 2번에 압통이 나타난다. 이러한 동통시에는 간이 비대하는 것으로 생각되며, 또한 발가락 제 5지의 배외(背外) 부위에 경혈(経穴)이 있는데 여기를 강다하면 즉각 담낭이 확장되고,

반신이 마비되고 간이 비대한다.

어떤 이유에서든 몸을 비스듬히 서서 그 발가락에 힘을 주고 있어도 간의 비대는 오며, 따라서 중독을 일으키기 쉽다. 이러한 중독도 발가락 제2의 발바닥을 강압하면 간이 수축되면서 중독이 중화 해소된다. 비스듬히 서서 힘을 주는 자세로, 앞으로 구부림으로 바꾼다면 비대한 간이 수축될 수도 있다. 이와 같은 것이 교정의 원리이다.

이와 같은 급소를 동양에서는 365 부위를 발견하고 있다. 이것이 체조와 내장과의 관계로서 운동계와 내장계 관계 중의 한 가지 예이다.

의자에 등을 기대거나 손을 놀려도 그 밖의 모든 동작은 모두가 하나하나 관련이 있는 내장 전부의 기능이 움직이고 있다. 대부분의 경우 외부 체표에서 손으로 신체를 조정할 수 있으므로 신체교정 조정행위의 실제적 원리의 존재를 확인할 수가 있다.

13. 골격변위

골격변위의 대표적 예로서 추이 아탈구(亜脱臼)에 관해서 설명하면, 추골아탈구(椎骨亜脱臼)를 지적할 수 있는 징후와 증후는 동통(疼痛), 압통, 신경초(神経梢) 비대, 피부온도 상승, 기능장애, 근육인대의 수축과 긴장, 척추 가동성의 감소, 척추관련 조직의 위치적 변화, 극돌기 부정렬, 횡돌기 부정렬, 관절돌기 부정렬 등을 들 수 있다.

동통 통증은 아탈구의 증후이고, 신경이 압박을 받고 있음을 알린다. 통상적으로 아탈구 부위가 아프지 않고 추골변위로 침해된 신경의 말초부에서 지각된다.

(1) 압통 : 추골에 아탈구가 있을 때 그 국소에는 척추신경의 압박으로 일어난 과민대가 있고, 손끝으로 변위 추골의 횡돌기 간에서 강한 압통이 있다.

(2) 신경초(神經梢) 비후 : 척수신경과 혈관을 둘러싸고 있는 신경초는 장애를 받으면 비후하거나 충혈된다.

(3) 피부온도 상승 : 추골아탈구 부위의 상부 피부온도는 주변 추골 외피보다 상승한다. 척수신경이 자극받고 있으면 그것이 지배하고 있는 국소 피부온도를 상승시키므로 아탈구(亜脱臼) 존재의 확실한 증후이다.

(4) 관능장애 : 추골아탈구 증후 중의 확실한 것은 기능상의 장애이다. 생활 체(體)에 이상이 있으면 신경작용이 실질적으로 장애된 부위가 있다는 것이다. 그 장애부위가 대개는 추골 간을 신경이 통과하고 있는 추간공(椎間孔)이다.

(5) 근육, 인대의 긴장 : 장애 주변의 근육강직이 없으면 장기간 생체의 이상 상태는 없다. 추골아탈구 역시 그 주변의 근육 인대의 수축과 긴장이 있다. 추골의 아탈구도 변위를 영구적인 것으로 하는 것이나 원위치로 회복 불가능도 모두 수축과 강직의 결과이다. 지속적인 수축 결과로 추골변위가 물리적·기계적으로 교정되지 않는 한 이상상태는 계속 유지된다.

(6) 척추 가동성의 소실 : 신체 어느 부위의 관절이라도 이상이 발생하면 가동성이 감소된다. 가동성의 감소는 추골변위 검출 증후의 하나이다. 그러나 환골변위(環骨変位)에서는 두부(頭部)를 자유롭게 통증 없이 하방(下方)으로 굽힐 수 없고, 축추변위(軸椎変位)에서

는 두부를 자유롭게 좌우로 돌릴 수 없다. 다른 경추에서도 경부를 통증 없이 자유롭게 굴신(屈神)할 수가 없다. 흉추는 체간(體幹)의 한쪽이 높고, 그 부위의 굴곡이 감소되며, 전후방으로 몸을 굽혔을 때 척량선(脊梁線)이 한쪽으로 굽어진다.

(7) 척추관절 조직의 위치적 변화 : 견갑골의 높이와 돌출상의 차이, 그리고 늑골각의 돌출, 장골릉(腸骨稜)의 돌출은 추골변위의 징후이다.

14. 교정(矯正) 이유

이 항목에서는 신체운동의 전·후 조정에 관한 것을 참고적으로 정리하여 본다. 주로 이학적인 면에서 설명하겠으나 진행상 운동생리와의 관련성을 무시할 수 없게 되어 이런 면도 약간 언급되어질 것이다.

1) 유연성 식품

모든 운동에서 탄력성이 필요하지 않는 것은 없다. 근력의 단련방법이나 연습의 순차, 체력관리까지도 구미에서 들여온 국제화적인 방법에 의해 그들과 경합해서 앞선다는 것은 어렵다.

우리가 가진 특성이라면 남미나 동남아 같은 기본적인 유연도(柔軟度)를 주목하지 않을 수 없다는 것이 필자의 생각이다. 따라서 트레이닝에 의한 유연법 이외에 그것을 지속하기 위한 방법도 생각해 보는 것이 절실하다.

예를 들면 노인의 피부를 보면 윤기가 없고 메마르며 거칠다. 윤기 있는 피부를 소유하려면 어떻게 해야 할까? 그 대표적인 것의 하나가 우리나라에서는 곰탕이다. 곰탕에서 끈적끈적한 것이 아교인데, 이 아교에는 뮤신(mucin)이라는 성분이 있다. 이 뮤신은 당액질이라고도 하며, 곰탕 이외도 미끌미끌한 식물이나 끈적끈적한 식물에는 모두 들어 있다. 그 외 달팽이·해삼·연근 등에도 많다.

타액에도 이 성분이 있으며, 도인(導引)에서 자기 침을 수십 번씩 삼키는 행법은 당액질인 것을 모르던 시대부터 그 효능을 알고 있었다. 문어·오징어·전복·굴·홍합 등에는 세포를 부활, 신생시키는 작용을 하는 타우린이 많이 함유되어 있다.

동물의 연골에는 콘드로이틴황산이 있다. 이것은 젤라틴이 많은 식품이면 아무 것에나 다 있다. 구미인들은 가축의 뼈를 삶아내는 풍습이 있고, 우리들은 닭·소·돼지의 뼈나 머리, 꼬리, 발 등을 곰탕으로 하여 먹는 훌륭한 방법이 있다. 아교는 노새의 가죽이나 우피(牛皮)를 삶아서 만드는데 이 대목은 본초강목에 실려 있다.

몸이 굳어지면 아교를 복용하고, 뮤신이 많은 식품을 섭취하면 좋다. 계란·미꾸라지·뱀장어 등이 좋다는 이유는 뮤신이 많기 때문이며, 식물성에도 미역·갈근·연근·시금치·엿 등 종류가 많다.

이와 같은 식품은 젊어지고 싶고 정력 강화 뿐만 아니라 운동하는 사람들도 적극적으로 생각해야 할 것이다. 모든 힘이 구미인보다 열세인 우리 몸으로서 무엇인가를 발전시키려면 유연성을 개발하고 유지해 간다면 그들보다 우위의 체력을 가질 수 있는 가장 근본적인 요소의 하나가 되리라 믿는다.

2) 피로 대비

피로의 과학적 정의는 한마디로 요약하기 어렵다. 우리가 상식적으로는 충분히 알고 있으나 분명치가 않다. 생리학적 설명으로 가장 잘 알려진 것은 피로가 오면 체액 중에 유산(乳酸)이 증가한다는 것이다. 함수탄소는 체내에서 불완전연소를 하면 유산이 발생한다. 그것이 조직에 남아서 신경을 자극하므로 피로감이 온다는 것이다.

그러나 이것도 충분한 설명이 못된다. 왜냐하면 그것은 유산이 아니더라도 피로감은 일어난다. 가령 당질에서 오는 초성 포도산 또는 단백분해에서 발생되는 유기산류에도 이것들이 체내에 증가하면 똑같은 피로감이 온다.

요약하면 체액의 산도(pH)라는 문제로 발전되며, 실질적으로 산소가 적으므로 대사가 흐트러져 유산이 발생하기 쉬운 상태를 말한다. 따라서 혈액의 산성화일 때는 피로가 오기 쉽고, 이와 반대로 알칼리혈증(alkalosis)일 때는 육체나 정신을 격동해도 피로는 잘 나타나지 않는다. 따라서 피로라는 것은 이와 같은 산을 중화 해소하는 데 필요한 체액 중의 칼슘 감소에 있는 것 같다.

사실상 건강인의 기상시 혈청 칼슘이온은 높고, 오후에 피로하면 피로도에 따라서 이온농도가 저하한다. 또 아침의 오줌에는 칼슘이 적으나, 반대로 오후에는 증가한다. 이것은 피로도에 따라 체액에서 칼슘이 배설되기 때문이다.

대사로 체내에 발생한 산은 칼슘에 의하여 중화되지만 그 작용이 이루어지고 있는 동안은 좋다 해도 중화에 필요한 칼슘이 부족하면 체액은 산성으로 기울어져 피로가 오고, 오줌에는 칼슘이 증가된다. 이러한 이치를 이용하여 오줌으로 배출되는 칼슘을 측정하여 피로상태를 알아 볼 수 있다는 이유도 가능한 것이다.

3) 광선과 자기(磁気)

현대는 과학기술이 발달되어 있어 태양이나 지구의 자연혜택 같은 것은 잊혀지기 쉽다. 그러나 기계는 없어도 별 불편을 못 느끼나 태양이 없다면 생명의 본질을 상실케 된다.

근로자나 운동선수들도 가령 얼마 동안 밤에 경기를 계속한다면 이론적으로 저항력의 저하로 심히 비건강적인 환경에 처하게 된다. 태양광선에는 사람을 죽게도 하는 극히 적은 양의 강렬한 광선이 들어 있으므로 과도하게 일광을 쬐면 오히려 좋지 않을 때도 있다. 우리나라와 같은 위도의 지역에서는 걱정할 필요는 없다.

환자에게는 인공광선을 조사(照射)하는 것이 좋다. 인공광선이라는 것은 태양광선을 농축한 것이나 다를 바 없고, 위험한 성분의 광선을 제거하고 있으므로 광선 부족의 현대인에게는 그 양과 정도, 시간을 임의로 조절할 수 있으므로 이상적이라 할 수 있다. 운동에서 일어닌 절상・타박・염좌・탈구・골절에 이용하면 매우 효과적이다. 아마도 임상적으로 광선 조사만큼이나 이러한 증상에 간편하고 무해하며, 안진하고 확실한 작용을 할 수 있는 것은 흔하지 않다고 생각된다.

자력(磁力)이 신체질환에 어떻게 파급되는가는 흥미 있는 일이지만, 이러한 연구는 이상하게도 학문세계에서는 행하여지지 않고 있으며 민간요법으로 전하여지고 있다. 그렇지만 자기(磁気)는 분명히 인체에 큰 영향이 있음직하다. 왜냐하면 지구 자체가 커다란 자석이고 지상에 자장이 있으며, 인체 내에는 미약하지만 항상 전류가 흐르고 있기 때문이다.

자석으로 된 의료기는 대퇴부나 팔 또는 허리에 감아 붙이는 것으로 N・S를 잇갈리게 놓아 근육의 결림, 고혈압, 천식, 통증, 피로

등에 확실한 효과를 가져오게 한다.

4) 배꼽

배꼽이란 태아시절의 생리적 유물임에 틀림없으며, 이 부위를 통하여 인간의 건강을 돕자는 생각에는 지당한 이론이 있다. 피부 표면에 약물을 도포하고 거기에 전기의 극판을 접촉하면 약물이 체내로 흡수된다. 이것은 전기자극과 약물자극을 동시에 이용하는 방법이다.

배꼽을 통하여 어떤 성분을 흡수시키는 것이지만, 피부를 통한 것과는 각도가 다른 이론이다. 배꼽은 복부신경 가운데 태양총이며, 체내 전자의 발전을 촉진하는 발전소의 역할을 하고 있다. 그 전자에너지가 생명을 지배한다고도 하고, 또 인체에 적절한 전류나 자력을 부여함으로써 체내 전자를 활성화하고 혈액의 정화와 장기의 기능적 활동을 촉진한다고도 한다.

그러면 배꼽에서 흡수되는 약제는 어떻게 효과를 발생하는가?

배꼽은 인간이 태내에 있을 때 생존과 성장에 필요한 유일한 영양 공급로로서 모든 것은 배꼽을 통해 흡수한다. 그 배꼽의 정맥은 간장으로 가는 문맥(門脈)으로 되어 있으며, 지금도 그 흔적이 남아 있다. 따라서 흡수능력은 왕성하다.

배꼽에는 올리브유를 도포하는 것이 일반적으로 되어 있다. 이와 같은 유지는 피부면에서도 약간 흡수되지만 배꼽에서 그 대부분이 흡수된다. 흡수된 유지는 영양으로 됨과 동시에 그 중에 함유되어 있는 스테란이라는 종류는 비타민 D를 생성하여 칼슘대사를 돕는다. 이와 같은 작용들은 사람을 회춘시키는 작용을 한다.

5) 준혹(逡惑)

사람을 대하거나 다수인을 대하게 될 때, 혹은 선수가 경기에 임할 때 등 이유없이 어리둥절해지거나 흥분하거나 사고력이 흐려지며, 심하면 정신을 잃는 것을 본다. 이와 같은 상태를 준혹이라 하고, 교육학적으로는 긴장이라고 한다. 이러한 상태에 빠지게 되면 어떤 종류의 어떤 실력자일지라도 아무 것도 할 수 없게 된다. 무슨 일을 당해도 침착하고 냉정하게 행동하게끔 해주는 것은 자기 자신의 정신력이다.

이러한 정신력의 양성에는 종교, 웅변, 여러 가지 예술, 무술, 노래, 연극, 운동, 좌선, 요가 등등 무수한 방법으로 정진하여 어떤 수준에 도달하면 담이 커져 조금의 동요도 느끼지 않는 부동의 마음이 생긴다. 이것이 정신력이고 뱃심이다.

이상의 방법들은 제각기 효과가 있다. 특히, 심신(心身) 양면에서 수행하는 방법 중 으뜸가는 것이 좌선이라 생각된다. 여러 가지 예도(藝道)를 수행하고, 종교에서 마음의 안정을 얻을 수 있다.

평상시에는 냉철하면서도 위급에 처하면 허둥대기 쉽다. 즉 다시 말하면 긴급한 상태에 부딪히면 횡격막이 위축하여 위로 올라가 심장을 압박하므로 가슴이 두근거리게 된다. 따라서 간장 기능에 이상이 오게 되며, 간이 콩알만 해지고 피가 역류하여 두뇌의 사고력이 흐려진다.

따라서 이 방면의 이치를 아는 사람 중에는 승려가 아니드라도 참선을 하는 이가 많다. 오늘날에 와서는 이에 대한 인식도 높아진 것 같다. 이 좌선을 심리학적 측면에서 검토하여 우선 선이 신체에 미치는 효과를 살펴본다.

본격적인 선(禪)의 수행에는 두 가지 방법이 있다. 그 중의 하나는 총 정리단계에서 하는 목숨을 건 수행이고, 또 하나는 면벽(面壁)을 몇 년 동안 하는 좌선(坐禪)이다. 이 좌선은 요가나 조식법, 정좌법, 단전좌법이 모두 좌정하여 배의 힘을 중심으로 호흡을 조절하는 명상법의 하나이다.

손발을 움직이는 신경처럼 자기 마음대로 할 수 있는 것은 뇌신경의 작용이지만, 가슴이나 배의 내장기관 신경은 자기 의사에 관계없이 제멋대로 움직이는 신경이므로 자율신경이라고 한다. 이 신경은 전신에 분비되는 호르몬의 화학적 통계를 지배하여 호흡·소화흡수·배설·혈행·생식·체온조절 등 막중한 일을 하고, 마지막에는 인간의 기질이나 체질까지 바뀌게 하는 중요한 신경이다.

이와 같이 내장기관에 있는 자율신경은 교감과 부교감으로 나뉘어 있다. 교감은 흥분 및 항진적인 호르몬 분비를 관장하고, 부교감은 반대로 교감의 흥분을 억제·진정하는 호르몬을 분비한다. 이 기능이 체내에서 항상 평형작용을 유지하므로 건강한 일상생활이 지속된다. 이 두 신경의 중추는 대뇌 아래에 있는 간뇌에 있다.

교감신경계가 발달한 사람은 소위 두열족냉(頭熱足冷 ; 머리는 뜨겁고 발은 차다)형으로 머리가 날카롭고 이기적이고 감정적이며, 장수를 하지 못한다. 이와 반대로 부교감 신경계가 발달한 사람은 두냉족열(頭冷足熱 ; 머리는 차고 발은 뜨겁다)형으로, 중후하고 침착하며 타인을 위해서 일하고, 인간성이 풍부하여 인망이 높은 이 형은 미주신경형이라고도 한다.

의학에서 본 선(禪)의 본체는 이 두 가지 수행법으로 부교감 신경계의 작용을 최고 수준으로 이끌기 위한 천신만고의 수행이며, 간뇌와 강인한 정신력의 함양으로 그의 지상목표인 미주신경계 인물을 양성하는 데에 있다.

선(禪)을 과학적으로 관찰하려는 것이므로 여기에는 과학적 원칙이 게재되어야 한다. 그러므로 깨달음에 다달은 선인에서 볼 수 있는 마음의 정적(静寂)과 신앙생활을 의학적으로 고찰해 보면 불의 불식간에 이루어지는 단전의 힘이란 것을 알 수 있다.

좌선(坐禪) 외의 또 하나의 방법인 황고수행(荒苦修行)은 진정 목숨을 걸고 수행한다. 우리나라에서는 이와 같은 방법은 보기 드문 일이지만 원형으로는 뺄 수 없는 수행이다. 이것은 간뇌의 억제중추 지배만을 작용하게 하는 것이며, 이것으로 마음의 힘을 자기의 잠재의식에 심어서 자율신경의 의지 지배를 가일층 완전무결하게 촉진함을 목적으로 하고 있다.

좌선(坐禪)의 효능은 혈행과 내분비기관과 위복(胃腹)에 미치는 효능이 매우 크다. 인체에 들어 있는 4,400cc의 혈액은 모두가 돌고 있는 것이 아니다. 간과 비장에 비축되어 있는 혈액은 복압에 의하여 심장을 향해 강력히 압출하여 전신 혈행의 혁신을 일으킨다. 이것은 마치 보조심장의 일을 하고 있다.

이로 인한 영향은 위장의 소화 흡수력의 항진과 더불어 치밀한 연락망으로 지극히 민감한 전신의 내분비기관을 활성화하여 인체를 제2의 청춘으로 되돌리고 장수하는 기반으로 바꾸어 놓는다. 특히, 내분비계의 중심인 부신(副腎)이 복압으로 훈련되어 활동적으로 비대해지는 것도 그 원인의 하나이다. 이와 같은 혈행의 혁신은 뇌의 모세동맥의 혈행을 조절하여 뇌일혈의 예방에 효과가 있다.

소식(小食)을 한다고 해서 체력이나 지구력이 떨어지는 것은 아니다. 평소에 소식을 하고 좌법의 일상화로 배의 힘을 양성하여 뇌의 혈행조절에 힘쓰는 것을 명심하여야 한다. 그러나 좌선에 의한 혈행은 복부운동이므로 움직이는 기관에 혈액이 집중한다는 생리학적 원칙에 따라 두냉족열형(頭冷足熱型)이 된다. 과로로 인해 뇌가 충혈되어 잠들지 못할 때 잠자리에서 와선(臥禅)을 하면 수면을 취할 수 있고, 그 날의 피로를 완전히 풀 수 있다.

좌선은 고혈압에 유효하고, 위장에도 효과가 있다. 이는 스스로 움직일 수밖에 없는 위장을 타동적으로 운동하게 하는 결과이다. 이것을 좀 더 설명한다면,

① 위의 혈행을 좋게 하고 그 작용을 향상시킨다.
② 음식물의 위내 정체시간을 단축한다.
③ 복강내압 변화는 위벽의 분비 반사중추를 자극한다.
④ 위의 소화선에 압축 흡인작용에 영향을 미친다.
⑤ 이상이 상승 작용하여 위의 전체 작용이 향상하고, 장(腸)도 같은 이유로 위장의 분비액이 격증한다.

따라서 복부에 탄력이 없고 복압으로 혈액을 심장에 되돌릴 힘이 없을 때 일어나기 쉬운 소화불량, 습관성 변비, 설사, 폐늑막염, 간장질환 등을 미연에 방지할 수 있다.

좌선이 위장에 미치는 위대한 효과는 내분비기관의 혁신과 더불어 전신에 영양, 신진대사, 생체세포의 부활력을 높여서 건강하고 오래 살게 된다.

6) 땀

운동과 땀은 불가분의 관계에 있다. 발한(發汗)에는 상쾌한 것과 그렇지 못한 것이 있으며, 발한의 정도에 따라서는 위험한 상태도 있다. 그러므로 우선 땀에 대한 지식과 대책이 필요하다.

일반적으로 더운 여름일지라도 1일에 0.6 ℓ 정도 땀을 흘리지만

맹렬한 동작에는 14.5ℓ도 발한하며, 이 땀으로 많은 염분을 상실한다. 이와 같이 체내의 미네랄이 대량으로 상실되면 대단히 위험하다. 대량의 발한을 할 때는 계속적인 염분보급이 있어야 하며, 이것을 알지 못하고 물만 많이 마신다면 염분결핍으로 쇼크나 졸도를 한다. 이때 필요한 것으로는 염분이나 칼슘이 더 요구된다.

발한이란 신체의 수분과 온도조절에 기인하지만 그 분량에 따라서 조성된 미네랄을 빼앗아간다. 발한을 주관하는 것은 뇌하수체의 후엽호르몬이지만 이것은 혈청 이온칼슘을 저하시키므로 더욱더 칼슘이 감소된다. 따라서 겨울보다 더운 여름에 칼슘이 더 소중하다.

여름철에는 위의 운동이 저하되고 위산분비도 감소된다. 여기에 장의 연동도 약해지고 비타민 K의 합성도 잘 되지 않기 때문에 쉽사리 몸이 무겁고 나른해진다. 이러한 때는 식초와 칼슘섭취가 좋으며, 칼슘을 식간에 보통 5g 정도 복용하면 좋다.

산성의 땀은 냄새를 풍긴다. 그것은 유산이나 저질의 지방산이 많기 때문이며, 식생활을 개선하지 않으면 조만간 병을 얻기 쉽나. 한편, 알칼로시스 사람은 땀에서 풍기는 냄새가 없고 모기도 달라붙지 않는다. 피부에 묻은 땀은 가능한 빨리 제거하는 것이 좋다.

7) 현대 미인

인간은 누구나 건강을 유지하여 예뻐지고 싶은 본능적인 욕구를 가지고 있으며, 이것은 여성만의 전유물이 아니다. 인간으로서 아름다움에 대한 동경과 욕망은 당연하며, 남성보다 여성이 강한 것도 당연하다.

현대인은 미(美)에 대한 관심도도 옛날보다 많이 변천하였다. 현대 미인의 기준은 발랄하고 명랑하며 건강미 넘친 싱싱함에 있다고 할 수 있다.

건강한 신체에 건강한 정신이 있다는 말과 같이 최근 미용체조라는 것이 있을 만큼 체조·미용·건강은 불가분의 관계인 것 같다. 건강을 위한 체조, 미용을 위한 체조, 건강을 위한 운동경기가 점점 확대되어 가는 것은 바람직한 일이라 하겠다.

과거에는 팔등신(八等身)이 미인의 조건이었으나, 최근에는 흉부와 둔부가 잘 발달된 점이 강조되고 있는 경향이다. 미스 유니버스의 입선 조건이 바스트, 웨스트, 히프의 비율이 3 : 2 : 3이라 한다.

바스트의 발달은 호흡기와 심장의 발달에 있고, 히프의 발달은 골반내의 장기의 발달에 있다. 이상의 부위 발달은 건강체의 조건에 불가결임에는 틀림없다.

이와 같은 미인의 조건 변천으로 현대 미인의 근본은 건강과 성격에 있다. 아름다운 피부나 빛나고 영리한 눈은 내장의 모든 기능에서 오고, 명랑하고 올바른 성격은 체상(體相)에서 오므로 화장으로 미인이 되는 시대는 지나갔다.

8) 보행미

가장 피로하지 않는 보행법은 몸을 부드럽게 하는 것이다. 신체 중 어딘가에 근육이 굳어 있으면 본인이 느끼든 느끼지 않든 힘의 낭비가 있다. 그리고 근육의 역학적 불균형으로 힘의 작용이 균형을 잃게 되며, 조직내의 순환이 방해받고 호흡은 얕아지며, 자세는 일그러진다.

요부(腰部)나 배부(背部)의 굳음은 좌골신경통을 일으키기 쉬우며 관절염도 일으키기 쉽다. 이로 인하여 내압이 증가하고, 신경을 압박하므로 신경염을 초래한다. 이와 반대로 전 신체가 유연한 사람은 언제까지나 젊다.

보통 사람들은 자기 몸에 굳음이 있는 것을 모르고 있으며, 그것은 틀림없이 건강을 나쁘게 한다. 이것은 자세가 바르지 못한 데서 오는 것이며, 가장 안락한 자세는 군대식 부동자세에서 힘을 뺀 것이다.

부동자세는 옆에서 보면 대단히 굳어 있는 것 같지만, 이 자세에서 힘을 뺀 자세가 가장 저항이 적다. 자세가 굽고 휘면 머리나 어깨, 다리에 무리하게 힘을 작용하여 굳음이 생긴다. 이 굳음을 경결(硬結) 또는 긴장이라 한다.

조용히 앉아 있다가 일어서 보아서 그 때 어딘가에 저항감을 느낀다면 그것이 굳음이다. 인간은 몇 살이 되어도 무릎을 펴고 서서 상체를 굽혔을 때 손바닥이 바닥에 닿아야 한다.

올바른 보행법은 군대식 부동자세로 자연히 앞으로 나가는 것이다. 대부분의 사람들은 의식적 또는 무의식적으로 자기 몸을 들어올려 이동하려 하지만 이것은 힘의 낭비일 뿐이다. 몸을 들어서 전진 이동하지 말고 몸을 밀어서 앞으로 이동하는 것이다. 바른 자세로 몸의 균형을 잡으면서 가볍게 앞으로 나아가야 한다. 이것은 무용가의 무대 걸음거리를 보면 잘 알 수 있다.

머리에서 발끝까지 똑바로 서서 한 발짝을 뗄 때마다 목이나 몸통, 허리나 골반을 흔들면 안 된다. 복부는 조금 들어가게 하고, 발바닥은 바닥에 완전히 밀착시키며, 윗몸은 똑바로 의자에 앉은 자세와 같이 유지한다.

앞으로 내딛는 다리의 무릎은 뻗치고 발꿈치를 바닥에 내린다. 다리를 내릴 때 그 발바닥에 체중이 가지 않으면 대퇴부 상부 근육이 피로해진다. 전신은 균형을 유지할 뿐 아무데도 힘을 넣지 않는다.

이렇게 걸으면 마치 중력작용이 없는 허공을 걷는 느낌이 들것이다. 하루 종일 걸어도 결코 피로하지 않는다. 흐느적거리는 자세로 걸으면 오히려 피로가 빨리 온다. 이것은 척추부위의 근육이 긴장되기 때문이다.

일생을 무병하고 건강하게 보내려면 올바른 보행은 꼭 배워서 실행하여야 한다.

15. 완전이완

완전 이완자세(弛緩姿勢)는 앙와(仰臥) 자세에서 양팔은 몸에서 40° 전후 올리고, 양다리는 10° 전후로 벌린다. 이 각도는 사람의 체형에 따라 다르며, 손바닥은 위로 향하게 한다. 손바닥을 엎어 놓으면 무지내전근(拇指內轉筋)이 긴장하고, 상완(上腕)의 각도가 45°를 넘으면 삼각근이 수축한다. 시선은 바닥에서 40~45°로 유지한다.

무애체(無碍體)의 자세는 이 방법으로 하게 된다. 무애체란 이 자세에서 관념적으로 머리 위에서부터 발끝까지 점차로 전신의 힘을 빼는 것이다. 이것은 정신통일의 방법이기도 하지만 몹시 피로할 때 해보면 대단히 효과적이다.

완전 이완자세는 앙와위(仰臥位)에서의 담력 수행법이라 할 수 있고, 중심수행법(中心修行法)이라고도 할 수 있다. 잠이 오지 않을 때는 취침 전에 하고, 정신 통일법으로는 일정한 시간에 1일 1회 한다. 이러한 목적에서 행할 때는 1일 1회 전신의 모든 힘을 내는 운동을 하고, 이것과는 정반대로 모든 힘을 빼는 이완자세를 취한다. 소요시간은 몇 분이지만, 이 방법만으로도 건강은 눈에 띄게 증진된다.

이 밖에도 담력을 양성하는 방법으로는 1일 1회 최대의 압력으로 큰소리를 지르는 것도 매우 좋다. 군대식 구령이나 가곡, 창, 연극 대사 무엇이든 큰소리를 내는 것이라면 좋다. 그 다음에 이 완전 이완자세를 취하는 것이다.

이러한 동작을 하는 동안에 눈을 감아도 되고 떠도 좋다. 서서 할 때는 눈을 크게 떠서 한 점을 응시한다. 그러나 째려보아서는 안 된다. 눈을 크게 뜨되 안근(眼筋)이 필요 이상으로 긴장되면 안 된다. 완전 이완자세에서 실눈으로 뜨는 것이 좋다는 것은 충분히 이완되려면 자연히 그렇게 된다. 이를 의식적으로 시도하지 말고 자연의 섭리에 맞추어 자연스럽게 행하는 것이 좋다.

16. 무애자세

무애자세(無碍姿勢)란 선(禪)의 수행에서 나온 말이다. 이 원리를 터득하면 건강・인내・희망・행복은 다 자신의 것이 된다.

사실, 말을 할 때나 걸을 때, 공부할 때나 운동할 때, 식사할 때, 그 밖의 모든 행동 시에 상반신의 힘을 빼고 팔이나 목, 어깨에 쓸데없이 힘을 주지 않아야 한다. 배꼽 밑 단전(丹田)에 힘을 준다는 것은 복부에 힘을 준다는 말이 아니다. 배꼽 아래라는 뜻은 발 쪽으로의 아래가 아니고 뱃속 쪽이라는 뜻이다.

의식적으로 배꼽 아래에 힘을 주면 호흡기나 소화기에 질병을 야기하는 수가 있다. 이러한 말의 진의는 상체는 어디까지나 허허(虛虛)하고, 복부는 허(虛)하고도 실(実)하며, 하체는 실(実)하고도 실(実)해야 한다는 것이다. 이러한 원칙을 터득하면 건강법이나 양생법이니 불로장수의 비방약이 필요치 않는 것이 인간이다.

두통, 어깨결림, 요통, 기타 등등은 생활기능에서 인체의 중심점을 무시한 데서 오는 것이다. 상반신의 힘을 빼는 것에 철저하다면 신체의 올바른 중심력이 기울기 쉽고, 뒤틀리기 쉬운 골반을 정위치에 유지할 수 있으며, 흉곽의 변위(變位)도 자연히 교정될 수 있다. 골격은 움직일 수 없다는 생각은 사체 해부적 견해이며, 인체가 살아 있는 한 뼈도 움직이면서 살아 있는 것이다.

허약하고 추악한 체질 골격은 교정해야 하고 살아있는 한 개선될 수 있다. 휴양할 때의 체형은 완전 이완자세가 좋다. 잠자고 있을 때의 체형은 똑바로 앙와(仰臥)하여 배로 호흡하는 사람은 건강하다. 몸의 한 부분이 피로한 사람은 피로한 쪽을 위로 하여 옆으로 눕고, 허리가 피로한 사람은 무릎을 세워서 잔다.

장(腸)이 약한 사람은 바로 누울 수가 없기 때문에 허리를 구부려서 옆으로 눕는다. 위(胃)가 좋지 않은 사람은 다리를 포개고, 호흡기가 나쁜 사람은 그 쪽 다리를 구부린다. 엎드려 있는 사람은 몹시 피곤한 사람이다. 이와 같이 잠자리의 체형 따라 그 사람의 건강도를 잘 나타내고 있다.

17. 담력 및 지구력

모든 동작에서 불필요한 운동을 배제하고 운동을 위한 근(筋) 수축력을 최소한으로 하며, 굳고 긴장된 자세를 피하고 몸을 가장 합리적으로 사용하면 피로를 적게 지연시킬 수 있다. 둔한 행동은 근력(筋力)이 과중하여 비능률적이며, 피로의 원인이 된다. 특히, 운동이나 경기에서 힘의 경제성이라는 것은 지구력의 결정적 요인인 것이다.

근래에 와서는 국제적 경기가 성행하고, 국내 경기도 번성일로에 있다. 특히 장신과 강건한 체력의 구미선수와의 대결에서 우리 선수들의 결점과 장점을 고찰하면 결론은 하나로 집약된다. 이것은 우리 선수들의 근육의 유연도를 발달케 하는 것만이 유일한 것이며, 신체의 탄력성을 증가하기 위한 훈련의 필요성은 더 한층 절실하다.

여기서 주목할 만한 사항은 '신체 전체의 중량관계가 완전하게 조정되어 있다면 그 신체는 최소한도의 근력으로 최대한의 운동을 자유롭게 할 수 있다'라고 하는 이학적 · 생리학적 사실이다. 다시 말하면 불필요한 동작을 배제하고 모든 행동의 과부족을 피하여 힘을 빼야 한다는 합리성을 시사하고 있다. 힘의 경제성이 강조되는 이 시점에 새로운 원리가 체육에 응용될 시기가 바로 지금이라고 통감된다.

이 과제에 있어 먼저 결론부터 말한다면 항상 바른 자세를 유지해야 한다는 것이다. 올바른 자세는 정신력을 집중시킬 수 있는 능력에서 결정되기 때문이다. 자세에서 오는 단전(丹田)의 충만감, 태양총의 신경물리학적인 긴장도 상호작용에 의하여 인간의 모든 행동과 사유를 지배한다. 이것은 절대적이며, 이것을 운동에 이용하는 것이 새로운 원리의 이용이라 여겨진다.

육체적 행법이 없는 단순한 관념적인 정신수양은 아무런 소용이 없으며, 건강이나 운동에서는 더욱더 그러하다. 정신력으로 참으라고 하지만 육체력 + 정신력 = 담력이 없는 사람은 오히려 굳어지거나 포기상태로 빠지기 마련이다. 왜냐하면 이러한 상태의 대개의 경우 상대에 대한 정신력의 진작이 못 되고, 여기에서 파생하는 공포심과 사유(思惟)에서 극복된 반동작용으로 몰락되는 경우가 많다.

따라서 의지로서 감정을 지배하려면 반드시 실패한다.

머리 속에서의 관념론은 실질적으로 아무 소용이 없다. 과학의 진보로 인간은 머리로 많은 것을 생각하고 행동하게 될 것이지만, 이론이란 실제의 이면정지에 불과함을 명심해야 할 것이다.

전신적인 모든 능력을 어떻게 한 점에 집약할 수 있느냐가 문제인 것이다. 가령 운동기록에서 최고기록 요소의 근본적인 것은 평소 연습에서 얻은 체력이 아니고 연습에서 배양된 정신력인 것이다. 이 정신력이란 것은 현재의식(顯在意識)의 작용이 아닌 보다 본능적인 무의식 속에 있는 잠재의식(潛在意識)의 능력에 의한 것이다.

무의식 중에 정신집중을 방해하는 조건이 작용하면 소심·불안·초조·공포·무기력·의욕상실 등의 성향에 빠지게 된다. 공포심이 일어날 때는 횡경막이 늘어져 올라서 심장을 압박하기 때문에 심하게 놀라게 되지만, 횡경막이 발달하여 담력이 생기면 위험상태에서도 반사적으로 횡경막은 하복부를 강압하여 심장의 압박을 방지한다. 따라서 오히려 침착·냉정해진다.

이상의 것을 요약하면 아무리 공부를 잘 하고 머리가 비상하여 이론에 밝아도 그런 것과는 상관 없는 것이다. 필요한 것은 잠재의식의 발달 정도이고, 태양총의 긴장력이 결정하는 것이다. 그리하여 담력, 즉 뱃심을 키우는데 있어서는 좋은 자세와 끊임없는 수행이 있을 뿐이다.

이 담력 강화의 방법은 선(禪)이나 무술예술에서 말하는 무애자세 = 자연체위를 근본으로 하는 몇 가지 방법 이외에 가능한 방법은 없다. 그렇다고 해서 좌선(坐禪) 자체에 대해서 의문시되는 것이 전혀 없는 것은 아니다. 결국 그 진수를 응용한 조체 = 수행법 외에 방법이 없다는 것이다. 그 구체적인 것이 중심선(中心線) 수행법이며, 기타 발성법인 것이다.

18. 직업별 교정

1) 경기인

보다 강력하고 능률적인 동작과 기록향상을 위하여 심신(心身)의 수련을 정확히 반복하는 것으로서 담력을 양성하면 좋다.

2) 연예인

공연장에서 보다 훌륭하게 자기 능력을 발휘하고, 그 주변에 동화력을 진작하기 위하여 중심선력(中心線力)을 양성하면 좋다. 예지적인 직감의 표현은 그 가치를 결정하는 인간의 본능에서 무아의 경지에 체득하기 위한 유일한 길은 자연균정(自然均整)의 증진이다. 전인적(全人的)인 수준향상을 목표로 수행해야 할 해설가나 정치가들도 마찬가지이다.

3) 직장인

업무의 능력을 향상하고 그 날의 피로를 그날로 푸는 것은 건강유지를 위한 유일한 길이고, 주변 동작은 정신력 강화를 위한 자강법(自强法) 수행이라고 생각해야 한다. 이 방법은 전 국민적 방법이라 할 수 있다.

4) 종교가

종교가의 전 언행은 무아의 발견에서 시작된다. 이것은 가장 필요하고도 본질적인 것이어서 이 경지에 미치지 못하면 기도나 설법, 설교는 공론(空論)이 되고 만다. 종교나 포교라는 것은 교양이나 이론이 아니고 지행(智行) 실행인 것이다. 담력 수행이 그 첩경이 되리라고 믿는 것도 여기에 있는 것이다.

5) 면학자

학문세계에 종사하는 사람이나 학생의 담력 수행은 두뇌를 명석하게 하고 흥분됨이 없이 차분하게 해주며, 공부의 대부분이 서적과 장시간 접하게 되므로 중심선력(重心線力) 수행법을 좌위(坐位)에 응용하면 좋다. 학생, 사무원 기타 어느 직업인이든 의자에 앉아 있는 사람은 의자 깊숙이 걸터 앉아서 둔부를 될 수 있는 대로 뒤로 내밀고 선골과 요추 사이를 가능한 한 젖혀서 상체를 꼿꼿하게 수직으로 하여 배꼽 위쪽의 상체에 힘을 완전히 빼고 조용하게 배가 드나드는 호흡을 하게 하면 좋다.

이 자세로서 공부하거나 집무를 하면 장시간 있어도 피로하거나 운동부족이 오지 않는다.

6) 노장층

장년층이나 노인들은 오래된 체벽(體癖)으로 심신 기능이 고정되므로 노화가 급히 오고 심화한다. 중심선법(重心線法)이든 담력법(膽力法)이든 간에 수행을 하면 그 효과는 단시간 내에 자각할 수 있고, 더욱 계속하면 청춘이 두 번 있음을 깨닫게 된다. 노경에 또 하나의 세계가 있음을 알고, 고통 없고 즐거운 가운데 촛불이 꺼지듯 무병무통(無病無痛)으로 늙어간다.

19. 미용체조

여러 가지 뜻으로 미용이 제일이라는 것이 여성의 입장이다. 중년 여성부터는 중심선력 수행이나 도인법(導引法)이 가장 잘 적응한다.

우아하고 아름다운 자태라는 것은 자연스럽게 우러나는 것이라야 하고, 의식적으로는 결코 나타나지 않는다. 소위 포즈라는 것은 그 사람에게 긴장을 갖게 하며, 피로가 많고 결국에는 본바탕이 들어나게 된다.

반대로 무심(無心)하고 순조로운 동작은 옆사람에게 호감을 주고, 여성으로서의 정숙・침착・윤기를 나타내며, 피로가 나타나지 않게 체선(體線)을 흐트리지 않는 법이다. 이것은 최소 에너지로서 최대의 일을 하는 에너지 보존의 여유가 있는 증거이기 때문이다. 이것을 반대로 표현하면 습관화된 자세와 동작은 전반적인 건강도와 정신상태를 나타내기 마련인 것이다.

여성 미용에서 무애체(無碍體)에서 얻은 또 하나의 이점은 이 수행으로 소식(小食)을 하게 된다는 것이다. 불필요한 행동을 하지 않게 되며, 근(筋)의 수축을 최소량으로 하기 때문에 소비에너지가 절약되고, 동작 진행중 생리적인 에너지 소비에 견딜 정도의 에너지 소비로서 충분하기 때문이다. 이것은 경제건강의 능률적인 측면에서 보아도 유리하다.

항간에 예쁜 몸매를 위하여 미용체조를 권하고 또 실행하고 있으나 이것은 운동계의 조정(調整)을 목적으로 한 기술이지 인체에 형성되어 있는 여러 가지의 반사나 습벽 또는 피질하의 반응 훈련에서 얻어지는 것은 거의 없다. 이러한 미용체조는 동작에는 익숙해지겠지만 그것이 일상생활에서 이용되는 경우는 거의 없다. 더구나 그

것은 일종의 운동계의 체조이므로 오히려 대식(大食)할 만큼 배가 고파지고, 현실면에서 미용체조가 어렵다는 이유가 이러한 점에 있다고 할 수 있다.

몸을 많이 움직여서 감식(減食)하는 것은 부자연스럽고, 체조로 식욕이 증진되어 많이 먹으면서 설사약을 복용하는 것은 더욱 부자연스러운 일이다. 이와는 반대로 격렬한 체조를 힘껏 하고 마음껏 먹음으로써 체내의 과잉지방이나 단백질, 당분을 완전 연소시켜서 야위게 하는 방법도 있다. 그러나 이것도 경제적 능률면에서 볼 때 매우 불리하다.

생명의 법칙으로 보아도 일생 동안 일시적인 목적을 달성하게는 될지언정 결과적으로 반동기가 올 것이다. 그러므로 미용건강 또는 불로장수의 비결은 몸을 많이 움직이는 데 있는 것이 아니고 그것을 보다 능률적으로 움직이는 데 있다.

모든 무술이나 무용, 회화, 연주, 서예에 이르기까지 모든 행동의 비결은 몸의 힘을 빼는 데 있고, 하복단전(下腹丹田)의 충만에 있다. 그러므로 진(眞) · 선(善) · 미(美)는 모두 다 같은 본질에 있다는 것을 강조하는 것이다.

육체만의 운동이나 정신만의 수양이나 감정만의 직관이란 모두 부분적인 것이며, 인간으로서의 원만한 판단력이나 미용에서 말하는 완전한 미(美)를 배양하는 것이 되지 못하므로 모든 것에 통하는 것이라야 한다.

이것은 지능으로 보면 진(眞)이며, 정조(情操)로 보면 미(美)이고, 의지로 보면 선(善)인 것이다. 즉 공부, 연구, 학술, 체육, 예술, 그 밖의 모든 것이 같은 원리인 것이다. 이와 같은 기초교육을 받지 않으면 불완전하고 편협적이고 일그러진 사람이 생겨날 것이다.

20. 지체 부자유자

신체 장애자로서 운동이란 동작은 극히 중요한 요소임에도 그 실행은 극히 곤란한 것이다. 특히 근(筋)의 재교육 뜻으로 운동계를 강화하는 목적의 체조는 대개가 결정적인 제약을 받고 있으며, 이율배반의 조건을 가지고 있음이 현실이다. 그러나 중심선력(重心線力) 행법은 수족이 없더라도 누구나 할 수 있다. 그 원형은 좌선이고, 서서 할 수 있는 중심선력 수행법도 이 원리를 응용한 것으로, 이 원리만 이해한다면 그 응용방법은 다양하다.

교정을 목적으로 한 조체나 자강(自彊)을 목적으로 한 체조는 전신의 골격이나 근육을 균등하게 발달시킨다고 한다. 또한 이 이론은 운동계의 강화보다는 인체 효율과 미적 견지와 담력 함양에 주목적이 있기 때문에 더없이 합당한 것이다.

이것을 더 구체적으로 설명하면 전신체를 모든 동작에 사용한다는 것이고, 인체 공간의 에너지 평형관계를 항상 조절하는 것이다. 동시에 정신적·신체적인 것과 아울러 신체적 심리현상에 대하여 보다 큰 역할을 해가며 인간의 어떤 욕구 저지에 대해서도 대항할 수 있도록 훈련하는 것이다.

신체 장애자에게 가장 문제가 되는 것은 체조를 충분히 할 수 없다는 점이다. 따라서 어느 상하지(上下肢)나 신경기능에 이상이 있는 사람으로서는 중심선력 수행법이 가장 좋지만 실질적으로 움직이는 것이 불가능하다.

그러나 본인의 자각과 노력으로 스스로가 행할 수 있는 수행법을 실천함은 비교적 용이하며, 일정한 형식이 필요한 체조가 아니므로 그 원리를 파악하여 자기의 입장에서 이것을 응용하면 좋은 결과를 얻을 것이다.

이와 같은 것은 자기 스스로가 구하고 수행하는 적극성에서 이루어지는 것이 좋다. 더 구체적인 방법을 지시하거나 요구할 성질의 것은 못된다. 그 원리를 설명하고 확신을 심어 주는 것이 지도자가 할 수 있는 일이다.

그러나 정신박약자나 정신 이상자일지라도 만약 그 사람들이 보통 사람과 같은 두뇌의 사고력과 지능지수를 얻는다면 그것은 기적이고 창조적인 예술이라 하겠다.

생각해 보면 신체적·정신적 허약자나 감정적 부조정자는 스스로를 수련하는 가장 좋은 환경을 갖고 있다. 과도하게 충족되어 있으면 사기를 발견하는 능력이 소극적일 수가 많고, 역정일수록 조건이 좋을 수도 있기 때문이다.

이와 같은 사람들을 치료하고 교정하며 단련시켜 수행하는 것을 육체에만 치중한다거나 정신만을 대상으로 하면 효과가 적다. 특히 정신을 단련하는 것이 근본적인 요인이 되겠지만, 현대의 재활의학이 심리학적인 것을 내포하고 있으나 이것은 구별하여 생각할 점이다. 그러나 사실상 이러한 문제는 별도로 분리해서 논할 수가 없으므로 옛사람들은 심신 양면을 갈구해 왔다. 이러한 이유로 선(禪)이나 도인(導引)이나 요가 중의 하나를 선택하였으며, 이 방법들은 심신 양면을 대상으로 하는 것이다.

21. 잔류 역량

잔류 역량이란 근(筋)이나 근육에 긴장상태가 남아 있는 것을 뜻한다. 이 상태에도 전문적으로는 근연축·근구축·근경직·강직 등으로 구분하고 있으나, 일반적으로는 알통이 배었다는 말이다. 즉,

경결(硬結)이라고 하나 여기에는 여러 가지 상태가 있다.

격렬한 운동 후나 원거리 보행으로 수족의 근육에 통증이 있으며, 약간의 부종(浮腫)이 오는 상태인데, 이 경우는 일시적이며 생리적인 반응성이다. 그러므로 별로 심려할 것이 못된다. 그러나 자세의 불량으로 어느 부위에 긴장이 항상 지속될 경우 결과적으로 그 근육이 흥분성 과도로 이상 긴장이 오면 드디어 경결로 변해간다.

또 내과적으로는 내장 이상이 신경을 거쳐서 표재성 근육이나 피부면에 이상 긴장으로 발생시킨 것이 지속되면 경결(硬結)로 된다. 근(筋)은 많은 근섬유로 형성되고, 이는 운동신경 섬유에 연결되어 있다. 인체가 근운동을 할 때는 신경근 단위가 활동하므로 항상 근섬유는 운동신경 지배하에서 움직이고 있다. 신경과 근육과의 접촉점인 운동신경 종판은 근섬유 자신보다도 피로해지기 쉽다. 반대로 신경섬유는 좀처럼 피로하지 않는다.

근(筋)을 거듭 자극하여 피로해지는 도수를 피로곡선으로 묘사해 보면 피로에서 수축도가 감소해지면 수축이나 이완에 소요되는 시간이 길어지고, 이완시에는 원 고도(高度)에 복구되지 않는다. 이것이 잔류 역량이며, 근육이 피로하므로 탄력성을 상실하고, 물리화학적으로 변화를 일으키고 있는 것이다.

영양실조로 원동력이 부족한다든가 윤골(潤滑)이 부족해서 피로가 빨리 오는 사람, 또는 근육을 활동 불량이 되도록 사용하는 사람에게는 과도 흥분으로 휴식상태에서나 긴장을 필요로 하지 않는 상태에서도 그 긴장이 연속되어 근육이나 신경에 이상긴장을 일으킨다.

일반적으로 근육 활동중에 신경계통에서 전달되는 흥분은 강력한 것이기에 연축(攣縮)과 연축 사이에서 회복에 필요한 시간이 부족하기 때문에 장시간 행동이 지속되면 반응이 고르지 못하게 되어 소모단계에 들어간다. 그러면 근(筋)은 강직상태까지 수축하여 만성적 이상긴장을 가져온다.

근(筋)이나 피부면의 이상긴장은 내장 병변에서도 발생한다. 병적인 자극에서 일어난 내장 흥분은 교감신경 내에서 구심성 신경섬유를 통해 척추후근에서 후각에 들어가 다른 편 전측삭(前側索)으로 올라가서 대뇌피질에 이르러 내장 동통을 느끼게 한다. 한편, 자극영향은 뇌 척추신경의 각종 신경으로 전파되어서 각기 지배를 받고 있는 특정 부위 근육의 과도 흥분을 초래한다.

내장 지각반사는 내장 자극에 호응한 지각반사가 특정 척추분절에 도달하여 예속되어 있는 지각신경 지배하의 특정 영역에 지각과민이나 통각과민을 나타낸다.

내장 운동반사는 척추분절에 도달한 자극이 운동신경에 이르러서 척추 회백질에서 후각 지각신경 세포와 전각세포가 직접 연결하기 때문에 흥분은 운동신경에 도달되고, 그 지배하의 근육에 이상긴장을 일게 하여 경결을 형성한다. 가령 복부질환의 근 긴장이나 폐질환의 유돌근 · 삼각근 · 승모근의 수축 등이 그것이다.

내장 영양반사는 가령 폐의 병변이 만성일 때 경추분절에서 신경지배를 받은 견대(肩帶) 각 근(筋), 유돌근, 삼각근, 대흉근, 승모근, 견갑거근, 능형근의 수축을 뜻한다. 이러한 변성은 근육에만 있는 것이 아니고 경(頸) 3～5분절의 지각 영역에 속하는 피부와 피하조직에도 영양장애가 일어난다.

이와 같은 것이 이상긴장과 경결의 원리인 것이다. 이러한 상태는 정신적 · 약물적 · 수술적으로는 그 치료가 불가능하며, 직접 근육을 가압하는 방법 이외는 별다른 도리가 없으므로 이학적 · 기계적으로 교정되지 않는 한 이상상태는 지속된다.

그러나 이 경결(硬結)이 치료학적으로 큰 뜻이 있다. 이것을 적절히 처리함으로써 컨디션이 개선되고, 더욱이 만성질환에는 확실히 효과가 있다. 역으로 표면하면 만성병에는 이것을 대상으로 경결을 발견하여 이학적으로 처리하는 것 이외에 현재의 단계로서는 다른 방법이 없을 것으로 생각되며, 교정법이나 교정체육이 갖는 의의 또한 크다. 수기(手技)의 존재 가치가 여기에 있다고 생각된다.

경결이 병리학적으로 무엇인가를 생각해 보면, 근육의 긴장 증가에 의한 단축 섬유성 조직의 증식, 신경초의 비후, 혈액의 정체, 변성된 지방체, 그리고 종양 등이다. 혈액 정체를 한방에서는 어혈이라 하며, 정맥류나 치질도 여기에 속한다.

경결(硬結)은 만성병에는 반드시 있으며, 급성 아급성에도 발적(發赤)·종창·피부온도 상승 등으로 나타난다. 근육이나 피부면의 경결을 수기(手技)나 교정체조를 자동적 또는 타동적으로 시행함으로써 해소하는 것은 만성병 치유와 체질개선을 촉진하는 유일한 방법이다.

22. 혈액순환

인간은 항상 환경의 자극을 받으면서 생활하고 있으므로 우리 몸속의 혈액은 여러 가지 조건에 따라 동요하고 있다. 즉 근육을 사용하면 근육으로, 음식을 먹으면 위장으로, 우리들이 사고하면 두뇌로 많은 피가 이동한다. 이러한 혈액은 심장의 고동에 따른 배혈량의 차이나 혈압의 고저에 의해서가 아니라 혈관의 신축에 따른 저항의 증감에 따른 것으로, 동맥벽의 각 부분에서 신장도에 의하여 이루워지고 있다.

혈액의 전체량은 항상 일정하다. 즉, 어느 부위에 혈액이 집중되어 있다면 다른 어느 부위의 혈관은 수축되고, 혈류량은 감소하는 반응을 일으킨다. 일부 혈관이 확장되면 다른 것이 수축하여 혈압의 평행을 유지하는데, 이 때 확장부위의 혈류속도는 증가되고, 수축부위는 감소된다.

이와 같이 일부 조직이나 기관에 많은 에너지대사가 일어날 때 일시적으로 필요하지 않은 부분의 혈액을 유용함은 일정량의 혈액을 합리적으로 이용하는 편법이다. 이것은 항상성 보유기능에 의한 형태이기도 하다.

23. 혈류 습성

혈류는 일정한 법칙에 따라 이동하고 있다. 어떤 학자는 전신적으로 보아서 피부혈관과 내장혈관이 신축상태에서 길항관계에 있다고 한다. 피부혈관의 수축으로 밀려나온 혈액을 내장혈관이 확장하여 받아들이고, 체표혈관이 확장하면 내장혈관은 수축하여 혈액이 체표를 향하여 이동한다. 가령 일부의 혈관이 수축하고 또 다른 혈관이 확장하지 않는다면 혈압은 곧바로 상승해야 하지만 실질적으로는 혈압변동이 거의 없다고 한다. 이것은 수축혈관에 대응하는 부위의 혈관이 확장되어 있다는 증거이다.

또 어느 학자는 뇌혈관과 복부혈관은 길항작용이 있다고 한다. 동물실험에서 복부를 냉각하면 뇌혈관이 확장되고, 가온하면 수축하는 것을 보고 이것은 복부혈관의 강한 수축으로 항진된 혈압 때문에 수동적으로 뇌혈관이 확장한다는 것이다. 이 법칙의 지시대로 냉수음용요법을 하면 가볍게 술에 취한 것 같은 느낌과 뇌의 충만감을 느끼는 것이 임상에서 흔히 볼 수 있다.

일부 학자 중에는 종래의 설을 부정하면서 뇌혈관과 피부혈관, 내장혈관과 뇌혈관 등은 모두 길항적이라기 보다는 행동을 같이 한다고 보는 사람도 있다. 사실 뇌혈관은 피부혈관과 같은 반응을 나타낸다. 여기에서 길항적이라는 것은 일과성이며, 일시적인 생리반응을 뜻하는 것이다. 전체적으로 본다면 수축이나 이완 모두 일시적인 현상으로 대국적으로는 행동을 같이 하고 있는 것이 된다. 즉, 이 관계는 자율신경계의 교감신경의 흥분과 부교감신경의 진정이라는 현상과 같은 것이다. 자극에 따라 수축과 이완이 바르게 이루어진다는 것은 자율신경의 기능이 극히 건전하다는 것을 뜻한다.

혈액이 모이게 되면 반드시 그 상관부분의 혈관이 수축되어 빈혈상태가 되고, 혈관이 수축되어 빈혈이 되면 그 상관부의 혈관은 확장되어 충혈된다. 그러나 반동기에는 소실된다.

혈액 공급의 습성과 이상조절에 관한 것을 요약 정리하면,

① 내장과 피부, 내장과 뇌, 피부와 뇌는 생리적으로 길항작용이 있다.

② 피부면의 혈액은 원달작용(遠達作用)이 있다. 신체 어느 부위에서든 이상이 있으면 그 현상은 다음과 같이 변한다.

㉠ 내장과 피부, 내장과 뇌, 피부와 뇌, 사지와 뇌는 병적인 경우 수동성의 동조작용을 한다.

㉡ 피부면에 대해서도 원달성(遠達性) 동조작용을 한다.

이 원칙은 여러 가지 면에 이용되고 있다.

인체를 자극하여 혈액 배급상태를 변화시킴으로써 병을 치료할

수도 있다. 몸의 어느 부위를 자극함으로써 내장의 어느 부분의 혈액순환을 개선할 수 있고, 그것은 신진대사를 촉진하게 된다.

이러한 것들을 통제하는 것은 자율신경계이며, 이것의 구체적인 것은 혈관의 수축과 이완으로 나타나고, 다음은 체액이 담당하게 된다. 인체의 온도・압력・속도・농도・점도의 음양오행의 5변수 상태는 체액에서 결정되고, 그 5변수의 변화는 혈액이 담당한다. 다시 말하면 그것은 에너지의 바탕이 된다.

24. 피부면과 원달작용

손발을 냉수에 담그면 그 부위보다 상부의 출혈을 지혈시킨다든가 염증을 완화시킬 수 있다. 한쪽 손을 냉각하면 다른 쪽 손의 혈관이 수축한다. 또 화덕에 손을 쬐는 것만으로도 온몸이 따사로와진다. 이러한 것들이 원달작용이며, 이 작용은 피부에만 있다.

이러한 현상은 혈관의 수축과 확장상태가 피부면을 타고 확산 원달하는 작용이 있음을 나타내고 있다. 국부적 자극은 국부적 혈관 수축과 확장을 일으킬 뿐만 아니라 혈관 운동신경에 영향을 미쳐서 반사적으로 원달작용(遠達作用)을 유발하기 때문이다.

원달작용은 피부에만 일어나는 현상으로 다른 기관에는 피부면을 통하여 간접적으로 전달될 뿐이다. 피부는 하나의 기관이며 오묘한 작용을 한다. 혈액 공급의 습성에서도 자극이 가해지는 피부면에서는 혈관의 수축과 확장의 현상이 확산되면서 원달하는 작용과 동시에 그 피부면 아래에 있는 장기에는 길항적으로 혈류의 변화가 일어나고 있다. 또 내장의 여러 기관들과도 피부면에 대해 길항적인 힘이 작용하고 경계면에까지 원달작용이 미친다.

원달작용은 건전한 피부에서는 자극을 받는 부위를 중심으로 확장이나 수축이 주위에 번지고 멀리까지 파급되지만, 병적일 때는 조직의 대사기능 저하는 국부를 중심으로 인접 부위에 파급한다.

25. 혈관의 길항과 동조작용

혈관에는 길항과 동조의 작용이 있는데, 길항작용은 일시적인 생리적 반응현상으로 전체적으로 본다면 동조작용의 일부이다. 따라서 길항작용은 협의의 뜻이고, 동조작용은 혈액배급 습성의 광의의 뜻이다. 동조력이 최대일 때 길항작용은 없어진다. 무슨 자극에서든지 혈액이 이동할 때는 길항작용이 정상적이고 일관성이므로 다시금 원상태로 되돌아간다.

그러나 동조작용에는 능동성과 수동성의 두 가지 종류가 있는데, 능동성은 생리학적 상태이고, 수동성은 병적이고 불건전한 상태의 것이다. 일반적으로 동조작용이 있다면 건전할 때의 능동성에는 별 문세가 없고 병적인 때의 현상만이 문제가 된다. 정상상태에서는 혈액의 길항현상만 있고 동조작용은 있을 수가 없다.

수동적 동조작용의 발생 이유는 자율신경의 지속적 긴장에 의한 조직기관의 대사기능 저하, 즉 피로이다. 조직의 대사기능이 저하할 때 자극에 대한 흥분도가 감소되고, 수동성 동조력과 그 범위가 확대된다.

길항과 동조는 시소와 같은 작용을 한다. 혈액의 길항작용의 상호관계에서 한쪽이 병적환상을 발생하면 다른 부분에 동조작용이 일어나고, 질병 시에는 상관부분에 동조작용이 일어남과 동시에 피부에는 원달작용을 일으켜서 동조영역을 넓힌다.

이와 같은 원리를 이용하여 질병 치료에는 동조작용을 길항작용으로 전환시키는 방법을 이용한다. 이 방법을 어떤 주관하에 이용하는가에 따라서 자율신경계의 혈액상 변화, 혈관의 물리적 변화, 조직의 수축과 확장이 그 근본적 현상으로 주장되면서 행하여지는 것이 침구요법(鍼灸療法)이다.

제4장

병리편(病理編)

1. 인체 구조학

1) 인체 측정법

인체의 크기·무게 등을 측정하여 그 측정치를 취급하는 학문을 인체 측정학이라 한다. 신체 교정에 이것을 이용하는 것은 이론적으로나 실제적으로 필요하다고 생각된다. 만약 골격을 교정하려 할 때 어느 부분을 얼마만큼 교정할 것인가, 또 어느 정도가 정상이고 이상적인가를 결정하는 데 있어서 그 척도가 된다.

어떤 체형의 선수는 어떤 종목에 선천적으로 부적당한 경우에는 자기 체형에 적합한 종목을 결정할 것이며, 부단한 노력으로 신체적 결점도 교정할 수 있을 것이다. 또는 기록갱신을 위해서 목적에 따라 인체를 측정할 필요성이 있으며, 인체를 측정하려면 측정기를 사용하는 것이 좋다.

2) 인체구조의 개요

인간은 동물학상으로 보면 다른 포유류와 더불어 척추동물이다.

이들의 공통점은 몸의 중추에 있는 척추가 전신을 받치고 있다는 점이다. 척추라는 뼈가 일렬로 배치되어 척추를 이루고 있으며, 척추의 원시상태는 척삭(脊索)이다. 척삭을 직접 감싸고 발생한 척추의 주요부는 추체(椎體)이다.

인간과 일반 동물과의 가장 중요한 차이점은 척추의 조직적·기능적 차이이며, 일반동물은 바닥과 거의 수평 위쪽임에 반하여 인간의 척추는 항상 바닥에 대하여 수직 위쪽이고, 생활유지에서도 복잡성을 갖고 있다. 인류의 골반이 다른 포유동물에 비하여 발달되고 척추의 굴곡이 특유한 것은 인류가 직립보행을 하기 때문이다.

교정은 신체 각 부위의 생리 및 병리학적으로 생존하고 있는 상태를 관찰하면서 정상적인 본래의 기능을 연속케 하려는 데 그 목적이 있다. 체형의 형태와 기능의 왜곡을 이상상태라고 한다. 그러나 형태가 일그러짐은 형태를 유지하는 작용을 상실하게 된다.

골격은 인간이 살아 있는 한 움직이고 있다. 즉 골격이 근육과 근(筋)과 신경 등으로 조립되어 살아 있다면 반드시 움직인다. 교정을 타동적으로 하는 사람, 가령 치료인·정형외과 의사·체육교사·무술사범·근육 트레이너는 그 움직임을 감지하는 능력을 가져야 한다. 무릇 교정의 손은 따뜻하고 부드러우며 애정이 넘치고 생명의 존엄을 느끼는 예술적 손이라야 한다는 것이 저자의 변함없는 주장이다.

3) 인체의 기계학적 개설(概說)

인체는 골격을 중심으로 구성되어 있으나 정중(正中) 시상절단(矢狀切斷)으로 보면 좌·우 대칭으로 구성되어 있다. 그러나 세분하여 보면 좌우에 차가 있다. 오른손잡이의 팔은 왼팔보다 1～2 cm

가량 길다. 이러한 현상은 후천적인 것이 많고, 생긴 모습으로 본다면 별 차이가 없으나 신장이나 체중에서 개체적으로 크게 그 차가 벌어진다. 하루 동안에도 조금은 변화가 있는데, 신장은 오후에는 1~2 cm 가량 단축되고, 체중은 아침이 최소이며, 저녁에는 최대로 변한다. 평균적으로 약 2 kg 차이가 있다.

교정에서 가장 주목되는 것은 신체 각 부의 길이이다. 인류학의 계측에는 시미트법이 이용되며, 이것은 동체 길이의 1/4 단위가 설정된다. 동체를 4등분하면 경부(頸部), 흉골부(胸骨部), 상복부(上腹部), 하복부(下腹部)로 나뉜다.

경부 : 비(鼻) 하점 → 흉골 상점(上点)
흉골부 : 흉골 상점→ 하점(下点)
상복부 : 흉골 하단 → 배꼽(臍)
하복부 : 배꼽(臍) → 치골 결합점

흉골 상점에서 좌우로 1단위씩 수평선을 그으면 견점(肩点)이 되고, 여기는 상완골두(上腕骨頭)의 중앙이다. 치골 결합점에서 좌우로 1단위씩 수평선을 그으면 그 양단은 대퇴골두(大腿骨頭)의 중앙에 해당되고, 이것을 각점(脚点)이라 한다. 한쪽 견점과 다른 쪽 각점을 연결하는 직선은 배꼽을 통하고, 그 직선에 평행선을 그으면 유방의 위치가 결정된다.

한쪽 유방점과 다른 쪽 각점과의 거리는 대퇴(大腿) 길이와 일치하고, 유방점과 같은 쪽 각점과의 거리는 하퇴(下腿) 길이와 일치한다. 족(足) 높이는 약 1/2 단위이다. 상완(上腕) 길이는 한쪽 견점에서 다른 쪽 유방점과의 거리이고, 전완(前腕) 길이는 유방점과 배꼽과의 거리이다. 수(手)의 길이는 각점(脚点)에서 배꼽까지의 길이이다.

그러나 이러한 분석은 대체로 기계적이어서 모든 인체가 이러한 비례가 아니더라도 침구법에 사용되는 동체방법이 있으므로 교정을 하는 사람은 이것을 알아 두면 도움이 될 것이다.

4) 중심

중심(重心)이란 물체의 각 부분에 작용하는 중력의 합이 한 점에 작용한다고 했을 때 그 지점을 중심이라 한다. 이 지점은 그 물체의 질량 중심과 일치한다. 인체에도 중심이 있으며 운동시에 중요한 역할을 한다. 운동이란 중심의 이동이라 해도 좋을 것이다.

정확한 인체 중심을 결정하려면 정중면(正中面)을 Z축, 전액상면(前額狀面)을 Y축, 수평면을 X축으로 한 3면에서 이것을 측정한다. 그러나 주된 생활자세의 2/3가 직립 자세에서 척추를 기둥으로 사용하므로 장축(長軸) Z에서 측정한 것을 일반적으로 중심(重心)이라 한다.

인체의 정지시 직립 위치에서의 중심 위치의 조건을 살펴보면 두부(頭部), 체간(體幹), 대퇴와 하퇴 중심이 일직선상에 있는 자세가 기본형이다. 중심을 나타내는 선의 통과는 이부(耳部), 견봉돌기(肩峰突起), 요(腰) 3 추체 중앙, 대퇴골두(大腿骨頭) 후부를 지나서 슬관절과 족관절을 거쳐 비골과전부(腓骨顆前部)에서 양 족(足)의 지지면에 이른다.

가장 안정된 자연형의 중심을 알아보면 두 발을 八자로 벌리고 있을 때가 가장 안정성이 있다.

그림 158圖와 같이 두 발의 방향이 직각이 되게 FG를 30～40cm로 서고 척추부를 똑바로 세우고 허리를 젖힌다. 상반신의 힘을 빼고 두 다리에 필요 없는 긴장이 가지 않도록 두 발꿈치의 간격을 자

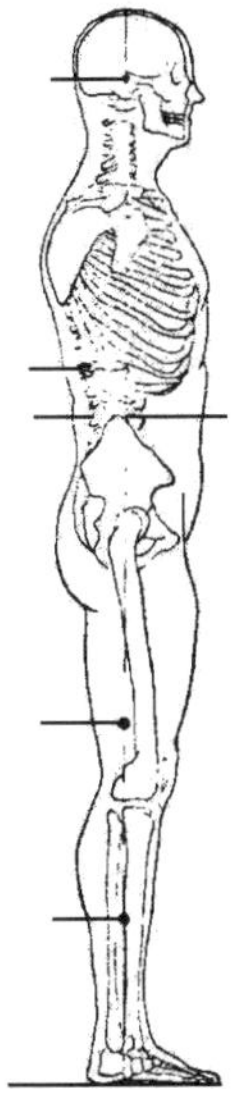

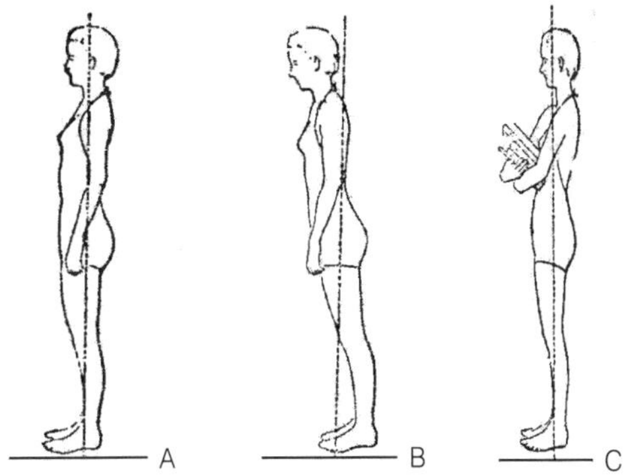

A : 중심선이 기저면의 중앙에 내려진 안정된 자세
B : 중심선이 기저면의 앞으로 가까이 하여 A보다 안전성이 낮은 자세
C : 물건을 앞에 몸면 몰은 뒤로 기운다.

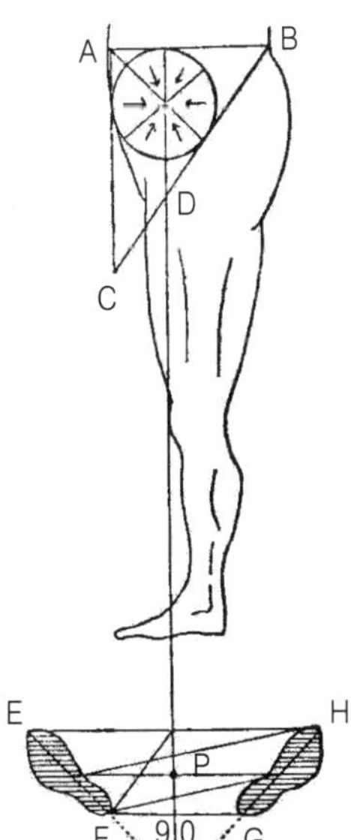

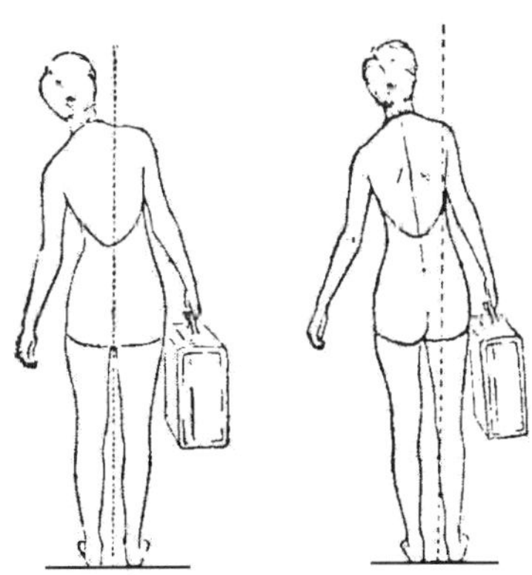

무거운 물건에 대한 보상

158圖

기 자신에게 맞도록 벌린다.

A, B는 요(腰) 4와 요(腰) 5에 수평면이며, B에서 치골결합부로 그은 선의 연장과 A에서 수직선과의 교차점을 C로 한다. △ABC에 내접하는 원을 구하면 중심 O가 제하원전(臍下圓田)의 중앙부이다. 옛부터 전해 오는 제하삼촌(臍下三寸)의 원전(圓田)에 대한 필자의 체험에서 얻은 결과로서 배꼽 안쪽 삼촌(三寸)이라는 주장이 옳다는 이론은 중심 O라는 데서 명백해졌다(158圖).

이 이론적인 체형을 이상적으로 취하여 복부(腹部)와 요부(腰部)의 긴장상태가 동등하면 △ABC의 중심 O는 수직으로 P에 낙착한다. P는 사다리꼴 EFGH의 중심이다. 사실은 요복부(腰腹部)에 동등한 긴장을 주면 삼각형의 내접 원이 포함된 구형감이 자각된다. 이 구면(球面)에서 구심(球心)을 향하여 동일 양의 압력을 가하면 그 집중력은 수직으로 낙하하여 두 발로 형성하고 있는 사다리꼴의 중심과 일치한다.

또 O에 집중된 힘은 동시에 반발하여 수직 상승하면서 뇌간 중심부를 관통한다. 배의 힘이나 담력 키우는 것이 숙달되면 이 구상(球狀) 긴장이 자각됨과 동시에 기저면의 중심과 뇌간 중심부를 관통하는 생명력 선은 단순한 역학적 전후 체중선이 아니라는 것을 명백히 알 수 있다.

해부학적 자세의 전후 체중선은 대체로 비골과(腓骨顆)의 3~5 cm 전방이며, 기저면 중심에서 1~2 cm 전하(前下)에 낙착한다. 이 구형자각(球形自覺)을 옛부터 제하원전(臍下圓田)에 힘을 넣는다고 했으나, 이 말은 결코 하복부 근육을 강직시킨다는 것이 아니다. 오히려 상반신, 특히 어깨 위쪽의 힘을 빼야 하는 것이다. 하복부에 아무렇게나 힘을 주면 위하수(胃下垂)나 폐결핵 같은 것을 앓게 되거나 발목이 구부러진다.

상반신의 힘을 뺀다는 것은 어깨에 힘이 들어 있으니 그것을 뺀다는 뜻이다. 어깨를 올렸다가 덜컥하고 힘을 빼고 늘어뜨려 보면 요령을 알게 될 것이다. 굳어 있고 무딘 동작은 힘의 낭비이고 건강에 비능률적이다.

이와 같은 역학적인 이상체형이 구성되면 강대한 자극이 구심점 O에서 반발하여 선골신경총(仙骨神經叢)에서 척수신경을 거쳐 대뇌의 사고(思考) 중추기관을 기계적으로 정지시켜 무념무상(無念無想)의 경지가 인체 물리학적으로 구현된다. 이것은 역학적으로 이상적인 인체역학일 뿐만 아니라 신경물리학적으로 봐서도 효율적인 것이다.

이 체형을 좌위(坐位)로 한 것이 좌선(坐禪)이다. 이 체형을 이상적으로 얻기 위하여 심신 양면의 수련을 부단히 수행해도 오랜 연륜이 필요할 것이다. 한치의 오차만 있어도 무념(無念)의 경지를 얻지 못한다.

2. 신체 역학

인체를 대상으로 의학자는 화학적 각도에서, 생물학자는 일종의 전동기적 국면에서, 심리학자는 정신능력적 용기로서 연구하고 있다. 그러나 공통적인 견해로는 인체는 수종의 신경계로서 각 부분이 종합적이고 상호적으로 연결된 기기이며, 그 역학적 구조로 각 부분이 이상적인 기능을 발휘 유지되도록 완성된 것으로 생각하고 있다.

정상적인 신체 역학적 기능은 그 역학적 상호 연관성이 각 조직 기능에 대하여 가장 유리한 상태에서 발휘된다고 한다. 신체를 능률적으로 움직이려면 모든 구조 조직의 배열이 정상적이라야 한다. 신체 역학적으로 생각하면 신체는 항상 압력과 변위의 원칙에 따르고 있다는 것이다. 어떤 위치적 이상이 있다면 그 변위된 부분은 과도 긴장으로 다른 부위보다 취약해지고 정상적인 생명현상을 저해하게 된다. 따라서 참다운 건강은 척추가 모든 점에서 정상이고 모든 조직이 정상 위치에 있어야 한다.

인간의 체형과 질병과의 관계에서 모든 만성병은 특정 체형과 관계가 있음이 알려져 있다. 의학적으로 질병을 앓으면 신체의 어느 부위엔가에 편치 않는 불쾌감을 호소하는데, 이러한 사람은 수기교정이나 이학요법 체조 등으로 신체의 조정이 필요하다.

인체의 올바른 신체기능을 알려면 각 개인의 골격, 근(筋)의 크기 등을 역학적으로 추구해야 한다. 인체는 간략히 두 종의 체형으로 분류되는데, 그 표준형을 생각하여 변형을 비교하고 이상형으로 교정하는 절차가 통상적이다.

1) 인체의 기본형

체형(體型) 판정은 곤란하지만 의학적 분류를 적용한 주요 체형은 기본적으로 세장형(細長型)·중간형·비만형의 3가지 형으로 구분한다. 이러한 체형의 차이는 유전관계가 있을 수 있고, 또한 비만형은 갑상선 기능부전에서 올 수도 있으며, 세장형은 뇌하수체의 기능이상도 생각된다.

골격은 사춘기 이후에는 견고하고 확정적으로 형성되며, 질병이 아닌 한은 실질적으로 성인과 다를 바 없는 것이 사춘기의 신체이다. 관절 가동성이 인대로서 안전범위 내에 있는 한 한도 이상으로 당기거나 충격을 주거나 타격을 가해도 관절은 과도굴곡이나 신전에 대항하고, 그 자극은 유연성에 흡수되고 만다.

그러나 관절이 어느 한도까지 신전된 때에 강한 타격이나 견인을 당하면 골격 인대 중 하나가 장해를 입어 그 관절은 변형된다. 골격이 취약하면 골절이 되고, 인대가 상하면 힘줄이 틀어진다.

요통은 이런 원리에서 발생하고, 인대가 한쪽에서 과도하게 긴장하면 동통은 양쪽에 균등하게 긴장이 되도록 그 부분을 적절하게 교정하지 않는 한 지속된다. 요컨대 인대의 역학을 이해하려면 동시에 골격상태를 고려해야 하며, 불완전한 신체역학은 양자 중 하나의 원인으로 발생한다.

추골(椎骨) 형상도 3체형이 각기 다르다. 비만형의 추골은 넓고 엷으며 각 돌기가 중후하고, 늑골은 추골과 거의 직각에 가깝고, 흉곽은 크며 상하로 짧고, 경부는 굵고 짧으며, 각 극돌기의 근접은 머리와 목운동을 제한한다.

세장형에서는 추체(椎體) 직경이 짧으나 높이가 있고, 추간연골은 두껍다. 극돌기는 가늘고 길며, 늑골은 보다 적은 각도로 추골에 붙어 있다. 흉위는 좁고, 흉곽은 상하가 길다. 목은 가늘고 길어서 운동하기 쉽다. 비만형은 체중이 척추인대를 긴장시키고 모든 여분의 체중이 중심의 전면에 작용되므로 이 체형이 뚱뚱해지면 척추의 외형이 바뀌어져서 신체역학에 변화를 일으킨다. 기능적으로도 이상이 발생하기 쉽다.

비만형의 골격은 크고 굵으므로 이를 받치기 위해서는 근육이 강인하고 인대는 중후하다. 운동량이 적기 때문에 각 관절의 가동성은 제한되고, 전체 조직은 변화에 대하여 반항하는 경향이 있다.

세장형은 골조(骨組)가 전체적으로 가늘고, 체격은 작고 가늘며, 신장은 크고 예민하며, 근육조직은 가늘고 인대는 길고 가늘다. 관절은 가동성이 크고, 이러한 운동의 가동성은 활동을 조장하여 외상이나 근(筋)의 변화를 잘 일으키게 한다. 대체로 연약한 조직은 저항력이 감퇴된다.

2) 자세

인간의 자세는 인체구조에 따라 각인각색이다. 어떤 만성병은 어떤 체형에 다발하는데, 이러한 만성병은 나쁜 자세에서 오는 불완전한 인체역학에 기인됨은 명백한 사실이다.

나쁜 자세는 골조직을 다음과 같은 결과를 초래한나. 즉 일꾼의 근육이 혹사되어 비대해지면 그의 길항근(拮抗筋)에는 충분한 동작을 하지 못하므로 근 위축이 온다. 따라서 관절부의 제한된 가동성은 인대에도 같은 변화를 일으키고, 자극적 압박이 관절 주변의 신경에 가해져서 통증을 일으킨다. 관절의 혈액순환에도 변화가 와서 노폐물이 관절 조직내에 체류하게 되고, 이러한 상태가 지속되면 관절염을 일으킨다.

인체 성장기의 생활작용은 골의 형상, 길이, 굵기 등 부하된 기능을 완수하여 순응시키려고 시도한다. 자세가 바르면 뼈가 해야 할 일이 그 체형에 따라서 정상 범위 내에 있게 되고, 골격계통도 바른 선으로 발달하게 된다.

3) 자세와 척추

척추에 관한 분석이 신체역학의 첫 단계이다. 유아기의 척추는 정적이어서 굴곡은 거의 없다. 그러나 좌위(坐位)를 취하게 되면 두부(頭部)에서 선골까지가 C자형으로 휘어지는데, 이는 척부(脊部)의 여러 층 근육의 성장이 완전하지 못한 까닭이다.

나쁜 자세는 대부분 척추 굴곡을 수반하고 있다. 앞으로 엎드린 자세는 근육의 약화나 직업적인 것이 많으나 하위흉추(下位胸椎) 굴곡을 크게 한다. 이 자세는 필연적으로 호흡·소화·혈행·월경 등에 악영향을 줄 것이며, 피로하기 쉽고 질병에 약해진다.

허리를 뒤로 젖힌 양반자세나 그 반대의 척추전골도 정상 굴곡을 벗어나 있다. 이와 같은 체형은 현저하게 골반이 경사되어 둔부와 복부가 돌출하여 두부가 후방으로 젖혀져 있다. 이 형은 요척통(腰脊痛)이나 골반이상, 변비 등이 있다.

의자에만 앉아 종사하는 직업인이나 의자에 후두부를 기대는 불량 자세는 흉곽을 침해하고 심장과 폐의 기능을 저해한다. 따라서 능률은 저하되고 저항력은 감소된다. 신경계통은 동작할 때마다 급변한 자극이나 충격을 받으며, 연속적인 자극과 긴장은 육체적·정신적으로 피곤하게 한다. 때로는 노령이나 질병이 경부(頸部)와 요부(腰部) 굴곡을 완전 소실케 하고, 배부(背部)는 또다시 유년기로 환원되어 C자형 굴곡으로 바뀌게 된다. 현 사회적 생활양식의 악영향으로 불완전 체형의 증가 경향으로 진행된다면 생명의 원천인 자연저항력은 약하게 될 것이다.

3. 병리학적 이유

1) 추골 아탈구와 각 기관

척추에는 근육과 인대가 얽혀 있다. 각 추골 사이에는 추간연골(椎間軟骨)이 있으며, 이러한 구조조직에는 아탈구의 가능성도 있다. 척추가 수평상태라면 그 관절돌기는 상호 결체(結締)되므로 완전한 관절로 되겠지만, 척추가 상하 직선으로 되면 추간연골은 압박을 받으므로 불완전 관절로 되어 간다.

이와 같은 부자연성이 아탈구를 일으키고, 더구나 선 자세에서 체중을 감당하는 중심은 추골체의 중앙부위보다 전방부위에 작용하므로 척추를 전하방으로 끌어당기는 경향이 있다. 따라서 척추에 따른 배부(背部)에 강대한 근육이 발달되어 있고, 척추는 중량을 받기 위하여 S자상이 되어 두부(頭部)의 진동을 경감하여 중심을 조절하고 있다.

추골 아탈구의 발생 이유는 다음과 같다.

① 근육과 인대는 항상 이상이 일어나는 물질로 구성되어 있고, 신축이 가능한 조직물이다. 따라서 내외에서 받는 자극이나 반사적 충동은 근육이나 인대 어느 한쪽에 긴장이나 수축을 일으킬 수 있다.

② 추골을 받치고 있는 근육은 대응 척수신경(脊髓神經)의 후부분지(分枝)의 원심성 신경조직으로 지배되어 있다. 반사자극의 신경충동은 척수신경 지배를 통하여 그 자극이 반사행동을 자극한 부위의 말초에서 일어났다면 추골을 싸고 있는 근육이 그 반응을 받아서 어떤 현상을 일으키게 된다. 충동을 일으킨 근육과 인대는 그 충동으로 긴장 수축되므로 추골은 긴장 수축된 근육, 인대 쪽으로 당기는 결과가 아탈구의 발생을 가능하게 한다.

③ 근육이 신경충동으로 자극이 거듭되면 강직상태로까지 수축한다. 원심성 신경충동은 원심 신경의 모든 분지에 전달되고, 그 원심성 충동은 척추의 각 추골을 감싸고 있는 근육을 약간 긴장케 한다. 구심성 충동이 들어간 부위 쪽의 근육에 가벼운 수

축이 일어나고, 그것이 계속적으로 강한 충동이라면 원심성 충동의 계속된 사출을 일으켜서 근육과 인대는 가벼운 긴장과 계속적인 수축으로 이행한다. 따라서 구심성 충동의 경중으로 추골은 각종 아탈구를 일으킨다. 추골에 가동성이 있는 이상 근육이나 인대가 강하게 수축한다면 그 부위의 추골은 그 편으로 당길 수 있다.

다음 표에서는 변위추골이 발생했을 때 추골이 어느 부위와 상관관계가 있는가를 나타낸 것이며, 척부(脊部) 2지횡경부(二指橫徑部)에 나타나는 경결(硬結), 이완, 종창, 경직 등과 내장이나 그 밖의 기관과의 관련을 나타내었다. 가령 심장은 경추 1, 4, 7과 흉추 2와 관련이 있다. 따라서 어느 추골에 이상이 일어나면 그 영향은 직·간접으로 심장의 기능 및 기능에 악영향을 미치고, 그 부위에는 경결이나 피부온도 상승, 기타의 증후가 나타난다.

2) 체형 성벽(性癖)

골격과 근육의 이상은 내장에 관계가 있으며, 기질과 성질에도 작용하고 있다. 이것은 신경전도 때문이다. 각종 반사나 기교적 행동은 대뇌피질의 소관이며, 신경충동이 불충분하면 인체의 전 부위를 지배하는 신경기능은 불완전해지고 각종 동작의 정밀성이 없게 된다. 이와 같이 체형은 성벽(性癖)을 지배하고 있다.

장골릉(腸骨稜)의 고저·전후·좌우의 부정은 골반의 이상이고, 관골(寬骨)의 위치 이상은 척추 전위에 관계되고 있다. 장골의 돌출은 반대쪽 요(腰) 2, 3의 경결(硬結)과 상관하고, 상부 요추의 경직은 반대쪽과 중부 흉추변위와 관련된다.

	경추	흉추	요추		경추	흉추	요추
두피(頭皮)	1~4	6, 10		복막(腹膜)		11, 12	1, 2
안근(顔筋)	1~4	10		횡경막	3~5	7, 8, 9	
눈(眼)	1~4	5, 10	1, 2	간(肝)		4, 8	
귀(耳)	1~4	5		비(脾)		6, 9	
코(鼻)	1~4	5, 10		췌장(膵臟)		8, 9	
인두(咽頭)	1, 2, 3, 6, 7	5		위(胃)	1~4	5, 7, 11	
편도선	1, 2, 3, 6, 7	5		대장(大腸)			1, 2
후두(喉頭)	1, 2, 3, 6, 7	5		소장(小腸)		11, 12	
혀(舌)	1~4	5		신(腎)		10	
이(齒)	3, 4	5		부신(副腎)		9	
구강(口腔)	3, 4	5		방광(膀胱)			1, 4
갑상선	6	6		자궁(子宮)			4
유방(乳房)	6, 7	2~6		전립선			1, 4
심장(心臟)	1, 4, 7	2		고환(睾丸)			3
폐(肺)	1~4	3, 4		질(膣)			4
기관(氣管)		1, 2		음경(陰莖)			2, 4

견갑골 돌출은 장골염전(腸骨捻轉)과 상관하고, 견갑골 위치는 시력과 관계하면서 상부 경추나 흉(胸) 1, 2, 3의 압통과도 관계가 있다. 배꼽 주변 경결은 후두부와 상응한다.

충수염(虫垂炎)은 요(腰) 2의 좌측에, 경결 난소염은 요(腰) 4의 위치에 경결이 있고 탄력성도 없다. 십이지장궤양은 선(仙) 2에 압통이 있고, 위궤양은 흉(胸) 8, 10 좌측에 압통이 있고, 호흡기계통 이상은 흉(胸) 4 극돌기에 과민이 있다. 생식기 이상은 요(腰) 3, 4의 극돌기에 과민이 있고, 요(腰) 4 좌측 경결은 결장의 이상으로 오고, 변비・설사 역시 같은 현상이다.

배꼽이 왼쪽으로 밀려 있으면 왼쪽에 중심이 실린 사람으로 신발의 왼발굽이 닳고, 뒤에서 부르면 좌로 뒤돌아본다. 계단은 오른발부터 오르고, 들고 가는 물건은 왼쪽에 껴안고 오른쪽은 늘어뜨린다.

담석증은 흉(胸) 10 우측에 경결이 있고, 폐염은 흉(胸) 3에 경결이 있다. 비골이 쳐져 있으면 요추를 똑바로 세울 수 없고, 의자에 앉으면 얕게 걸터앉고, 정좌(正坐)하면 무릎을 짚고 허리로 상체를 지탱할 수 없다.

쇄골이 쳐진 사람은 흉추를 바로 할 수 없고, 어깨와 목을 앞으로 내밀고 머리를 뒤로 젖히어 무게를 받치고 있다. 쇄골이 꺼져서 오래 되면 목이 가늘어진다.

견갑골이 심하게 쳐져 있으면 색맹이나 약시・사시로 된다. 골반이 왼쪽으로 밀린 사람은 허리를 구부리면 머리가 왼쪽으로 쏠리고, 그 염전(捻轉)이 강하면 머리를 흔들고, 보행을 하면 오른쪽 다리의 보폭이 넓고, 왼쪽 다리의 보폭은 좁다. 왼쪽 어금니로 음식물을 씹고, 심하면 오른쪽으로 눕지 않으면 잠을 들지 못한다.

이러한 버릇이나 질병은 신체의 이상에서 오는 것으로 외과수술이나 한방약제나 침술로서 완전히 목적을 달성할 수 없으며, 여기에는 올바른 교정체조로서 시정할 수가 있다. 균형 잡힌 몸을 유지히는 것은 필수적인 것이다.

4. 골격구조

1) 두개골(頭蓋骨)

여성 두개골은 남성에 비하여 일반적으로 왜소하고, 특히 안면이 적고 전두결절(前頭結節), 두정결절(頭頂結節), 협골궁(頰骨弓), 하악골(下顎骨), 기타 돌출부가 약하여 오히려 소아 두개(頭蓋)에 가깝다. 두개 전체도 낮으며, 넓이가 넓고 두정(頭頂)은 약간 평탄하다.

전두(前頭)와 후두(後頭)의 경사는 급하고, 후두부는 약간 길고 두개저(頭蓋低)는 짧으며 좁다. 측방에서 보면 남성의 두개는 두정(頭頂)이 높고 둥글지만, 후방에서 보면 여성의 것이 둥근편이다. 세부적인 차이는 있으나 두정(頭頂)의 형이 전후보다 좌우가 길고 평평한 것이 한국인의 일반적인 특징이다.

2) 경추(頸椎)

경추의 특이점은 횡돌기로서 짧고 넓은 전후 2부로 이루어졌는데, 후부의 것이 고유의 횡돌기이다. 경(頸) 6의 전결절(前結節)을 경동맥결절(頸動脈結節)이라 하고, 체표에서 총경동맥(總頸動脈)에 압박을 가하기에 적합하고 추골동맥을 찾기에도 용이하다.

관절돌기는 일반적으로 짧다. 상관절돌기는 후상방으로 향하고, 아래 관절돌기는 전하방으로 향하며, 그 경사는 하위 추골일수록 심하다. 극돌기는 단소(短小)하고, 하위일수록 사후방(斜後方)으로 나오며, 그 첨단은 둘로 갈라져 있고, 사이에 항중격(項中隔)이 있다.

경추 중에서 환추(環椎)와 경(頸) 4가 역학적으로 변위하기 쉽다. 환추는 보통 오른손잡이는 후방 좌측으로 회전하고, 왼손잡이는 그 반대이다. 경(頸) 4는 회전할 때 측방동요(側方動搖)가 따른다. 따라서 이것이 변위한다는 것은 경부의 회전과 옆으로의 굴곡에 그 추골이 받은 상궤운동(常軌運動)의 확대인 것이다.

3) 쇄골(鎖骨)

결합조직성의 골(骨)로 빠르게 골화한다. 어깨를 오무려 올리면 견봉단이 약 7 cm까지 올라가고, 정상위치에서 내리면 5～10°까지 내려간다. 견봉단이 앞으로 나와 있는 것이 원척(圓脊) 또는 원배(圓背)이다.

쇄골이 경부에 밀착된 것은 습관적으로 흉곽을 확장하려고 하기 때문이며, 그 결과 쇄골하동맥과 하정맥의 혈행 장애로 폐에 울혈이 오게 하는 원인이 되고, 뇌에 빈혈 또는 충혈을 일으키는 원인이 되는 수도 있다.

4) 흉골(胸骨)

원래는 수개의 골이 연골로 결합된 것이며, 성인이 되면 거의 골화한다. 상흉골(上胸骨) 연골결합부는 대부분 전방으로 돌출하여 흉골각(胸骨角)을 이루며 허약자에게 많다. 검상돌기는 청년기까지 연골이며, 성인에도 대부분 연골이고 형태는 주걱모양이다. 전방으로 돌출하거나 후방으로 함몰한다.

5) 견갑골(肩胛骨)

상각고(上角高)는 흉(胸) 3이거나 또는 늑골 2에 해당된다. 하각(下角)은 흉(胸) 8의 약간 위이거나 늑(肋) 8上에 있다. 견갑골에는 견대부(肩帶部)의 모든 근육이 부착되어 있다.

견갑골은 근육과 인대의 수축으로 변위한다. 조직이 수축하는 방향으로 색인되거나 이완 또는 위축된다. 이것은 근장력의 평행이 깨어진 결과이며, 이에 대응하는 방향으로 변위한다. 내상방향(內上方向)으로 가장 많이 변위하며, 전하방으로도 변위된다.

6) 늑골(肋骨)

늑골의 면만곡(面彎曲)은 늑골의 궁상굴곡을 말한다. 그 도수는 후방 늑골경(肋骨頸)에서 늑골각(肋骨角)에 이르는 사이에 강하고, 전방 늑골체 부위에서는 약하다. 또 상위늑골에서 강하고 하위일수록 약하다.

전렬만곡(轉捩彎曲)이란 것은 늑골이 그 장축 주변에 굽는 것을 말한다. 이 때문에 늑골은 S자 형으로 굽는데, 늑(肋) 10에서 가장 강하다. 늑(肋) 1은 전체가 굽으며, 이것을 변연만곡(辺緣彎曲)이라고 한다.

늑골 이상으로는 늑(肋) 12가 위축되거나 흠손(欠損)되는 경우이다. 또는 융추늑횡돌기(隆椎肋横突起)의 늑골부위가 늘어져서 경늑골(頸肋骨)이 되는 것과 요추 1 늑골돌기가 과장하여 늑(肋) 13이 될 때, 늑(肋) 10의 전단이 유리할 때, 늑(肋) 8의 전단이 흉골에 달했을 때를 이상이라고 한다.

7) 흉곽(胸廓)

흉곽은 늑골・흉추・흉골로 형성되어 있으며, 흉곽형상은 생리적 범위 내에서도 개인차가 있다. 시상경(矢状經)이 길고 흉곽이 팽륭(膨隆)한 사람은 체질이 강하고, 시상경이 짧고 편평하거나 흉골각이 높은 사람은 허약체라고 한다.

흉곽 이상으로는 융추와 흉(胸) 1에 속하는 여분의 늑골이 있는 경우와 늑(肋) 12의 결손이나 흉골각이 돌출한 경우 등이다. 후만증(後彎症)으로는 흉추부가 돌출한 경우 등이 있다. 늑골궁(肋骨弓) 각은 검상돌기 아래에서 계측하여 70°, 늑연골부에서는 90~100°가 정상이며, 이보다 크거나 적어도 이상이다. 일반적으로 적은 각도가 많은데 70°에서 60°까지도 있다.

적은 각은 늑경사가 급한 것으로 협장흉곽(狹長胸廓), 협애흉곽(狹隘胸廓)을 뜻한다. 늑골부 각도가 적을수록 늑골 최하단과 장골 전상극의 사이가 좁은데 거의 0°일 때도 있으며, 내기하수(內器下垂) 체질이나 무력성 체질이 많다.

8) 흉추(胸椎)

흉부의 굴곡은 후굴(後屈)을 말한다. 추체(椎體)는 경추의 것보다 크고 요추의 것보다는 작으며, 상위에서 하위로 갈수록 크다. 횡돌기는 상위에서 하위일수록 크다. 흉(胸) 8에서 가장 발달되고, 이후는 다시 단소(短小)하다. 경사도는 흉(胸) 8까지는 차례로 크지만 이후의 것은 차차 감소하여 흉(胸) 12에서는 요추와 같이 되어 거의 수평이다.

흉곽부에서 병리학상으로 변위로 생각되는 것은 흉(胸) 2, 5, 10이다. 흉(胸) 2는 신체의 전후 동요로 발생하는데, 위치적으로는 전하방으로 변위하고 동요가 심하다. 동요가 발생하는 장력이 강할 때는 추골 자체가 크게 변형하여 설상(楔狀)이 된다.

흉(胸) 5에서는 중부 흉추의 굴곡이 흉(胸) 5부위에서 가장 강하게 나타나므로 변위의 원인이 된다. 척추의 측방운동이 흉(胸) 5에 특별한 색인력을 가하므로 해당 추골은 측방으로 동요함과 동시에 회전한다. 이 부분의 변위는 동요와 우측 회전이다.

흉(胸) 10은 척추 중 가장 회전이 잘 되는 곳이다. 사실상 모든 회전운동에서 오른손잡이는 추골 우측에, 왼손잡이는 좌측으로 선전(旋轉)한다. 해당 추골에 부착된 인대가 수축하기 때문에 그 선전은 보통 같은 편 하방에서 동요를 수반하고 있다.

9) 골반(骨盤)

장골(腸骨)·좌골(坐骨)·치골(恥骨)·선골(仙骨)·미골(尾骨) 등이 골반을 형성하고 있다. 이것은 전 골격 중에서 가장 남녀 차이가 심하며, 이것은 태생기에도 볼 수 있으나 10세 이후이면 남성은 골반이 평등하게 발육되고, 여성은 그 특성이 나타난다.

여성 골반의 다른 점은 다음과 같다.

① 전체적으로 약하다.
② 대골반은 넓고, 소골반은 낮고 넓다.
③ 선골·갑골 돌출이 미약하고, 소골반 입구는 남성보다 넓고 횡타원형이며, 관골은 남성보다 직립해 있다.
④ 양쪽 장골익(腸骨翼)은 직립에 가깝고, 양측 좌골결절 간의 거리가 길다.

남성 골반은 첨단을 도립(倒立)한 삼각형이다.

① 선골 폭은 넓고 짧으며, 전체로서는 평평하며 미골은 후방으로 움직이기 쉽다.
② 치골각은 크고, 치골궁은 느슨하게 외하방으로 향한다.
③ 골반 출구는 넓고, 치골 결합은 낮다.
④ 패쇄공은 그 위치가 낮고 양쪽간의 거리가 크며, 그 형은 비교적 둥글다.

골반 계측에서 골반 입구의 갑골과 치골 결합과의 최단 직선거리를 직결합선이라 하며, 갑각(岬角)에서 치골결합 상연간(上緣間)의 선과 수평선과의 각도를 골반경도라 한다.

골반 출구의 종경(縱經)은 미골 첨단에서 치골결합 하연간(下緣間)의 선각이며, 이 중점과 골반 입구의 종경 중점을 이어서 각부

종경 중점을 교차시킨 곡선을 골반축이라 한다. 오목한 면을 앞쪽으로 하는 궁상선(弓狀線)이다.

횡경(橫經)은 입구의 분계선에서 가장 원거리이고, 출구에서는 양측 좌골결절 사이에 있다. 사경(斜經)은 입구의 선장관절(仙腸關節)에서 다른 쪽의 장치융기(腸恥隆起) 간의 선이고, 대각경(對角經)은 선골 갑각(岬角)과 치골결합 하연과의 거리이다.

직결합선을 생체에서는 계측할 수 없으므로 계측할 수 있는 대각경에서 18~20 mm를 감한 길이로 하고 있다. 입구의 직결합선을 해부직경이라고도 한다.

치골결합 후면 중앙과 선(仙) 2, 3 간의 선골 횡선 □ 중점 간의 종경(縱經)을 골반 활직경이라 하고, 치골결합 후면 하단과 선골첨(仙骨尖) 간의 선을 골라 협직경(狹直經)이라 한다.

장골과 선골 간의 선장관절(仙腸關節)은 다음 몇 가지 원인에 의하여 변위한다.

① 보편적으로는 각종 장애 한쪽 다리에만 중심을 걸고 있는 습관, 또는 직업상 경련을 일게 하는 불량자세 등이다. 그 관절 변위가 다른 원인으로 변위되기 쉽게 되어 있으므로 다른 추골을 진성 변위로 가세하는 수가 많다.

② 골반경사는 편측단각(片側短脚)이거나 요추부의 측만증(側彎症)에서 오는 2차적인 것이다.

③ 선장관절 변위는 1차적인 것으로 각부(脚部)의 불평등이나 측방 만곡증(彎曲症)을 초래한다.

이 세 가지 상태는 상관관계에 있다.

편측각단형(片側脚短型)은 결핵성 고관절 상해, 선천성 고관절 탈구, 대퇴골경 골절, 하지근육 구축, 부전마비 등이 원인이다. 골반경사를 대처하기 위하여 요추는 반대방향에서 측방 굴곡형을 취하게 된다. 요추가 굴곡되기 시작하면 골반경사나 하지의 한쪽이 짧아진다.

이러한 경우의 측방변위는 흉부에서 1차적이고, 요추에 오는 측방굴곡은 그의 대상적인 것이다. 1차적인 흉추부의 측방 굴곡은 여러가지 원인에서 발생하는데, 구루병, 축농증, 불완전한 자세, 체중이 한쪽에 부하된 경우의 척수상해, 기타 직업인에게 올 수 있다.

요추부의 대상성 변위는 골반경사를 야기하고 순차적으로 하지단축(下肢短縮)에 이른다. 골반경사나 경골변위는 예외 없이 요추의 2차적측방 굴곡을 동반하고 있다. 이것은 어느 한쪽 장골의 상대적 수준 불균형에 비례하여 척추를 굴곡시키는 것으로 시각적 수평선을 보유하려는 행동인 것이다. 이와 동시에 골반 상측에 연접하는 각부(脚部)가 단축된다.

10) 요추(腰椎)

요(腰) 2에는 요부(腰部) 척추의 보정만곡(補整彎曲)이 강하게 나타나는 부위이다. 결과적으로 연골반의 앞쪽이 엷어져 전후방으로 동요하게 된다. 요부의 척추 회전도 그 중심이 추골이며, 척추가 우측 전방으로 회접하므로 그 운동이 상궤범위(常軌範圍)를 초과했을 때 선전(旋轉)이 온다.

이와 같이 되어 좌후방 변위가 발생하고, 이 추골변위는 변비가 있을 때 잘 나타난다. 이것은 변비가 많다는 것과 이 추골의 변위가 일어나기 쉽다는 것을 나타내고 있다. 요(腰) 5는 통상적으로 전후로 동요를 잘 일으킨다. 이것은 그 추골이 척추에 가해지는 모든 힘을 받는 것과 선골과의 연결이 불안전하며, 그 추체는 앞보다 뒤쪽이 엷은 구조인 것 등의 모든 원인이 합해져서 추골 후부의 하방이동을 조장하므로 후하방 변위가 발생한다.

11) 선골(仙骨)

선골은 5개의 선추(仙椎)와 부속된 늑골편이 유합된 것이며, 척추 중 최대 골(骨)이다. 선골인(仙骨引)이고 추간인(椎間引)인 중선골능(中仙骨稜)은 극돌기와 그 곳에 있는 인대가 골화한 것이며, 관절선골능(關節仙骨稜)은 관절돌기와 이에 속하는 인대가 골화한 것이다.

형상에는 성차(性差)가 있다. 일반적으로 여성은 남성보다 넓고 짧으며 만곡도가 적은 등 삼각형에 유사하고, 남성은 좁고 길고 강한 곡선을 이룬다.

12) 미골(尾骨)

미골은 인류에서 퇴화된 것이며, 3～6개의 위축된 추골로 이루어져 있다. 태아시는 미추(尾椎)가 9개까지 있으나 발생 도중에 소멸된다. 미골(尾骨)은 선방·후방·측방에서 변위하는데, 이 변위는 미골과 선골의 부착상태에 따라 한정되지만 약간의 회전도 가해진다.

요추의 전방이나 후방 변위로 미골의 전후방 전굴(前屈)은 선골의 위치적 관계에서 선미관절(仙尾關節)에 발생하는 진성미골변위(眞性尾骨變位)와 혼돈되기 쉽다.

미골변위의 기인(起因)은 반동적 원인보다 직접적인 성질이다. 일반적인 원인으로는 외상이며, 척수하부저락(脊髓下部低落)이 평범한 것이므로 전·후방 변위가 발생하고 타격으로는 전방 변위가 발생된다.

좌직(坐職)으로는 전방변위가 되기 쉽고, 앉았을 때 좌골원형결절융기(坐骨圓形結節隆起)의 대역으로 선골이나 미골부에 체중을 부가하는 사람은 여러 가지의 미골 전방변위를 초래한다.

기립위(起立位)의 불안전 자세와 편평족(扁平足) 경부장(脛部長)의 부동이나 기립시의 전후위의 이상 등에 기인한다. 여러 가지 부자연스런 자세 중에서도 특히 기립시의 전후위의 이상은 대둔근(大臀筋)의 과인(過引)으로 미골이 전방색인(前方索引)되어 변위가 발생된다.

13) 척추전역(脊椎全域)

척추 굴곡에는 경부・흉부・요부・선미의 4종류가 있다. 이 중 경부와 요부는 전방으로, 흉부와 선미는 후방으로 나와 있다. 이러한 굴곡은 인류가 직립했을 때 신체에 중력평형을 유지하려는 데에서 발생되었다고 한다. 태아와 신생아 시절에는 척배부(脊背部)에 단일 굴곡이 있을 뿐이다. 성인의 각 굴곡은 일반적으로 궁상(弓狀)이고 상호 이행하나 요추와 선골간만은 전방으로 돌출하고 있다.

이와 같은 만곡의 뜻은 직립위(直立位)에서 무거운 두개(頭蓋)를 지지하는 용수철 작용을 담당하는 것이 경부만곡(頸部彎曲)이라 한다.

흉추만곡(胸椎彎曲)은 흉곽 후벽의 정중선을 형성하여 전방으로 나와 있는 흉곽과 내용에 대하여 편리하게 되어 있다.

요부만곡(腰部彎曲)은 흉곽 상부의 체간 전체와 두개(頭蓋)와의 중량을 받치기 위해서 강력하게 작용하고, 그 상단은 흉곽 하부에, 하단은 골반에 들어가 있다.

선미만곡(仙尾彎曲)은 골반 후벽을 이루고 골반과 그 내용에 대응하고 있다. 만곡을 이용하는 척수운동은 전후 굴곡과 회전 및 옆으로 굴곡의 3종류로서 주로 경부와 요부가 담당하고, 요추・선골・미골 사이의 가동성은 여성의 출산시에만 작용하고 있다.

척추 이상에서 중요한 것은 추궁(椎弓) 후부가 흠손(欠損)된 추궁 파열이다. 좌우 추궁의 유합(癒合)이 방해되므로 발생하며, 전추궁 파열과 부분적인 추궁 파열이 일어난다. 부분적인 추궁 파열은 선추(仙推)에 많다.

척추에서 이상이 일어나기 쉬운 부위는 환추(環椎), 경(頸) 4, 흉(胸) 2・5・10, 요(腰) 2・5이다. 여기에는 ① 추골 구조상, ② 추골변위 등 이학적인 취약성이 있다.

환추(環椎)는 머리의 중량을 직접 받치고 있으며, 전후와 회전운동에 최대 긴장을 받는다.

경(頸) 4는 구조상 척추 중에서 가장 약한 것이며, 머리 부위의 회전굴곡 신전의 중심점이다.

흉(胸) 2는 경추와 상부의 흉추굴곡에서 최대의 긴장부위이며, 그 추골이 얹히어 있는 추간반(椎間盤)은 모든 운동시에 앞쪽 부분은 얇어지고 뒤쪽 부위는 늘어나는 결과로 앞부분이 얇게 되어 쇄기골이 되며, 전후 방향으로 동요하게 된다. 흉(胸) 5는 흉추의 전방과 측방 굴곡에서 심한 긴장으로 변위하기 쉽다. 흉(胸) 10은 다른 흉추에 있는 것과 같은 힘과 지지가 없다. 척추 회전의 전 작용이 여기에서 이루어지므로 이 추골은 선전하기 쉽다. 특히 골프나 야구하는 사람에게 많다.

요(腰) 2는 요부의 보정(補整) 굴곡 중에 최대로 강한 긴장부위이며, 요부의 모든 신장굴곡의 전체적 작력(作力)을 받고 있다. 또

한 요(腰) 5도 척추에 가해지는 모든 하중과 중압의 전체 작력을 받고 있다. 척추 중 최하위의 반가동골(半可動骨)로서 수직평면에서 척주(脊柱)가 지지하고 있다. 추골은 전방이 두껍고 후방이 얇은 척추가 수직으로 지지된다면 선골과의 결합이 극히 불완전하게 된다.

이상과 같이 모든 척추는 구조상에 흠함(欠陥)이 있다. 임상적으로 본다면 경(頸) 3, 4는 그 구조가 특이해서 대폭으로 옆으로 움직일 수가 있다. 흉(胸) 6, 7, 8은 관계적으로 약해서 변위하기 쉽고 소화불량을 초래하기 쉽다.

흉(胸) 10은 늑골의 지지가 없으므로 추체선전(椎體旋轉)이 일어나기 쉽다. 그러므로 골프나 야구의 경우 스윙을 서투르게 하면 그 몸은 3/4까지도 회전한다. 이를 거듭하면 흉(胸) 10이 열외로 튀어나가게 되는데, 이런 것이 뇨산(尿酸) 상태에서 기인하는 류머티스・신경통・안질・피부병・위장병 등을 초래한다. 따라서 흉(胸) 10이 간장질환에 관계가 있음을 알 수 있다.

변위가 발생하기 쉬운 이유는 척추의 구조와 목적이 일치하지 않는 것이고, 또 하나는 척추의 만곡이다. 척추에 걸리는 하중이 불균형하고 머리나 가슴 부위의 중력은 척추 중심선 외에 있다. 이것은 수직선의 척추를 부단히 하방으로 휘게 하는 작용을 한다. 척추만곡은 포물선 모양이며 후천적인 것이다. 척추의 상부가 전방으로 당겨있고, 그 하부는 전방으로 휘어있는 것 등이 추골에 여러 가지 변위를 조장한다.

가동시 불쾌감 등의 고통이 있다면 어떤 이상이 존재하는 것이고, 가동이 제한된다면 의심할 여지가 없는 추골변위이다.

14) 상지골격(上肢骨格)

(1) 상완골(上腕骨)

하단이 상단에 비하여 굽어져 있다.

(2) 전완골(前腕骨)

요골(橈骨)과 척골(尺骨)로 조성되어 있다. 이 양골이 일부 또는 전부가 흠손(欠損)된 경우도 있으며, 또는 양골이 유착될 수도 있다.

(3) 수골(手骨)

수골은 수근골 8개, 중수골 5개, 지절골 14개로 형성되어 있다. 수골이상으로는 수근골과 중수골의 무지측에 흔적과 같은 작은 골이 있을 수 있고, 중추골의 유착 지골의 분기(分岐)나 증감(增減)이 있다.

15) 하지골격(下肢骨格)

(1) 대퇴골(大腿骨)

대퇴골두와 골경(骨頸)은 약 120°로 골축에 붙어 있고, 골장축(骨長軸)은 수선(垂線)과 하퇴골이 20～30° 각으로 이루어져 있다. 이 골두는 불완전한 각도로 관골구(寬骨臼)와 접해 있으므로 약한 관절구와 중앙 부위의 건(腱)과 이를 보강하고 있는 인대와 관절낭이 없으면 고관절은 더욱 불완전해진다.

인간의 직립자세나 추진운동을 위한 평행은 대부분 신체를 대퇴골두에서 평행을 잡음으로써 유지된다. 정확한 직립자세는 체중을 받치고 있는 선이 상전장골극(上前腸骨棘)에서 슬개골을 지니고 있으나 대퇴골은 넓은 관절면을 갖는 경골상에 안정되어 있다. 대퇴골은 골반과 근육으로 밀접한 관계에 있으며, 일반적으로 골반은 두 다리의 작용에 자유롭도록 동조하고 있다.

(2) 슬개골(膝蓋骨)

슬관절 상부에 있는 원형골편(圓形骨片)을 말한다. 슬개골 이상으로는 특히 적은 것, 중복된 것, 파손된 것 등이 있다. 건(腱)에 압력이 가해지는 부위에는 건 속에 화골이 발생하여 종자상(種子狀)의 뼈가 생겨나는데, 슬개골은 이러한 장치의 전형물이다.

(3) 하퇴골(下腿骨)

경골(脛骨)과 비골(髀骨)로 조성되어 있으며, 경골이 전후 방향으로 발달하여 납작한 것을 편평경골이라 한다. 경골이나 비골의 일부 또는 전부가 파손될 수도 있는데, 족관절이 함몰하면 비골이 중심을 담당하기 위하여 전방으로 변위될 수도 있다.

(4) 족골(足骨)

족근골(足根骨) 7, 중족골(中足骨) 5, 지절(指節) 14의 지골(指骨)로 형성되어 있다. 발의 골격은 전신의 체중을 지지하기에 합당하도록 그 전체가 아치형이다. 무지측(拇指側)의 경측궁(脛側弓)은 높고, 소지측(小指側)의 비측궁(腓側弓)은 낮다. 이 궁상(弓狀)이 없어진 것이 편평족이다.

족골의 이상으로는 제 1중족골의 양측에 짧은 전무지(前拇指)가 있고, 거골근위돌기(距骨近位突起)의 비측결절(腓側結節), 종골(踵骨)의 재거돌기(載距突起), 족근골·중족골·지골 등이 서로 유착된 것 또는 지골의 증감 등도 있다. 소지골(小指骨)의 중절골과 말절골이 유착되어 소지(小指)가 두 마디로 형성된 것도 있다.

족골격 변위에서 검토해야 할 것은 중족골이다. 제1중족골의 발달이 일어서는 자세의 출발점이므로 이 뼈의 이상은 입위(立位)의 이상을 유도하고 전신의 불균정(不均整)의 원인이 된다.

인체의 직립위 중심은 제1중족골에 4/5의 힘이 집중된다. 사람은 제1중족골과 발꿈치로 서는 꼴이 된다. 따라서 제1중족골에 위치 이상이 발생하면 받쳐야 할 힘이 제2나 제5중족골에 영향을 주며, 제5중족골 이상은 요(腰) 3·5에, 제2중족골 이상은 요(腰) 1·3의 변위를 유발한다.

위치적 이상으로는 발목과 중족골이 하방으로 변위 또는 아탈구(亞脫臼)한다. 실싱골(楔狀骨), 주상골(舟狀骨)이 상하방으로 변위하여 양골이 족배면에 까지 돌출하거나 또는 양골이 내려앉아서 발바닥이 납작해진나. 특히 선수들에게 이러한 현상이 있다면 합리적인 전신근육의 긴장력이나 탄력성이 결핍되므로 정교한 기록갱신을 할 수 없게 된다.

편평족(扁平足)은 여러 가지 이유로 형성되며, 외상적인 것 외에도 내장질환으로도 발생한다. 편평족이 피로하기 쉬운 이유는 탄력성이 약하기 때문에 보행에도 심한 압박을 받기 쉽고, 중족골 하면을 부단히 마찰하므로 그 부위의 근육이 피로하고 티눈이나 굳은살이 발생하여 불안·불쾌·피로가 증가하게 된다.

족저궁(足底弓)에서 역학적으로 약한 부위는 주상골 하단이다. 여기는 체중과 불량자세가 실리는 부위이며, 하이힐을 신었을 때 제

1, 5 중족골두를 보조하여 체중을 감당하는 부위이기 때문에 변위되기가 쉽다. 발은 두 다리의 토대이며, 전신을 지지하고 모든 인간의 운동을 가능하게 하는 도구로서의 역할을 한다. 그리고 내적으로는 혈관이나 신경을 통하여 내장기능이 길항적 작용의 한 면을 갖고 있기도 하다.

손과 발의 골격은 성인시기까지는 비교적 교정하기 쉽다. 성인 이후일지라도 적당하고 부단한 시술로서 정리될 수도 있다.

한방의 경락(經絡)에 의하면 수족의 각 지가 내장과 계통을 이루고 있다고 한다. 간(肝), 담(膽), 비(鼻), 위(胃), 신(腎), 방광(膀胱)이 인체의 중요 기능을 자극하거나 억제할 수도 있다. 또 어떤 지방의 원주민은 안구를 보고 진단하여 족저부에 치료점을 구하는 방법이 전해져 오기도 한다. 족부에 가해지는 자극이 신체 전역에 파급되는 사실은 한국의 수지침(手指鍼), 불란서의 이침(耳鍼), 중국의 두침(頭鍼)이 모두 신체 일부에서 전신으로 파급되는 사실을 이용한 방법들이다.

5. 관절과 인대

관절에는 원래 정해진 긴장을 최소 한도로 머무르게 하는 위치성이 있고 운동의 범위가 있다. 관절에 이상이 있으면 이것을 교정하려는 본능적인 힘이 근육의 부담을 증가시키고 신경의 정상적인 충격도 저하시킨다. 교정에서 골격이상, 변위, 전위 등은 인대와 근육의 변위인 것이다.

1) 척추운동

각 추골은 추간관절(椎間關節)에서 서로 접하여 있고, 각종 인대와 막으로서 강인하게 연결되어 있다. 척추운동은 관절면 간의 가동 윤활과 추간판(椎間板)의 압축작용으로 이루어진다.

관절돌기의 배열상태로 단위 관절의 가동은 근소하다. 척추 전체로서의 요행성은 있으나 척추 자체의 가동성은 없다. 인간의 추골변위는 압자극 이외는 원상교정이 되지 않고 고정되어 버린다.

인체 척추의 관절에는 골질건(骨質腱)이 없으므로 수직상태로 세우면 괴멸되기 쉽고 연접이 불안정해진다. 이와 같은 상태에서 척추에 부가되는 중량은 불균등하고 바른 자세로 받쳐 줄 강력한 지주가 없어 두흉부(頭胸部)의 중압이 척추의 정중선 외에 작용하여 척추가 하방으로 굽어 있다. 따라서 이것을 감당하는 것은 척추에 있는 강인한 근육 뿐이며, 이와 같은 이치에서 배근력(背筋力) 강화는 의의가 크다.

2) 경추운동

경추운동이란 굴곡(屈曲)・신전(伸展)・회전(廻轉) 등을 말하며, 경추각 분절은 추골 자체와 근육 및 인대로서 가동범위를 제한하고 있다.

3) 흉추운동

흉추운동은 외전(外轉)・회전(廻轉)・과신전(過伸展)이 제한되고, 굴곡범위는 근소하며 가동범위는 아주 좁다.

4) 요추운동

굴곡한계는 복부수축으로 결정된다. 과신전도 비교적 여유가 있으나 극돌기와 전인대로 제한된다. 측굴(側屈)은 그보다도 협소하고, 일반적으로 회전은 불가능하다. 시각적으로 선회하는 각 부위는 흉(胸) 12, 요(腰) 1의 관절이다.

5) 선추운동

척추가동의 최하위 부위는 요선추간(腰仙椎間)이다. 요(腰) 5가 한정된 범위 내이기는 하지만 선골상에서 요추부 특유의 모든 운동이 가능한데, 이는 그 부위의 근육이 강인한 장력을 갖고 있기 때문이다.

선골 위치가 보다 높고 앞에 있다면 요(腰) 5와 선추와의 각은 적어서 요추부 만곡(彎曲)이 평탄해진다. 선골이 장골 중에서 보다 낮고 후방으로 나와 있으면 각도는 크다.

6. 동체관절(胴體關節)과 인대

1) 늑추관절(肋椎關節)

늑골소두관절(肋骨小頭關節)과 늑횡돌관절(肋橫突關節)은 늑골을 2개의 관절면을 중심축으로 움직인다. 늑골 경사와 만곡은 어떤 종류의 상향 선회운동을 하더라도 흉강(胸腔)의 횡과 전후의 직경이 증대된다.

2) 흉쇄관절(胸鎖關節)

견대(肩帶)와 체간(體幹)과 상지(上肢) 사이에 유일한 진성 관절이다. 쇄골은 수직면과 수평면에서 원운동이 가능하고, 흉골단(胸骨端)은 가동성이 약하나 견봉단(肩峰端)은 앞이나 뒤로도 움직여진다.

3) 견쇄관절(肩鎖關節)

쇄골의 전후 운동과 견갑골은 전후로 이동한다. 이 관절은 근육과 인대로 이어져 있으며, 운동시에는 한쪽 근육이 다른 쪽 근육의 동작을 보강하고 있다. 관절의 기능에는 개인차가 있다.

4) 견관절(肩關節)

운동은 극히 자유롭고, 앞으로는 팔이 흉곽과 접하는 데까지이며, 뒤로는 근(筋)의 긴장으로 제한된다. 원운동은 상체의 앞으로부터 돌아서 조금 뒤로 나간다.

견관절은 견쇄와 흉쇄관절과의 공동 동작으로 상완골(上腕骨)과 상지(上肢) 전체 위치를 바꿀 수 있다. 상지대골(上肢帶骨) 선체의 흉곽에 대하는 위치도 견관절의 자유로운 운동으로도 변화시킬 수 있다.

5) 선장관절(仙腸關節)

이 관절은 변위되기 쉬우며, 이 관절의 의의는 신체 균형상으로 선골과 선장관절이 없으면 강경한 골반이 되므로 이것은 유일한 연결부로서 역할을 하게 된다.

6) 주관절(肘關節)

이 관절은 3관절의 나선운동을 한다. 강하게 굽히면 앞면에 주름이 일고, 뻗으면 뒷면에 주름이 잡히어 강굴하면 상완골과 척골장축(尺骨長軸) 각이 약 45° 이루게 된다.

수근관절에서 중요한 것은 요골수근관절(橈骨手根關節)이다. 두 축성의 운동범위는 장측(臟側)에서 35°, 척측(脊側)에서 25°, 요척측(橈尺側)에서 27°인데, 요척골에의 굴곡에는 다소 염전되며, 그 장측과의 사이의 사굴곡(斜屈曲)이 최대 각이다.

손가락 가운데 무지(拇指)는 어느 면으로도 운동이 가능하고, 그 운동의 유연성이 교치성(巧緻性)을 대표한다.

7) 지관절(指關節)

중수골(中手骨)과 지골(指骨)의 과상구조(顆狀構造)는 비교적 자유롭게 되어 있다. 굴곡신전을 길항근(拮抗筋)의 건장력(腱張力)으로 제한되고, 외전(外轉)은 각 지(指) 접촉과 근초(筋鞘)와 피부로서 제한된다. 지관절의 종창・경화・강직을 일으키기 쉬우며, 가동성이 제한되기 쉽다.

7. 하지관절(下肢關節)과 인대

1) 고관절(股關節)

신체 교정에 있어서 요부관절만큼 정확한 지식이 요구되는 것은 없다. 골반을 중심으로 한 구축부분은 꼭 점검하고 조정해야 할 부분이다. 이 관절의 운동범위는 100~130°이며, 슬개골을 굴곡하면 고관절의 굴곡범위가 증대한다.

슬관절 굴곡 신전운동의 횡축은 대퇴골부의 중심과 대전자(大轉字) 정점(頂点)을 잇는 선이며, 입체 자세이면 이 선과 직각을 이루고, 대퇴골두에서 내리는 선은 대퇴골 하단 슬개면을 지나서 경골(脛骨) 상단에서 경골로 들어간다. 이 선이 하지 회전축이며, 대퇴골 체축(體軸)과는 약 60°각이다. 입체 인체의 수직선과는 평행하지 않으며, 장골(腸骨)·대퇴(大腿)·인대(靭帶)의 탄력성은 없다.

관절의 윗부분과 앞을 가로질러 있으므로 골반과 대퇴가 일직선상에 위치하면 그 이상 가동은 없다. 다리로 체중을 움직이든가 받치고 있으면 인대가 긴장하여 골반이 전방으로 기울어져 요추부 신전(伸展)이 증대한다.

외축(外軸)은 과도 신전보다는 자유로워서 45° 정도이고, 대퇴골이 더 넓게 움직이는 것과 같은 효과를 노려서 척추 요추부에 측굴(側屈)이 일어난다. 내전(內轉)은 다른 발에 접촉되지 않으면 외전근의 신전 한도가 25° 정도는 가능하다.

고관절의 가장 안정된 위치는 신전시이며, 상체선과 고선이 연속되어 있고 약간 외전(外轉)해 있는 위치이다.

2) 슬관절(膝關節)

이 부위는 단독적인 것보다는 고관절과 밀접한 관련이 있기 때문에 동시에 생각하는 것이 좋다.

이 관절의 정상위치는 입체위(立體位)를 측면에서 관찰하여 대퇴골과 경골이 형성하는 수직선 내에 있다. 대퇴골과 비골의 축이 어긋남은 경측과(頸側顆)와 경측(頸側)의 중후한 반월 때문에 형성된다. 그러므로 무릎이 조금 돌출하는 것은 그 두 축선(軸線)의 어긋남 때문이다.

슬관절의 주동작은 하퇴굴신(下腿屈伸)이다. 이 관절을 뻗어 약간 외측방으로 구부리면 내측방으로 약간 회선하게 된다. 운동범위는 170° 정도이고, 대굴곡시의 대퇴경골각은 약 10°이다. 대퇴골축과 경골체축이 이루는 각은 대체로 174° 전후이지만, 이 각이 크면 양측 슬관절 부위가 벌어지는 소위 O형 다리가 되고, 반대로 각이 좁으면 슬관절이 접근하여 X형 다리가 된다.

다리가 약한 사람은 발끝이 외전(外轉)해 있으나 무릎과 고부(股部)가 회내전(回內轉)하며, 무릎의 내측면이 긴장하고 굳어져 있다. 따라서 모든 운동이 유연하지 못하다. 정상적인 무릎운동 중에서 가능한 것은 비복근(腓腹筋)이 고부(股部)와 접하는 굴절과 슬관절을 중심으로 하는 회전과 횡전이다. 이때 무릎은 약간 굽혀야 한다.

슬관절의 운동을 제한하는 구조는 슬관절을 보호하는 목적으로 횡동작을 제한하고 있다. 또한 옆으로 붙은 인대와 무릎의 과도신전을 방지하고 있는 경골극(脛骨棘)은 대퇴골의 좌우 관절구(關節球)에 이르는 슬교차 인대이다.

정상적인 해부학적 자세는 무리 없이 체중을 받들 수 있는 체세(體勢)이다. 다리가 외전한 안개발이나 내측 하방으로 내번한 쪽발들은 필연적으로 고부(股部)의 내전이 있다.

이 체형은 슬관절 중앙 인대가 신전하고 내관근 반월이 어긋나 있다. 무릎이 뻗쳐 있을 때는 반월 내과(內顆)의 존재와 인대의 긴장도가 무릎을 고정해 주므로 선회가 없으나 무릎을 직각 전후로 굴곡한다면 하퇴가 20~25° 정도 선회한다. 신체는 무릎의 이러한 상태를 사용하는 시간이 많다.

3) 거퇴관절(距腿關節)

거퇴관절이란 발목관절을 말하며, 이는 경골・비골・거골로 형성되어 있다. 굴절운동 범위는 상하 방향 공이 약 30°이며, 충분히 배측 굴절하면 관절와(關節窩)가 관절두(關節頭)를 굳게 끼워 잡으므로 내외전(內外轉)이 불가능하고, 족저면으로 굴(屈)하면 비교적 느슨하므로 운동이 가능하다.

족관절 중에서 거종관절(距踵關節), 해관절(該關節), 거종주관절(距踵舟關節)은 도약운동에 공동작용을 한다. 거골과 주상골 사이의 관절강(關節腔)은 족저궁의 정점에 해당한다. 거종관절, 거종주관절, 종립방관절의 이 3관절은 발끝을 내외측으로 돌리고 발의 내외측연(內外側緣)을 올리는 운동을 한다.

관절의 장축선(長軸線)은 제 3, 4 중족골간(中足骨間)을 지니고 있다. 번전일외전운동(飜轉一外轉運動)은 이 선을 따라 이루어진다. 그 후방부분을 종골(踵骨)과 그 위에 있는 기골(距骨) 간의 수평면에 있다. 중앙부에서 외측으로 휘어져서 약간 경사면을 이루어 발의 내측은 부분적으로 이 옆 분절로 지지된다. 발은 이와 같이 둘의 장축의 각 분절로 구분된다.

인간 신체의 생명선은 척추이지만 그 기반은 족부(足部)이다. 약한 발과 발의 극단적인 피로 또는 기형, 골격의 이상 등은 인체 물리학적으로도 신체 상부에 영향을 미치고 있다.

족부(足部)는 인대의 수축, 체중에 의한 중력과 압력, 혈행 장애, 역학적 배열 등을 원인으로 하는 통증의 발생점이 된다. 이는 중족지절관절(中足指節關節) 중 특히 제 4 중족골두(中足骨頭)의 하부

종근부(踵近部) 족저면, 족척(足蹠)의 인대가 종골에 부착되는 부분이나 주상골(舟狀骨)과 거골하부(距骨下部), 종주인대(踵舟靭帶)를 하방으로 가압하는 부분, 족배(足背) 중앙부, 족 외측면 등이다.

이들을 치료하는 여러 가지 방법이 있으나 근본적으로는 골반과 슬관절의 동시 교정으로 극복할 수 있다.

4) 지관절(指關節)

족지관절은 손가락 관설과 유사하다. 족지운동의 제한은 구조적 한정에 있는 것이 아니고 습관이며 연습부족이다. 이 상태가 연장되면 위축, 경화, 강직이 되기 쉽다.

8. 두경부(頭頸部) 근육

두부(頭部)의 근육은 별로 중요한 뜻이 없다. 전두근, 후두근, 항횡근(項橫筋) 등이 사람과 인종에 따라서 있기도 하고 없기도 하므로 기능적으로도 별로 의의가 없다.

경부(頸部)의 근육은 경추의 정렬을 유지하고 신경작용을 정상화하기 위한 측면에서 중요하다.

경근의 변격(變格)으로는 좌우 양측의 활경근전연(濶頸筋前緣) 섬유가 상부에서 교차하는 것과 때로는 옆으로 나가 있는 경괄약근(頸括約筋)이 있다. 이것이 한편의 흉쇄유돌근(胸鎖乳突筋)이 짧으면 사경(斜頸)이 된다.

두부(頭部)의 위치를 유지하게 하는 것은 경부근육이다. 두부는 신경의 최고 중추이며, 바른 자세에는 경부가 해부학적으로 정당한 위치에 있다. 또한 생리학적으로 정상적인 긴장상태를 유지하고 있어야 한다. 신체가 각종 자세를 취하려면 항중력근(抗重力筋)은 부단한 고도의 긴장을 하고 있다. 하나의 예로 두개(頭蓋)의 중심이 두부관절(頭部關節)보다 전방에 위치하기 때문에 후두부 경부에 부착되어 있는 근육은 두부를 정상으로 유지하려고 계속적으로 작용하고 있는 것이다.

직립위(直立位)에서 정상적인 두부의 위치는 귀의 외측골반규관(外側骨盤規管)과 상후반(上後半) 규관이 본래의 평면상에 있어야 한다. 이러한 경우에 두부 중량은 체간 중심에 걸려 있다. 이것이 바른 자세이기는 하나 자세라는 것은 근육의 신전수축의 능력과 작용해서 결정되며, 구심성미로(求心性迷路)가 자세를 좌우한다. 경부 근육상태가 전신에 미치는 영향은 지대하다.

일상생활에서 후경부나 견상배부(肩上背部)의 불쾌감은 견대부(肩帶部)와 경부(頸部)의 근육과 신경적 원인이 위치적으로 작용하기 때문이다. 비타민 B_1과 칼슘부족이 이를 조장하고 있으며, 특히 육체노동자보다 정신노동자에게 많다. 이것은 혈액순환의 양부(良否)에 따라 좌우되기 때문이다. 그리고 위치적 원인이라는 것은 목 아래에서 발생한 이상은 항상 상승해서 어깨에서 목에 걸쳐 파급되는 경향을 말한다.

흔한 예로 부인병에서는 후두부에 불쾌감을 느끼거나, 간이나 위병으로 상배와 견부에 중압감이 많다고 한다. 이것은 신체 척면(脊面)의 척수정중선(脊髓正中線)을 중심으로 발생하는 병상의 종단전이(縱斷轉移) 때문이다. 이것은 근육의 배열상태와 이를 척수에 연락하는 신경으로 발생하는데, 이를 동측원칙(同側原則)이라고도 한다.

신경적 원인이라면 일상생활상의 무의식적 긴장 때문이다. 두뇌적인 노동은 그 사람을 능력 이상으로 신체를 혹사한다. 신경적인 긴장은 신경 자체나 근육을 손상하지 않고 가벼운 흥분 과도와 이완불능이 잘 일어나게 한다. 특히 심리적 긴장 지속은 후경부나 견부근육을 흥분성 과도의 상태로 밀어 넣고 이것이 신경과 근육의 이상긴장을 유발하게 한다.

승복근(僧腹筋)과 목의 직근(直筋)은 인간의 신장반사에 포함되는 근육이다. 이러한 경근(頸筋) 섬유는 모든 운동에 대하여 조정적 수축을 하고 있다. 이떠한 농작에서도 그 부위의 작은 긴장일지라도 신장반사(伸張反射)를 일으켜서 그 동작에 참가하는 근군(筋群)을 이끈다. 경부의 근(筋) 중에는 척추 전체나 하지근육에 까지 반사적으로 영향을 주고 있다.

한 예로 하지(下肢)를 보면 하지의 피로, 각부 근육·골격 등의 이상은 혈액순환, 신경기능, 조직호흡을 저해하여 물질대사를 저하시킨다. 이 영향은 피부면을 타고 둔부, 요부에서 하지부에 이르고, 피부와 내장과의 동조작용으로 하부 부위의 내장기관에 대하여 점차로 기능저하를 유발한다.

이러한 것이 일과성이면 생리적인 피로로서 휴식이나 마사지 등으로 회복되지만 지속적일 때는 질병 육종이 된다.

9. 요척부(腰脊部) 근육

천척근(淺脊筋)은 하지운동에 관련이 있고, 심척근(深脊筋)의 제1층은 늑골과 더불어 호흡운동을 협조하고, 고유 척근인 제2층근(筋)은 동체 직립위(直立位)에 작용하고 있다.

한쪽의 두판상근(頭板狀筋)은 다른 쪽의 척반극근(脊半棘筋)과 다열근(多裂筋), 늑하근(肋下筋), 외복사근(外腹斜筋)과 더불어 일련의 나선근렬(螺線筋列)을 이루고 동(胴)·경(頸)·두(頭)를 회전케 한다.

이러한 동작시 정중선 오른쪽에 있는 척반극근(脊半棘筋) 이하의 근(筋)은 동체를 반대쪽으로 돌리게 되고, 정중선 왼쪽에 있는 두판상근(頭板狀筋)은 목과 머리를 같은 쪽으로 돌리게 된다. 그러나 이 때에 두판상근은 목의 회전에 가담하고, 다른 쪽 두판상근과 횡돌후두근(橫突後頭筋)은 머리의 회전작용에서 서로 반대방향으로 움직인다.

이러한 근육에는 승모근(僧帽筋), 소릉형근(小菱刑筋), 판상근(板狀筋), 장척근, 대소후두직근(大小後頭直筋) 등이 있는데, 이 부위의 근육 이상은 척근 전체에 걸쳐서 일부의 흠손(欠損)·분열·유착·기시(起始)·부작부의 다소(多少) 등의 증상이 있다.

이 부위에서 중요한 것은 중력이 근육에 미치는 영향력이다. 척근은 자세유지와 강대한 힘이 필요하고, 인체는 노화와 더불어 유연성이 흠감(欠減)되며, 지구 인력은 척추에 압력을 부여하여 척추를 단축하는 방향으로 작용한다. 그러므로 척근군(脊筋群)은 도리 없이 수축상태가 된다. 실상 중력은 근력보다 훨씬 강한 힘을 가하고 있다.

척추는 모든 동작에서 신체에 전해 오는 충격을 흡수하기 위한 요성(僥性)이 있어야 한다. 유연성이 없는 흉곽이나 늑간근 때문에 요성이 없어진 척추로서는 직접적인 충격이 뇌에 전달되기 쉽다. 그러므로 척추의 강인성과 유연성의 대조적인 두 성질이 필요해진다. 이 때문에 인대는 모든 면에서 추골을 얽어매고 있고, 짧고 많이 구분된 근육이 척추를 지지하고 있다. 이와 같이 필요한 복잡한 구조가 추골변위의 발생원인이기도 하다.

체간척부(體幹脊部) 근육은 전후 방향에서 복부근과 대응적으로 작용하여 굴신운동(屈伸運動)을 담당하고 신체의 측굴(側屈)과 회전운동을 가능하게끔 좌우 측면을 향해서도 대칭적으로 배치되어 있다.

신체의 좌우 대칭성은 좌우의 평형을 취할 필요성에 있다.

10. 하지대(下肢帶) 근육

동체 하위에서 대퇴부와의 연결근육 중에서 가장 중요한 것은 골반근이다. 인체에서 무릎과 허리는 운동 역학적으로 불가분의 관계에 있으며, 대개의 경우 요부의 역학적 구성 결함은 하지 불량에 원인이 있다.

고관절의 굴신근(屈伸筋)이 반대 근군(筋群)보다 강하면 골반경사에 변화가 가감된다. 척추가 골반에 붙어 있기 때문에 골반위치가 바뀌므로 척추골 변위가 일어난다. 가령 골반의 움직임이 너무 강하면 신체의 신근이 약화되고, 인대는 과중량을 부담하게 되므로 관절에 무리가 온다. 이로 하여금 척추거근하부(脊椎擧筋下部)에 연축(攣縮)이 발생한다.

신체 중에서 통증이 가장 잘 일어나는 부위는 요부(腰部)이다. 신경통이나 신염(腎炎)과 같은 내과적인 것이 아닌 것으로 주의해야 할 것은 추골변위와 요부의 만성적인 근부조(筋不調)이다.

요추근막에는 활척근(濶脊筋)과 대둔근(大臀筋)이 부착되어 있어서 갑작스런 염전(捻轉)이나 신전으로 근막에 열상(裂傷)이나 염좌(捻挫)가 오기 쉽다.

급성의 증상은 요추근막에 붙어 있는 근육이 반사경련을 일으켜서 격통(激痛)이 일어난다. 그러나 비교적 조기치료를 하면 별문제가 없으나 정동자세(靜動姿勢)의 불량에서 오는 만성적인 근부조(筋不調)에는 문제가 있다. 이것은 불량 자세로 정상적인 만곡성(彎曲性)이 소실되기 때문이며, 중력의 중심이 전방으로 기울어져서 후부의 척추근군(脊推筋群)에 과중한 부담이 걸리므로 지속적인 통증을 일으킨다.

요부에는 많은 굴신근(屈伸筋)과 내외전근(內外轉筋)이 복잡하게 교착되어 있다. 그리고 제각기 각부(脚部)의 근군(筋群)과 관계를 유지하고 있으므로 한 근육의 연축(攣縮)이나 경화(硬化)는 연쇄 부위에도 파급되어 간다.

동체(胴體)의 근육은 복잡하게 얽혀 있으므로 단독근육을 선택적으로 운동이나 가압 능의 조작이 불가능하다. 이와 같은 불편은 있으나 그 반면 이것이 치료학적으로는 그런 대로의 의미를 갖고 있다.

가령 장요근(腸腰筋)이나 치골근(恥骨筋)과 같은 관절굴근이 수축하면 다리의 후면 슬부(膝部)에 있는 근(筋)들이 늘어나서 허리를 펴면 대퇴직근(大腿直筋)의 장력으로 무릎도 펴지며, 그 효과는 비복근(腓腹筋)을 통하여 발목에까지 이른다.

요부(腰部)에서는 바깥으로의 회전근이 굴신근(屈伸筋)이나 내전근(內轉筋)에 비하여 적고, 외전근(外轉筋)과 회전근(回轉筋)의 차이는 크지 않지만 통상적으로 분명한 외전(外轉)은 체간(體幹)의 외전(外轉)이다. 여기에서도 신근(伸筋)이 모든 장도(張度)의 중추로 작용하고 있다.

가장 무리가 없고 올바른 자세로 서 있어도 신근이 작용하고 있다. 이때에도 하지신근(下肢伸筋)은 부단히 작용한다. 근장력이 수축을 도와서 신전을 좋은 상태로 작용한다. 근(筋)에 장력이 있는 편리함을 인체는 항상 이용하고 있다.

신체 각부의 관절에 있는 굴신근(屈伸筋)을 비교해 보면 신근(伸筋)이 대다수이고, 보다 좋은 수직거리를 갖고 있다. 인체가 중력을 이용할 수 있는 방향으로 움직이고 있고, 각종 운동이 항중력적으로 이루어지는 것을 봐도 신근(伸筋)의 중요성을 알 수 있다. 사실상 일반적인 운동에서는 굴곡이 운동의 본질적 부분을 점하고 있는 것은 적다.

요부(腰部)의 굴근은 요관절(腰關節) 전면에 걸쳐서 긴밀하게 인접하고 있으나 이것은 수직거리가 적다는 뜻이 된다. 그러나 이 근(筋)이 뒤로 돌아서 대퇴골 후면에 부착되어 있으므로 이 근이 작용하는 각도는 개선된다.

요부 근육에서 고려되어야 할 또 한 가지 점은 근육피로이다. 소위 말하는 잔류 긴장이라는 잔류 역량이다. 인체의 서 있는 자세나 운동의 추진운동을 위한 평균은 그 대부분이 신체를 대퇴골 두상에서의 평형작용으로 유지하고 있다. 그러나 고관절은 극히 불안정한 것이기에 이 관절에서의 근(筋)은 항시 긴장상태에서 벗어나지 못하는 형편으로 이완상태는 거의 취할 수 없다.

이와 같은 상태의 원인을 가지고 좌(坐)나 와위(臥位)를 취해도 그 부위의 근육에는 잔류 역량이 강하게 남아 있다. 이것은 고관절 근군(筋群)의 긴장이 휴식시에도 지속되고, 과도 긴장의 피로가 축적되므로 수축도가 감소되며 이완에 소요되는 시간이 연장된다. 근활동 불능에 이르기까지 사용되고 있으면 흥분성 과도상태가 된다.

이것이 신경이나 근육을 이상 긴장에로 전진시킨다.

신체의 어느 부분에서도 흥분성 과도의 잔류 역량은 즉각 제거해야 한다. 전 신체에 산발하는 잔류 역량은 자・타동적으로 이완시킬 수가 있으나 요부(腰部)의 것은 하지(下肢)나 척부(脊部)에 불쾌감을 전하므로 요부 조정은 다른 부위의 교정이 명목상 필요한 경우일지라도 어떤 형식으로든 해야 하는 특수지대이다.

체형(體型)과 성행(性行)을 교정하려면 요부 교정은 필수적이다.

11. 흉복부(胸腹部) 근육

흉부 근육의 주 용도는 호흡운동이다. 호흡운동의 주동 근(筋)에 따라서 폐첨호흡(肺尖呼吸)과 복식호흡(腹式呼吸)으로 구분된다.

호흡에서 주동하는 것은 내외늑간근(內外肋間筋)이고, 종적으로는 흉곽 상부에서 경근(頸筋)에 속하는 사각근군(斜角筋群), 척근에 속하는 상후거근(上後鋸筋), 그리고 흉곽 하부에서의 횡경막이 있다. 기타 보조로서는 전거근(前鋸筋), 대・소흉근(小胸筋), 광배근(廣背筋), 쇄골하근(鎖骨下筋), 흉쇄유돌근(胸鎖乳突筋)과 상완 동작의 제근(諸筋)이 있다.

인간이 동적에서 정적으로 전환하면 몰아쉬던 호흡이 정적상태로 환원하려는 노력을 한다. 이것은 탄력성이 풍부한 흉곽이 흉부의 유연성을 필요로 하는 이유를 증명하고 있다. 그리고 정상적인 호흡운동에는 내장 하수(下垂)나 울혈(鬱血)은 없다.

횡격막은 시체에서는 이완되어 있다. 사후에는 폐의 위축과 흉강(胸腔) 내의 음압으로 살아 있는 사람보다 높다. 살아 있는 사람은 호기기(呼氣期)와 흡기기(吸氣期)가 정도에 따라서 다르고, 와위

(臥位)에서는 좌위(坐位)와 입위(立位)보다 높다. 그리고 여성은 남성보다 높고, 청년은 노인보다 높다.

횡격막과 늑간근은 호흡운동에서의 중요성은 동등하다. 횡경막이 수축하면 내장을 조절하기 위하여 복근은 항상 늘어지고, 횡격막이 이완하면 복근은 수축한다. 호흡에서 가장 중요한 것은 횡격막의 이완이며, 이것이 긴장된 채 정지하면 안 된다.

반대로 설명하면 흡수가 비정상이면 횡격막은 충분히 이완되지 않고 긴장이 잔류한다. 호기(呼氣)가 충분하지 않음을 알면 그 원인을 제거해야 한다. 그 원인이 근육적이든 정신적이든 아치토오디스의 원인이 된다.

운동선수에는 탄력성이 좋은 흉곽이 절대적으로 필요하다. 바른 호흡운동에는 늑골의 확장운동이 좋고, 이러한 운동으로 횡경막이 발달되고 흉곽을 유연하게 할 수 있다.

12. 복부(腹部) 근육

이 근육은 흉부 근육과 관계가 있다. 복벽(腹壁) 상부 근육과 횡격막 간에는 반사운동의 관계가 있으나 복근(腹筋)의 주작용은 복부를 좁혀 들이는 것과 내장을 정위치에 유지하는 것이다.

복근은 전복근(前腹筋), 복직근(腹直筋), 후복근(後腹筋), 특히 요방형근(腰方形筋)은 흉곽과 골반을 연결하여 전후 복벽을 정상 위치에 있게 한다.

측복근(側腹筋)은 수축하여 복강(腹腔)을 적게 하고 내장에 복압을 가한다. 복압에는 횡격막과 골반저근(骨盤底筋)도 가담한다. 복직근의 부착건내측부(附着腱內側部)는 치골결합에서의 섬유와

결합되어 음경과 음핵제인대부(陰核提靭帶部)를 형성하므로 침구요법에서 이용되는 것이다.

이와 같은 근(筋)들이 횡격막에 작용하여 늑간근(肋間筋), 기타와 협력하여 호흡운동이 완성된다. 복근은 척추운동의 모든 것에 협력하며, 신체의 완전한 신전으로 반사적으로 수축하거나 체간의 염전(捻轉) 굴곡을 돕기는 하나 원래의 존재 목적은 복부의 골반부 기관들의 위치교정에 있다. 복벽만큼 체형 분류상 관심을 모으는 것도 없다.

복부의 형태 중 대표적인 것은 팽대한 것과 편평한 것이다. 이에 대한 견해는 동서양이 다르다. 동양적으로는 팽대하고 곡선적인 것이며, 이것은 채식인종의 온화한 사상의 표현이고, 서양적인 것은 견완부(肩腕部)를 저변으로 하는 역삼각에 주안을 두고 있다. 가느다란 복형은 육식인종의 공격적인 사상의 표현으로 본다면 온화와 강력의 차이라 할 수 있다.

신체 복부가 팽대하다고 해서 이것이 약체질로 인식될 수는 없다. 물론 복부돌출에는 허약과 하수체질(下垂體質)이 많으나 그렇다고 해서 편평한 복부라야 강하다는 이유는 없다.

적을 공격하려면 힘의 우위가 필요하고 방위하려면 기술이 필요하다. 태권도에 비하여 합기도나 유도는 방위적이다. 전자는 힘을 바탕으로 하는 서양적인 것이며, 후자는 기를 바탕으로 하는 동양적인 것이다. 이것이 체형적으로는 복부의 방대와 편평에 연결된다.

운동이나 무예를 무엇 때문에 하는 것이냐가 근본적인 명제이다. 이것이 서양적으로는 체력에서 우수하여 타인을 제압함에 뜻이 있고, 동양적으로는 담력으로 자기 극복에 있다 하겠다. 동양의 공수양면의 무술들이 지극히 수양적으로 수행되는 과정을 보더라도 근본적으로는 호신적인 것으로 이해할 수가 있다.

그러나 이러한 두 가지의 대조적인 것이 인간생활에서는 모두 필요하므로 이것에 우열은 없다. 다만 힘과 힘의 관계에서 타인을 제압하기 위하여 적을 공격하려는 자세에는 공격을 당할 취약성이 노출된다는 것을 체득한 인간은 본질적으로 타인을 공격하도록 되어 있지 않다는 것이다. 이러한 사상에서 동양의 것이 서양에 비하여 차원이 다르다는 것을 이해할 수 있다. 무술에서 말하는 자연체는 이 사상을 집약한 자세이다.

복부의 방대와 편평의 장단은 관섬과 용도에 따라서 그 가부가 평가되어야 한다. 복부의 고찰에 인간의 본질적인 면이 언급된 것은 복부상태에 구체적인 차이를 표현하고 있기 때문이다. 인간의 직립활동은 복부 내장의 위치 변화를 초래했다. 흉부후연(胸部後緣)이 쳐지게 되어서 흉부 직경이 달라졌고 호흡습관도 변했다. 이와 같은 변화로 말미암아 동체근육은 복잡화되었다. 여기서 건강 치료, 체력, 기능 교치(巧緻) 등과의 연결에서 하복근은 중대한 기능적인 존재임을 인식할 수 있다.

하복근이 약하면 복벽에 의지하고 있는 내장기관은 하수(下垂)한다. 하복벽과 골반저부굴근(骨盤底附屈筋)은 신체의 신장과 반사운동에 관여하기 때문에 이들 근육에 이상이 오면 장간막(腸間膜)에 과중한 부담이 걸리고 자궁, 방광, 소장, 대장 등은 기능적으로 피해를 입게 된다. 복벽과 내부의 내장물은 척추의 기능적 정렬에도 관계하고 있다.

구체적으로 설명하면 척추에 부착되는 근막이나 장간막으로 지지되는 내장의 배치가 어느 측면에서든 당김을 받으면 척추 자세가 직선적인 정렬을 못하게 된다. 인체 해부학적으로 서 있을 때의 척추는 적당한 굴곡과 신전이 있고, 그 양측의 지정된 위치에 각 내장이 배치되어 있다. 이것을 지지하고 있는 척추가 정상이 아니면 위치적 기능장해가 온다.

이 같은 변성을 가능하게 하는 것은 약한 하수복벽(下垂腹壁)이다. 이는 신체의 입위(立位)에서 탄력성이 없는 복부이다. 척추전굴이나 복근 긴장도를 소실한 이러한 하수복벽은 하부 척추거근(脊椎擧筋)이나 그 부분의 인대를 단축시킨다. 이런 것들이 마침내 요추를 변위시키고 신전과도(伸展過度)나 측굴(側屈)을 가져온다.

척추가 정상이면 척부 고유근의 수축긴도와 복부저근의 수축으로 요추부는 바르게 된다. 척추를 신전하면 하복벽(下腹壁)은 반사적으로 후굴하므로 좌위에서 골반부를 돌출시키면 요추만곡은 정상상태로 된다. 좌선(坐禪)에서 이것을 오인·오용하면 좌선병상(坐禪病床)이 발생하게 되고, 불량 좌위의 선(禪)은 삼십년을 면벽(面壁)하여도 일초의 무념무상경(無念無想境)에 들어갈 수는 없다.

13. 상하지(上下肢) 근육

상지관절에는 상지대근(上肢帶筋), 상완근(上腕筋), 전완근(前腕筋), 수근(手筋)이 있다. 손의 회내(回內)·회외(回外) 운동이 가능하며, 이것은 요골소두(橈骨小頭)와 척골소두(尺骨小頭)를 연결하는 전완대각선축(前腕對角線軸)을 중심으로 돌리는 운동이다. 회내에는 각 회내근이 있고, 회외에는 상완이두근·회외근이 있다. 완요골근(腕橈骨筋)은 회내 20°, 회외 100°로 동작하고 기타 몇 가지의 근(筋)이 보조작용을 한다.

상지대근 결손 등의 실격근은 각종 다양한 편이다. 이 중에서도 견부에서 가장 이목을 끄는 것은 견갑골과 거기에 붙은 근육이다. 견대(肩帶) 후면의 여러 근은 그 전부가 견갑골에 부착되어 있다. 인체의 근육에서 견갑골 주변의 근육만큼 건강이나 질병과의 관련이 긴밀한 부위도 없다.

상체의 힘을 빼라고 하면 이 부위의 힘을 대상으로 하는 말이고, 고맹(膏肓)에 병이 들면 백약이 무효라는 것도 견갑간부(肩胛間部)의 잔류 역량이며, 만성적 긴장을 갖은 방광경의 혈(穴)도 이 부위이다. 만성질환에는 반드시 이 부위에 이상이 나타남은 증후학적으로도 이해될 수 있다.

견척부(肩脊部)의 과도한 흥분이나 잔류 역량은 견부를 경유하여 두부에 수동성 충혈을 초래하고, 이것이 목에서 상부위(上部位) 기관을 약화시키고 흉부기관의 저항력을 감소시킨다. 이와 같은 과도한 흥분성은 직접적인 근육 사용으로 오는 것이 아니라 오히려 간접적인 것으로, 주로 신체 각부의 이상이 신경근육 계통으로 전파되어서 야기되는 그 부위 근육의 지속적 수축의 결과이다.

그 부위 이외의 근육도 일반적으로 신경근육계의 과도한 흥분으로 만성 긴장이 일어난다. 이러한 증상은 그 부위에 대한 직접적인 이학적 방법으로도 회복되지 않는다. 이와 같은 이론에서 견갑골이 객관적으로 정위치에 있다면 우선 고질증이 없다고 본다.

이러한 정적상태에서 동적 기능을 시도해 보아 불쾌감이나 고통 등이 없는 가동역 한계까지의 동작이 순조로우면 가일층 촉진(觸診) 및 압진(壓診)을 한다. 압통이 없고 시원하다는 느낌이 없으면 이상이 없음을 단정해도 좋다.

견갑골의 정적인 위치상태는 중요하다. 이 부위는 상반신의 모든 기능상태와 신체의 사용상태, 운동 종목별의 적성 등을 판단하게 한다. 따라서 견갑골이 정위치에 있다는 것은 능형근(菱形筋)과 대거근(大鋸筋)이 길항근(拮抗筋)으로서 바른 긴장상태에 있는 것이며, 견갑골의 하각(下角)이 돌출해 있으면 외측거근이 허약하거나 다른 이상이 있다는 것을 판단하게 하는 부위로서 중요하다.

운동이나 과도한 사용으로 견갑골이 변위하는 수도 있다. 흔한 예로 야구선수가 투구의 과다로 일으키는 어깨 증상으로 극하근(棘下筋) 위축을 일으킨다. 첫 단계의 어깨통증이 그것이며, 투구시 극하근은 기시부(起始部)보다 상완대결근(上腕大結筋)에 큰 힘이 작용하고, 연속 투구로 급격한 상완외전굴곡(上腕外轉屈曲) 선회운동은 극하근에 심한 신축을 강요하기 때문이다. 이와 같은 상태는 견갑골 후면이 움푹 들어가 있으므로 시진(視診)으로도 누가 봐도 알 수 있다. 이것은 미연에 방지해야 한다.

14. 완부(腕部) 근육

상지(上肢)는 운동에서 교묘한 수기가 가능하고 모든 행동에서 팔의 중량은 신체의 균형에 영향을 주며, 두 팔의 반동은 동체의 평형과 자세유지에 크나큰 작용을 한다. 상하지(上下肢)의 지렛대 작용은 운동의 속도와 범위가 크므로 많은 힘을 소모한다.

사지(四肢)의 가장 평범한 장치는 짧은 힘의 변(아무)과 길다란 저항의 변(아무)이며, 지렛대 저항변(아무)이 길다는 것은 저항효력이 더욱 크다는 뜻이 된다. 지렛대를 조작하려면 더 큰 힘이 필요하고, 그 힘의 원천은 근의 구조와 배치에 좌우된다. 힘의 변(아무)이라면 축에서 힘이 작용하는 점까지의 전체 거리이고, 저항변(아무)이라면 축에서 저항까지의 거리이다.

인체의 모든 부분을 능률적으로 사용하려면 운동역학적으로 생각할 필요가 있다. 특히 기록갱신을 겨냥할 때 인간의 힘은 절대량에 한도가 있는 이상 에너지 보존법칙을 염두에 두고 많은 수입보다는 적은 지출이라는 힘 관리의 경제성은 절대적이다.

상완(上腕)을 올리는 동작은 축(軸) → 견관절(肩關節) 저항 → 상지중심 동작력 → 삼각근(三角筋) 부착부이다. 다시 말하면 동작력이 축과 저항 간에서 작용하는 지렛대 원리의 작용이며, 삼각근은 견갑극상근(肩胛棘上筋)의 도움으로 상완(上腕)을 동체의 직각이 되는 범위에서 외전(外轉)할 수 있고, 외전 주요 근(筋)은 국부적 또는 집중적으로 수축한다. 이 때 중량을 들어올리거나 내려뜨릴 때 삼각근은 중력에 저항하여 작용한다.

저항에 거슬러서 팔굽을 뻗치는 운동은 축(軸) → 주관절(肘關節) 저항 → 저항을 받는 부분 동작력 → 상완 → 두근(頭筋) 부착부이다. 그러나 완부(腕部)는 일반적으로 수직으로 하수(下垂)되어 있으므로 중력은 팔의 하방신전을 돕고 있고, 주관절 신전에는 저항이 없는 한 팔을 굴곡하는 근육을 이완시키는 것으로 이루어진다.

반대로 팔굽을 굽히는 것은 축(軸) → 주관절 저항 → 전완 + 손의 중심 동작력 → 전완굴근(前腕屈筋) 부착부이다. 이 때 근력 범위 내에서만 운동이 가능하지만, 근(筋)의 근소한 수축으로 먼거리로 물체를 이동할 수 있으므로 손의 물건을 재빨리 움직이기에 좋다.

일반적으로 팔굽을 뻗는 운동은 평행을 위하여, 상완을 거상(擧上)하는 운동은 속도와 범위를 위하여, 주관절의 굴곡운동은 역량을 위하는 것이다. 여기에서는 회전의 중심부분을 축(軸)으로, 힘이 작용하는 점은 동작력으로, 부하(負荷)가 작용하는 부분은 저항으로 설정하였다.

15. 하지(下肢) 근육

인간의 사지근육은 우상근(羽狀筋)의 배열이므로 힘을 내기에 합리적인 구조이다. 특히 하지는 강력한 운동을 담당하기에 적합하다. 더욱이 대퇴사두근(大腿四頭筋)은 체중을 받들고 무릎의 바른 위치를 보유해야 하므로 그 발달이 강인하다.

인간과 동물의 차이를 형태학적으로 본다면 앞발이 손이라는 차이지만 그 작용의 격차는 크다. 지적 식견이 발달된 인간의 발바닥과 동물의 것과는 비할 바가 못된다.

에너지의 양자론에 의하면 우주는 대파동계이며 생명은 거기서 태어나서 그것에 둘러싸여 있고, 불균형한 진동은 생명체를 근본적으로 좌우한다. 인체의 세포도 전해적(電解的) 물질 속에서 유리해 있는 전도 필라멘트로서 진동 공명계통을 구성해 있고, 더구나 인간은 태양과 별과 지구가 방사하는 전자기적 대공간에 잠겨 있다고 한다.

생체를 구성하는 세포의 전기적 진동이 우주선에 공조하는 것으로 해서 세포는 우주선 에너지를 흡수하고, 이것을 생물에너지로서 사용하고 있다고 한다. 이것을 한방에서는 우주선 에너지를 영기(靈氣) 또는 기(氣)라 하며, 생물은 대사기능이 있는 것이고, 생물에너지는 정기(精氣)라고 한다. 따라서 상하지(上下肢)는 모든 자극을 감지하는 안테나가 된다.

촉각이나 반규관(半規管) 등도 수신기이며, 동물의 본능으로 해석되고 있는 격리지도(隔離指導)나 초래(招來) 등의 능력도 이러한 파동의 감수로 여겨지고, 텔레파시라는 원격감응도 이러한 작용이라고 본다.

인체를 고찰할 때 사지(四肢)는 사지로서의 중요성이 있으며, 특히 그 말초부가 더 하다는 것은 모든 현상을 파동으로 본다면 인체의 구극(究極)은 생물전기적으로 관찰하지 않을 수 없다.

이러한 견해가 사실이라면 인체에서 특히 발전이 현저한 것은 근신경(筋神經)과 기타의 상지(上肢) 조직상태임을 짐작할 수 있다. 동의(東醫)에서는 오장(五臟)에 병이 있으면 십이원(十二原)에 나타난다. 십이원은 사관(四關)에서 나온다고 하여 사관인 간(肝), 슬(膝), 족(足), 각 관절의 사지 말단부위에 중점을 두고 말초부가 갖는 기능과 중요한 의의를 갈파하고 있다.

신경말초부의 자극전도가 불감뢰 원리에 의하여 효과를 나타낸다면 최말단에 있는 수족단(手足端)에 가해지는 자극처치의 반응이 가장 유효적으로 작용한다는 것은 분명한 것이다.

인체에 있는 약 51억 개의 모세혈관 중 3/4인 약 38억 개의 모세혈관이 사지(四肢)에 분포되어 있다. 이 분포 비율이 수족의 중요성과 치료목적이 아닌 것으로도 교정의 합리적인 목적성을 강조하고 있다. 민간요법에서 고통 없는 임종이나 건강증진 또는 치병에 족저(足底)와 수족지(手足指)가 이용되고 있음을 감안하면 경탄하지 않을 수 없다.

하지근에도 실격근은 다양하다. 그러나 이러한 근(筋)의 실격은 대개가 출산 전부터의 상태로서 교정과는 관련이 없다. 족부를 생체의 물리적인 면에서 살피면 족부에는 전 체중이 걸리고, 성인 남성이 정상 보행할 때 지면에 작용하는 압력은 체중 + 약 16 kg이고, 달리면 더 커진다. 그렇기 때문에 족저부에는 강인한 인대와 건막(腱膜)이 있다.

사실상 슬(膝)과 고관절은 밀접한 관계가 있으며, 구별하여 생각할 수 없다. 고관절을 둘러싸고 있는 근육이나 건(腱)에는 골반부에 기시점이 있으면서 직·간접으로 슬하부(膝下部)에 부착된 것도 있으므로 이것은 동시에 요부와 슬부운동에 관여한다.

즉, 대퇴사두근(大腿四頭筋)이나 대퇴직근(大腿直筋), 봉공근(縫工筋)의 이중관절근이 그것이다. 대퇴(大腿) → 두근(頭筋)이나 반막양근(半膜樣筋)도 고부신절임과 동시에 슬개부의 굴근이고, 고관절의 신근 굴근이 반사근군보다 강력하면 골반경사가 증대해진다. 이것들이 요선관절이나 관골에 변위를 이루고, 봉공근은 가늘고 긴 근으로 힘의 변(아무)은 짧고 당기는 각이 크기 때문에 광범위하게 굴곡을 지배하고 있다.

굽이 높은 신발은 전신의 중량을 족지단부(足指端部)로 떠받치고 있으므로 대단히 비건강적이다. 평형이 흐트러지고 압력반응으로 발생하는 역학적인 불합리는 발에서 신체 전역에 파급된다. 이 자세는 항상 비복근(腓腹筋)이 긴장되므로 변비, 설사의 원인이 된다. 여성의 경우 미용적인 피부 윤기를 소실하게 된다.

족관절운동의 기능도 매우 중요하다. 의자에 걸터앉은 자세와 같이 그 관절에 중량이 걸려 있지 않은 경우는 거퇴관절(距腿關節)의 굴신(屈伸) 상태이다. 족관절이 중요한 것은 한 번 삐어본 사람들은 잘 알고 있다. 일반적으로 관절에 관계하는 근육 위치가 관절에 작용하는 근(筋)의 효능을 결정한다. 근(筋)의 길이는 그 관절의 상습적인 자세에 필요한 길이도 변하며, 이 때는 근의 긴장이 정상상태를 유지하고 있다.

하이힐을 상용하면 그 부위의 근은 발을 뻗은 상태에 적응하려고 노력하지만, 근을 수축 이완시키는 신경에는 자극의 변화가 없으므로 근의 긴장도는 통상적인 상태를 유지하려는 경향이 강하므로 비복근과 가자미근의 길이만 달라진다. 그러나 근의 긴장도와 정지장

(靜止長)에는 일정한 평형량이 있으므로 가자미근이 수축하면 그 수축장력으로 족척(足脊)의 각 근이 늘어난다. 이와 같은 근군(筋群)의 긴장도의 증감을 강요하는 것은 관절의 정상 위치와 길항근(拮抗筋) 장력에 영향력이 파급되어 변위를 형성한다.

척추골 변위같은 영향이 그 부위를 중심으로 국한되는 수가 많으나 족부변위는 전신에 파급된다.

16. 근육의 성질

인체에는 각종 기관이 있는데, 이들은 골격 또는 체벽에 고정되고 부착되어 있다. 결정된 위치에 지지하고 있는 것이 결합조직이다. 신체 중 가장 광범위하게 존재하는 것이 선유성 결합조직이다. 이 중 소성(疏性) 결합조직에는 탄력 선유가 있고, 건(腱)의 인대는 강인결합(强靭結合) 조직체이며, 진피근막(眞皮筋膜)은 교직결합(交織結合) 조직체이다.

결체조직이나 선유성분 세포를 연결하고 있는 세포간교(細胞間橋)는 전신에 광범위하게 분포되어 있으며, 신체 내의 독물중독의 전포와 외부 자극의 전도 파급과 피부지각, 심부(深部) 감각전도에 관계한다.

각종 결합조직체는 근간(筋間)이나 골간(骨間), 장기간(臟器間)에서 일종의 완충계로서 작용하고 있다. 염좌(捻挫), 골근(骨筋), 탈구(脫臼), 타막(打膜) 등으로 선유성 결합조직은 심한 장애를 받을 수도 있다. 그 중에는 환경변화에 따라서 자극의 방법에 순응하여 자발적으로 변화하는 성질도 내포하며, 신체의 필요에 따라서 다른 종류의 조직세포로 변화하는 것이 비교적 용이하다. 반대로 신경

조직은 세포분화가 고도이며, 타조직 세포로 변화될 수도 없고 역방향 이행도 되지 않는다.

근육에 탄성이 있는 것도 결합조직 때문이다. 선유조직은 모두 탄성을 갖고 있으므로 압박이나 신전으로 변형되어도 원상태로 돌아가는 성질이 있다. 골격같이 신체 중에서 가장 경고(硬膏)한 것이라도 신장・압축 등을 견디는 것은 탄성이 있기 때문이다. 골격에 가해지는 장력은 골격형태를 지배하여 관절형태까지 변화시키고 있다. 근(筋)의 장력은 인간행동의 모든 면에서 이용되고 있다.

근육의 장력과 수축이라는 상대적인 차(差)가 근의 작용에 영향을 주고 있다. 가령 관절을 둘러싸고 있는 근의 장력은 관절의 성상(性狀), 근장(筋張)과 신경자극, 근(筋)의 정지시의 길이, 신체 분절의 중량이나 운동량 등 복합적 인자로서 변화한다.

단관절근과 복관절근과는 그 구조적 차이로 장력에 차가 있다. 모든 근은 관절이 중간적 상태일 때가 가장 이완된 상태로 생각되며, 근의 최대장력은 그 근이 약 10% 수축했을 때라고 한다.

근장력은 골격에 작용하는 가장 중요한 신장력이며, 이것은 근육의 발달상 소중한 역학적 요소이다. 근(筋)은 골체나 골축에 대하여 수직으로 작용하는 분력(分力)과 평행적으로 작용하는 분력이 있는데, 전자는 저항압력에 대항하여 작용되므로 역학적으로 불리하고, 후자는 운동에서 발생되는 부분의 궤성(慣性)과 중력에 우세하면 좋다는 점은 유리하다. 그러나 실제적으로 근이 뼈에 직각으로 작용할 경우는 거의 없다.

근(筋)의 거의 절반은 45° 또는 그 이하의 각으로 위치하고, 30° 또는 그 이하의 것이 큰 비율을 차지하고 있다. 이와 같은 분력은 관절구조에 과하중(過荷重)이 걸리는 것을 방지하기에는 절대적인 것이다.

근육에는 점성적(粘性的) 성질이 있다. 근을 급격하게 신장하면 반사적으로 수축한다. 점성 때문에 근을 급속히 당기면 강한 저항을 받고, 느리게 신장하는 것보다 강한 힘이 든다. 이 저항은 근의 내부 마찰로 일어난다. 근의 수축시에도 이런 현상은 일어나며, 근이 수축할 때 근(筋) 자체에서 일어나는 저항력은 수축 속도에 비례한다. 따라서 근을 신전하려면 급격한 조작을 피하고, 느리고 지지적인 신장이 이치에 맞다.

근(筋)에는 여러 가지 물리적 성질이 있으며, 그것은 결합조직과 관련이 있다. 한편 어떤 뜻으로는 이러한 특징이 인간의 기계적 효율을 저하하고 있으며, 신체의 비능률적인 역학적 원인이 몇 가지 있다.

이학적으로는 근과 지렛대의 물리적인 불리, 길항근(拮抗筋)의 장력 부분의 습성, 중력 또는 마찰, 근 세포의 점성 또는 근 섬유의 내부저항 근막과 피부의 내부저항 등이다. 이 밖에도 신체는 전기적으로 차원도체(次元導體)이므로 많은 내부적 작용의 복잡성이 있다. 생리학적으로는 수축을 따르는 대사과정, 즉 열 발생과 체온조절, 산소 소비와 유산(乳酸), 초성(焦性) 포도산의 축척 등이 있다.

신체의 공학적인 불리한 조건을 고려하여 동작을 위한 근 수축을 최대한으로 줄이고 불필요한 동작과 긴장을 없애야 하며, 행동 중 에너지의 생리적 방출 범위 내의 속도로 동작하면 불경제적인 운동은 극복될 것이다. 이것이 힘의 경제원칙이다.

일반적으로 경제적 동작이 무엇인가 하면 생산되는 작업에 비하여 근 수축을 최소량으로 사용하는 행동이다. 그러나 이렇게 되기까지에는 신체에 이상 압박, 변형, 긴장이 전신 어디에도 없어야 한다.

이와 같은 이상을 적은 단계에서 발견하여 교정을 통하여 인체효율을 능률적으로 구사하려는 것이 교정의 목적이다. 따라서 이것은 체육이나 치료 이전 단계의 원시적이고도 자연발생적인 조체(操體)의 본능적인 요구이기도 하다.

힘의 경제라는 것은 운동시의 지구력에서는 결정적인 요인이며, 인간생애의 생활에서는 전체 동작의 본질을 지배한다.

참고문헌

1. 盧正祐, 現代人의 漢方, 民音社.
2. 許 浚, 東醫寶鑑, 高文社.
3. J. L. Rasbon, 矯正體育, 不昧堂.
4. 身體均整學, 均整協會.
5. 國分性, 手枝整形學, 新星出版社.
6. 早 島, 導引, 東京スポーツ社.
7. 星虎男, 症候論, 醫道の日本社.
8. 芹 澤, マッサージ, 醫道の日本社.
9. 井上外, 整形外科學, 醫學書院.
10. 關 口, ヨガ行法, 霞關書房.
11. 長谷川, 身體均整の科學, 新星出版社.
12. 增 永, 指壓, 創元醫學.
13. 早 島, 合氣道, 東京スポーツ社.
14. 松 田, 大極拳, 産報.
15. 間 中, 鍼灸, 醫道の日本社.
16. 栗 山, 食療法, 主婦の友.

몸과 마음 다스리기

2006년 7월 15일 재판 인쇄
2006년 7월 20일 재판 발행

저 자 : 정만영
펴낸이 : 천승배
펴낸곳 : 도서출판 유한문화사

주소 : (157-801) 서울시 강서구 가양동 146-63
전화 : 2668-2055~6
팩스 : 2668-2565
http://www.yuhansa.com
E-mail : yuhansa@paran.com
등록 : 제 5-31호. 1979. 3. 6.

값 12,000 원

ISBN : 89-7722-710-0 03690

저자와의 협의에 의해 인지는 생략합니다.